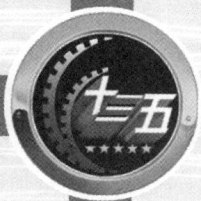

普通高等教育"十三五"应用型高职高专规划教材

U0719637

药物检验技术

主　编　刘宏伟

副主编　熊峻　肖玥

编　者　谢显珍　黄渊帅

　　　　曹立群　张旖珈

西安交通大学出版社

XIAN JIAOTONG UNIVERSITY PRESS

图书在版编目 (CIP) 数据

药物检验技术 / 刘宏伟主编 . — 西安：西安通大学出版社，
2017.8（2020.1 重印）

普通高等教育"十三五"应用型高职高专规划教材

ISBN 978-7-5605-9918-2

Ⅰ.①药… Ⅱ.①刘… Ⅲ.①药物 – 检验 – 高等职业
教育 – 教材 Ⅳ.① R927.1

中国版本图书馆 CIP 数据核字（2017）第 177213 号

书　　名	药物检验技术	
主　　编	刘宏伟	
责任编辑	赵丹青　杨　花	

出版发行　西安交通大学出版社
　　　　　（西安市兴庆南路 1 号　邮政编码 710049）
网　　址　http://www.xjtupress.com
电　　话　（029）82668357　82667874（发行中心）
　　　　　（029）82668315（总编办）
传　　真　（029）82668280
印　　刷　湖南省众鑫印务有限公司

开　　本　787 mm×1092 mm　1/16　印张　16.5　字数　399 千字
版次印次　2017 年 8 月第 1 版　2020 年 1 月第 5 次印刷
书　　号　ISBN 978-7-5605-9918-2
定　　价　40.00 元

前　言

　　《药物检验技术》是为了适应我国职业教育教学改革与发展需要，结合课程改革，按照药品质量检测技术专业人员知识、技能、素养要求编写的。全书以"实用、必用、够用"为原则，紧紧围绕"教、学、做"合一，以常用药物为载体，以药品质量检测工作为主线，以职业能力培养为核心，通过典型工作任务学习和实践，使学生具备《中国药典》所收载的检测常见药品及其制剂的基本知识与方法能力，能根据现行版中国药典、企业标准或规定独立完成各类检验工作，能独立处理实验中的异常现象、数据，并能根据实验结果指导药物的相关生产工艺。在从事药品质量检测工作中，培养学生具有良好的药品质量安全意识、职业道德意识、文化修养、爱岗敬业、甘于奉献的精神。

　　为了建立完善的实践训练体系，进一步推进药物检验技术课程改革与教材建设，我们对制药企业、药品检验机构等岗位要求调研结果进行了分析，同时注意与分析化学、中药制剂分析、仪器分析等课程内容的衔接，在此基础上制定了《药物检验技术》的具体内容。全书分为上、下篇两部分，共六大模块。上篇药物检验技术单项技能训练包括四个模块，十个项目，45 个任务，含药物检验技术中药物检验基本操作、鉴别、检查、含量测定等各个单项技能训练。下篇药物检验技术综合技能训练包括两个模块，四个项目，16 个任务，含原料药和制剂的综合检验。

　　本教材是由长期工作在教学一线的老师编写完成的。上篇模块一由谢显珍编写，模块二由熊峻、黄渊帅编写，模块三由曹立群、刘宏伟编写，模块四由刘宏伟、张旖珈编写；下篇模块一由肖玥编写，模块二由熊峻、刘宏伟编写。本书实用性强，可以作为高职院校药学及相关专业教学用书，也可作为药学专业职称考试及执业药师考试的参考用书，还可用作药物检验操作用书。

　　书中不足之处，敬请读者批评指正。

编　者

2017 年春

目 录

下篇　药物检验技术综合技能训练

上篇

药物检验技术单项技能训练

模块一　药物检验基本操作技术

　　药物检验是指依据相关检验标准和规定,采用各种有效的检验技术或方法对药物的质量进行检验,并将检查结果与质量标准规定相比较,最终判断被检验的药物是否符合质量标准的一系列质量控制活动。

　　药物检验是一项专业性、技术性很强的业务工作,其主要任务是生产过程的质量控制、验收(经营企业对药品购入时)的质量控制、审批和监督时的质量控制以及临床药物检测等。

　　药物检验工作是药物质量控制的重要组成部分,其检验的程序一般分为取样、性状检测、鉴别、检查、含量测定和检验原始记录和报告书的填写六个步骤。

(一)取样

　　取样是药物检验工作的第一步,必须要考虑其科学性、真实性和代表性。取样时应检查品名、批号、数量及包装情况等,确认无误后方可取样。此外需按批随机取样,且一次取样量最少可供 3 次化验用量。设批总件数为 X,当 $X \leqslant 3$ 时,逐件取样;当 $X \leqslant 300$ 时,按 $\sqrt{X}+1$ 取样;当 $X > 300$ 时,按 $\dfrac{\sqrt{X}}{2}+1$ 取样。

(二)性状检测

　　外观性状是药物质量的重要表征之一。主要包括药物的外观、臭、味、一般稳定性、酸碱性、溶解度及物理常数等。

(三)鉴别

　　鉴别主要是根据药物质量标准中鉴别项下规定的试验方法,逐项检验,结合性状检测结果对药物及其制剂的真伪进行判断。

(四)检查

　　检查项下包括纯度要求、有效性、均一性及安全性四个方面。纯度要求即药物的杂质检查,如干燥失重、灼残渣、易碳化物、重金属、砷盐、铁盐、氯化物等。有效性是指检查与药物疗效有关的项目,如含氟量、含氮量、制酸力等。均一性是指生产出来的同一批号药品的质量是否均一,如含量均匀度、溶出度和重量差异等。安全性是指检查某些对生物体产生特殊生理作用、严重影响用药安全的杂质,如热原、降压物质等。

(五)含量测定

　　含量测定是指对药物有效成分的测定,必须在药物鉴别无误、杂质检查合格的基础上进行,否则没有意义。

(六)检验原始记录和报告书的填写

　　检验原始记录是检验所用方法、所得数据、数据处理及结论等原始资料,是出具检验报告书的依据,必须做到记录原始、数据真实、内容完整齐全、书写清晰整洁并无涂改。

检验报告书是对药品质量做出的技术鉴定,法定药品检验机构的检验报告书具有法律效力,因此必须根据检验原始记录认真、公正地填写。

此模块下主要包括《中华人民共和国药典》(简称《中国药典》)的查阅、药物检验单的填写、药物性状的测定三个项目。

项目一 《中国药典》的查阅

为了保证药品的质量,保证用药的安全和有效,各个国家都制定了强制执行的质量标准,即药品质量标准。药品质量标准是国家对药品的质量规格和检验方法所做的技术规定,是药品生产、经营、使用、检验和监督管理部门共同遵守的法定依据。主要包括国家药品质量标准(《中华人民共和国药典》简称《中国药典》和《中华人民共和国食品药品监督管理局标准》简称《局(部)颁标准》)、临床研究用药品质量标准、暂行或试行药品标准以及企业标准。

药典是一个国家记载药品标准、规格的法典,一般由国家药品监督管理局主持编纂、颁布实施,国际性药典则由公认的国际组织或有关国家协商编订。

《中国药典》是由国家药典委员会编纂,经国家药品监督管理局批准颁布实施,是国家监督管理药品质量的法定技术标准,具有全国性的法律约束力。

《中国药典》收载的品种为疗效确切、广泛应用、批量生产、质量水平较高并有合理质量控制手段的药品。

任务一 学会查阅《中国药典》

【知识目标】

掌握《中国药典》凡例中相关规定;掌握《中国药典》的使用方法;熟悉《中国药典》的编写体例。

【技能目标】

能利用《中国药典》查阅有关药品的质量标准。

我国现行药典为《中国药典》(2015 年版),2015 年 6 月 5 日由国家食品药品监督管理总局批准颁布,由中国医药科技出版社出版,自 2015 年 12 月 1 日起正式实施。

《中国药典》(2015 年版)由一部、二部、三部和四部构成,收载品种总计 5608 种,其中新增1082 种:

一部收载药材和饮片、植物油脂和提取物、成方制剂和单味制剂等,品种共计 2598 种;

二部收载化学药品、抗生素、生化药品以及放射性药品等,品种共计 2603 种;

三部收载生物制品 137 种;

四部收载通则和药用辅料。收载通则总计 317 个,其中制剂通则 38 个、检验方法 240 个、指导原则 30 个、标准物质和试液试药相关通则 9 个;药用辅料 270 种。

《中国药典》的内容有前言,中国药典沿革,新增和未收载上版药典品种名单,凡例,品名目次,正文,索引等部分。其中凡例是解释和正确地使用《中国药典》进行质量检定的基本原则,并把与正文品种及质量检定有关的共性问题加以规定,避免在全书中重复说明。品名目次位于凡例之后,按中文名称笔画顺序排列,同笔画数的字按起笔笔形一丨丿丶顺序排列。

一、任务描述

在给定的《中国药典》(2015 年版)中正确查阅到密闭、阴凉处的含义,易溶、略溶的含义,甘草性状,益母草流浸膏乙醇量,皮内注射用卡介苗的接种对象,滴眼剂质量检查项目,抗生素残留量检查法,盐酸吗啡类别,沙丁胺醇的含量测定方法,可可脂的折光率等 10 个条目。将其出处、页码及具体内容填写在答题卡上,书写清晰、整洁。

二、操作步骤

预计完成时间为 20 分钟。

1. 操作前准备

检查是否准备好《中国药典》(2015 年版)全套和答题卡;熟悉《中国药典》的编写体例;熟读凡例内容。

2. 查找

根据给定待查内容逐条在《中国药典》(2015 年版)一、二、三、四部中找到相关内容。每一个条目都必须先判断分属《中国药典》的哪一部,再在每一部的索引中查到内容所在,并记录具体页码。

3. 填写

根据每一个条目查到的内容,将有效信息填写在答题卡上。

4. 检查

每一个条目内容填写完毕之后检查是否记录正确、完整。

5. 清场

操作完成后,将相关物品归位。

三、操作注意事项

《中国药典》(2015 年版)全套内容较多,要学会使用索引快速查阅到所需内容,此外,要熟悉其编写体例,并熟读凡例相关内容。

四、实施条件

实施条件见表 1-1-1。

表 1-1-1　学会查阅《中国药典》实施条件

项目	基本实施条件
场地	药物检验实训室
设备	《中国药典》(2015 年版)全套
物料	答题卡,纸和笔

五、评价标准

评价标准见表 1-1-2。

表1-1-2　学会查阅《中国药典》评价标准

评价内容	分值	考核点及评分细则
职业素养与操作规范 20分	5	工作服穿着规范,双手洁净,不染指甲,不留长指甲,不披发得5分
	5	爱护药典,没有损坏和污染得5分
	5	字迹工整得5分
	5	查阅后药典复位得5分
技能 80分	8	密闭、阴凉处的含义正确得8分
	8	易溶、略溶的含义得8分
	8	甘草性状得8分
	8	益母草流浸膏乙醇量正确得8分
	8	皮内注射用卡介苗的接种对象正确得8分
	8	滴眼剂质量检查项目正确得8分
	8	抗生素残留量检查法正确得8分
	8	盐酸吗啡的类别正确得8分
	8	沙丁胺醇的含量测定方法正确得8分
	8	可可脂的折光率正确得8分

六、任务报告单

任务报告单见表1-1-3。

表1-1-3　学会查阅《中国药典》任务报告单

序号	任务内容	药典出处(部数,页码)	药典中记载的具体内容
1	密闭、阴凉处的含义		
2	易溶、略溶的含义		
3	甘草性状		
4	益母草流浸膏乙醇量		
5	皮内注射用卡介苗的接种对象		
6	滴眼剂质量检查项目		
7	抗生素残留量检查法		
8	盐酸吗啡的类别		
9	沙丁胺醇的含量测定方法		
10	可可脂的折光率		

项目二　药物检验单的填写

药物检验单主要包括药物检验原始记录和药物检验报告书。

任务一　药物检验原始记录的填写

【知识目标】

掌握药物原始记录的书写要求；熟悉药物原始记录的书写细则。

【技能目标】

能正确书写药物检验的原始记录；能保证原始记录的原始、完整和真实；能书写清晰、整洁。

药物检验原始记录是出具检验报告单的依据，是进行科学研究和技术总结的原始资料，是检验结果科学性和规范性的基本保证。

检验前首先记录检品的基本情况，包括检品的名称、编号、生产单位、检验日期、检品规格、批号、检验依据及结论等；然后在检验过程中按要求及时将每一单项检验的具体方法、过程、结果和结论等逐一记录。

一、任务描述

能根据给定的检验结果正确填写药物检验原始记录，要保证原始记录的原始、完整和真实，书写清晰、整洁。

二、操作步骤

要求在 10 分钟内按要求填写至少一项检品的原始记录。

1. 操作前准备

准备好用于填写原始记录的相关数据和资料。

2. 填写基本情况

基本情况包括检品的名称、编号、生产单位、检验日期、检品规格、批号、检验依据及结论。

3. 填写具体单项检验

根据给定数据和资料填写每一个单项检验的具体方法、过程、结果和结论。

4. 检查及签名

每项资料填写完毕之后检查原始记录是否记录完整，然后签名。

5. 清场

操作完成后，将相关物品归位。

三、操作注意事项

每个药厂的药物检验原始记录所记录的内容基本相同，具体视情况而定。

四、实施条件

实施条件见表1-1-4。

表1-1-4　药物检验原始记录的填写实施条件

项目	基本实施条件
场地	药物检验实训室
设备	无
物料	检验原始记录表,纸和笔

五、评价标准

评价标准见表1-1-5。

表1-1-5　药物检验原始记录的填写评价标准

评价内容		分值	考核点及评分细则
职业素养与操作规范 20分		5	工作服穿着规范,双手洁净,不染指甲,不留长指甲,不披发得5分
		5	工作态度认真,遵守纪律得5分
		5	实验完毕后将工具等清理复位得5分
		5	规范清场并清理干净得5分
技能 80分	操作前准备	15	熟知原始记录填写要求得10分
			能熟悉相关数据和资料得5分
	填写基本情况	20	准确填写检品编号及送检日期得5分
			准确填写生产单位、检验日期、检品规格、批号、检验依据等得15分
	填写具体单项检验	30	准确填写各单项检验的具体方法得10分
			准确填写各单项检验的结果得10分
			准确填写各单项检验的结论得10分
	检查及签名	15	填写完毕后逐个检查数据是否完整无误得5分
			准确记录检查人及复核人名字得5分
			在规定时间内完成任务得5分

六、任务报告单

根据给定的信息将任务报告单填写完整(表1-1-6)。

表 1－1－6　药物检验原始记录的填写任务报告单

编码：

产品名称		产品批号		检验单号	
来　源		规　格		收检日期	
检验依据		检验目的		报告日期	

项目	操作记录
性状	性状： 异常现象： 结论：符合规定□　　不符合规定□

杂质	仪器　天平　型号：BL－320S□　AR2140□　AY220□
	样品重：＿＿＿g　　　　杂质重：＿＿＿g 标准规定：应不得超过 3%　　　　结论：符合规定□　　不符合规定□

薄层鉴别	取供试品粉末＿＿＿g，加乙醚＿＿＿mL，振摇，放置＿＿＿小时，滤过，滤液挥干，残渣加乙酸乙酯 1mL 使溶解，作为供试品溶液。 取丹参对照药材＿＿＿g，加乙醚＿＿＿mL，振摇，放置＿＿＿小时，滤过，滤液挥干，残渣加乙酸乙酯 1mL 使溶解，作为对照药材溶液。再取丹参酮Ⅱ对照品，加乙酸乙酯制成每毫升含 2mg 的溶液，作为对照品溶液。 标准规定：供试品色谱中，在与对照品色谱相应的位置上，显相同颜色的斑点。 结论：符合规定□　　不符合规定□

含量测定	仪器	高效液相色谱仪	型号：SSI series 1500□　　K－10019/K－25019□
		天平　样品	型号：328A□　AY220□　AR2140□　JA1203□
		标准品	型号：AUW220D□

含量测定	供试品溶液：精密称定本品粉末（过三号筛）(g) A ＿＿＿ B ＿＿＿，置具塞锥形瓶中，精密加入甲醇 50mL，密塞，称定重量＿＿＿g，＿＿＿g；加热回流＿＿＿小时，放冷，再称定重量＿＿＿g，＿＿＿g 用甲醇补足减失的重量，摇匀，滤过，取续滤液，即得。 对照品溶液的制备：取丹参酮ⅡA＿＿＿g，置棕色量瓶中，加甲醇制成每毫升含丹参酮ⅡA＿＿＿g 的溶液，即得。 色谱柱：C18 柱；柱温：＿＿＿℃；流速：＿＿＿mL/min。 流动相：甲醇：水（＿＿＿：＿＿＿）；检测波长为 270nm。 进样量：对照品溶液：＿＿＿μL；供试品溶液：＿＿＿μL。 标准规定：本品合丹参酮ⅡA（$C_{19}H_{18}O_3$）不得少于 0.20%。 　　　　　　　　　　结论：符合规定□　　不符合规定□

检验人/时间		复核人/时间	

任务二 药物检验报告书的填写

【知识目标】

掌握药物检验报告书的书写要求；熟悉药物检验报告书的书写细则。

【技能目标】

能正确书写药物检验的检验报告书；能保证检验报告书的完整和真实；能书写清晰、整洁。

药物检验报告书是指药物检验单位出具的对某一检品检验结果的正式凭证。

检验卡是指药物检验单位内部留存的检验报告书底稿。

检验卡的表头，除设立与检验报告书相同栏目外，应增设"剩余检品数量"一栏。

药物检验报告书是对药物质量做出的技术鉴定，是具有法律效力的技术文件，药检人员应该本着严肃负责态度，根据检验原始记录，认真填写检验报告书，经逐级审核后，由分管领导签发药物检验报告书。

一、任务描述

能根据给定的原始记录正确填写药物检验报告书，要保证药物检验报告书的完整和真实，书写清晰、整洁。

二、操作步骤

要求在 10 分钟内按要求填写一项检品的检验报告书。

1.操作前准备

准备好用于填写药物检验报告书的相关数据和资料，主要是相关的原始资料。

2.填写基本情况

基本情况包括检品的名称、编号、生产单位、检验日期、检品规格、批号、包装、有效期、检品数量、检验依据、检验项目、收检日期及结论。

3.填写具体单项检验

根据给定数据和资料填写每一个单个检验项目、标准规定、检验结果和结论。

4.检查及签名

每项资料填写完毕之后检查原始记录是否记录完整，然后签名。

5.清场

操作完成后，将相关物品归位。

三、操作注意事项

每个药厂的药物检验报告书所记录的内容基本相同，具体视情况而定。

四、实施条件

实施条件见表 1-1-7。

表 1-1-7 药物检验报告书的填写实施条件

项目	基本实施条件
场地	药物检验实训室
设备	无
物料	检验原始记录及相关材料,检验报告书,纸和笔

五、评价标准

评价标准见表 1-1-8。

表 1-1-8 药物检验报告书的填写评价标准

评价内容		分值	考核点及评分细则
职业素养与操作规范 20分		5	工作服穿着规范,双手洁净,不染指甲,不留长指甲,不披发得 5 分
		5	工作态度认真,遵守纪律得 5 分
		5	实验完毕后将工具等清理复位得 5 分
		5	规范清场并清理干净得 5 分
技能 80分	操作前准备	10	熟知检验报告书填写要求得 5 分
			能熟悉相关数据和资料得 5 分
	填写基本情况	15	准确填写检品编号及有效期得 5 分
			准确填写检品的名称、编号、生产单位、检验日期、检品规格、批号、包装、有效期、检品数量、检验依据、检验项目、收检日期及结论等得 10 分
	填写具体单项检验	40	准确填写各单项检验的标准规定得 15 分
			准确填写各单项检验的检验结果得 15 分
			准确给出检品的结论得 10 分
	检查及签名	15	填写完毕后逐个检查数据是否完整无误得 5 分
			准确记录检查人及复核人名字得 5 分
			在规定时间内完成任务得 5 分

六、任务报告单

根据给定的信息将任务报告书填写完整(表 1-1-9)。

表 1 - 1 - 9 药物检验报告书的填写任务报告单

编码：

物料名称		物料编码		检验单号	
批/编号		规　格		检验目的	
来　源		数　量		检验日期	
检验依据		取样量		报告日期	

检验项目	标准规定	检验结果
【性状】		
【鉴别】		
【检查】		
【含量】		

结论	
备注	

质量管理处负责人		QC 负责人		检验员	

项目三　药物性状的测定

药物的性状反映了药物特有的物理性质,是药物质量的重要表征之一。

对于原料药,性状项下一般记述了药物的外观(状态、晶型、色泽)、臭、味、一般稳定性、酸碱性、溶解度及物理常数等；对于药物制剂，性状项下记述了药物的剂型、内容物的状态、颜色、稳定性等。

物理常数包括相对密度、馏程、熔点、凝点、比旋度、折光率、黏度、吸收系数、碘值、皂化值和酸值等。

药物性状的测定项下主要包括对药物相对密度、熔点、旋光度、折光率的测定。

任务一　药物相对密度的测定

【知识目标】

掌握相对密度的概念；掌握相对密度的计算；熟悉用比重瓶法测定药物的相对密度。

【技能目标】

能独立、规范、熟练地用比重瓶法测定药物的相对密度；能利用记录的原始数据，正确运用公式进行计算药物的相对密度；能将其结果与《中国药典》比较，得出客观的结论。

相对密度是指在相同的温度、压力条件下，某物质的密度与参考物质（水）的密度之比。除另有规定外，温度为 20℃，参考物质为水，以 d_{20}^{20} 表示。

纯物质在特定条件下具有一定的相对密度，因此，可以依据测定相对密度，区别和检查药物的纯杂程度。

一、任务描述

按《中国药典》（2015 年版）第四部规定，操作规范、独立完成相对密度测定的任务：取洁净、干燥并精密称定重量的比重瓶，装满药品（温度应低于 20℃）后，插入中心有毛细孔的瓶塞，用滤纸将从塞孔溢出的液体擦干，置 20℃ 恒温水浴中，放置若干分钟，随着药品温度的上升，过多的液体将不断从塞孔溢出，随时用滤纸将瓶塞顶端擦干，待液体不再由塞孔溢出，迅即将比重瓶从水浴中取出，再用滤纸将比重瓶的外壁擦净，精密称定，减去比重瓶的重量后，将药品倾去，洗净比重瓶，装满新沸过的冷水，再照上法测得同一温度时水的重量。计算药品的相对密度，并将测定结果与《中国药典》相比较。

二、操作步骤

预计完成时间为 45 分钟。

1. 操作前准备

准备好分析天平、恒温水浴锅、洗净干燥的比重瓶等。

2. 测比重瓶的重量

取比重瓶带塞精密称定，得比重瓶重为 m_1。

3. 测供试品的重量

取上述称定重量的比重瓶，装满供试品（瓶中应无气泡），置 20℃ 的水浴中放置 10～20 分钟，装上温度计或小心插入中心有毛细孔的瓶塞，使过多的液体从塞孔溢出，用滤纸将瓶塞顶端擦干，将比重瓶从水浴锅中取出，再用滤纸擦干瓶壁外的水，并迅速精密称定得供试品与比

重瓶重为 m_2，则供试品的重量为 m_2-m_1。

4.测水的重量

将比重瓶中供试品倾去，洗净，以新沸并冷却至约 20℃ 的水代替供试品同法操作，精密称定得水和比重瓶重为 m_3，则水重为 m_3-m_1。

5.计算

$$供试品的相对密度=\frac{供试品重量}{水重量}=\frac{m_2-m_1}{m_3-m_1}$$

式中，重量单位均为 g。

6.结果判断

如相对密度的计算结果在规定的范围内，则该项检查判定为"符合规定"。

7.清场

操作完成后，将玻璃器皿洗净，相关物品整理后归位。

三、操作注意事项

（1）比重瓶应保证洁净干燥，操作顺序为先称空比重瓶，再称装有供试品的比重瓶，最后称装水的比重瓶。

（2）供试品和水装比重瓶时，应小心沿瓶壁倒入，避免产生气泡。如有气泡应待气泡消失后在调温称重。

（3）比重瓶从水浴锅中取出时，应手拿瓶颈处，以免液体因手温影响体积而膨胀外溢。

（4）称重应迅速，特别是室温超过 20℃ 时，往往在称重时有水蒸气冷凝在外瓶壁上，影响称量结果的准确性。

（5）装过供试品的比重瓶必须清洗干净，特别是供试品如为油类，应尽量倾去，连同瓶塞一起先用乙醚或石油醚和氯仿冲洗数次，待油洗净后，用乙醇、水冲洗干净，再依法测水的重量。

四、实施条件

实施条件见表 1-1-10。

表 1-1-10　药物相对密度的测定实施条件

项目	基本实施条件
场地	药物检验实训室
设备	分析天平（万分之一）
物料	比重瓶、洗瓶、滤纸、恒温水浴锅、温度计、待测药物、新沸过的冷水等

五、评价标准

评价标准见表 1-1-11。

表 1-1-11 药物相对密度的测定评价标准

考核内容		分值	考核点及评分细则
职业素养与操作规范 20分		5	工作服穿着规范,双手洁净,不染指甲,不留长指甲,不披发得5分
		5	清查给定的药品、试剂、仪器、药典、检验报告单等得5分
		5	爱护仪器,不浪费药品、试剂,及时记录实验数据得5分
		5	检测完毕后按要求将仪器、药品、试剂等清理复位得5分
技能 80分	操作前准备	15	调节恒温水浴锅温度20℃得5分
			正确打开分析天平得5分
			将比重瓶洗净、干燥得5分
	测比重瓶重量	5	称取空比重瓶重量得5分
	测供试品重量	15	将供试品装入比重瓶中得5分
			恒温过程中,不断用滤纸擦去瓶塞顶端溢出的供试品得5分
			用滤纸将比重瓶外壁的水擦干,瓶内无气泡后称量得5分
	测水重量	15	倾出比重瓶的供试品,洗净比重瓶,并装入新沸过的蒸馏水得5分
			在恒温过程中,不断用滤纸擦去瓶塞顶端溢出的水得5分
			用滤纸将比重瓶外壁的水擦干,瓶内无气泡后称量得5分
	计算	20	列出计算公式(药品相对密度=药品重量/水重量)得10分
			将测定结果代入公式,结果计算正确得10分
	结果判断	10	检测结果与药典标准比较,判断正确得10分

六、任务报告单

根据给定的信息将任务报告单填写完整(表 1-1-12)。

表 1-1-12 药物相对密度的测定任务报告单

比重瓶类型		天平型号	
测定温度(℃)		室温(℃)	
测定样品		药典规定的相对密度	
空比重瓶重量 m_1(g)			
装入样品后比重瓶重量 m_2(g)		药品重量 m_2-m_1(g)	
装入水后比重瓶重量 m_3(g)		水重量 m_3-m_1(g)	
样品的相对密度			
结果判断			

任务二 药物熔点的测定

【知识目标】

掌握熔点的概念;熟悉熔点的三种测定不同物质的方法。

【技能目标】

能正确测定熔点(第一法);能正确记录熔点相关数据,得到熔点测定值;能将其结果与《中国药典》比较,得出客观的结论。

熔点是指一种物质按规定的方法测定,由固体熔化成液相时的温度,或熔融同时分解的温度,或在熔化时自初熔至全熔经历的一段温度(熔程)。

一定的药物具有一定的熔点,测定熔点可以鉴别或检查药物的纯杂程度。根据被测物质的性质不同,《中国药典》(2015 年版)第四部列有三种不同的测定方法:第一法测定易粉碎的固体药品;第二法测定不易粉碎的固体物品(脂肪、脂肪酸、石蜡、羊毛脂等);第三法测定凡士林或其他类似物质。依照待测物质的性质不同,各品种项下未注明时,均系指第一法。第一法又包括两法:A. 传温液加热法,B. 电热块空气加热法。若对 B 法测定结果持有异议,应以 A 法测定结果为准。

在进行熔点测定时,供试品在毛细管内开始局部液化出现明显液滴时的温度作为初熔温度;供试品全部液化时的温度作为全熔温度。此外,熔点测定过程中可能遇有"发毛""收缩""软化""出汗"等变化过程,均不作为初熔判断。

"发毛"是指内容物受热后膨胀发松,物面不平的现象。

"收缩"是指内容物在"发毛"后,向中心聚集紧缩的现象。

"软化"是指内容物在"收缩"同时或在收缩以后变软而形成软柱状的现象。

"出汗"是指内容物在"发毛""收缩"及"软化"而形成软柱状物的同时,管壁上有时出现细微液点,软柱状尚未液化的现象。

"初熔"是指供试品在毛细管内开始局部液化出现明显液滴时的温度。

"全熔"是指供试品全部液化时的温度。

一、任务描述

按《中国药典》(2015 年版)第四部规定,操作规范、独立完成熔点测定的任务:取适量供试品,研成细粉,按各品种项下干燥失重条件进行干燥后,取样测定其熔点,重复测定 3 次,取平均值,并将测定结果与《中国药典》相比较。

二、操作步骤

预计完成时间为 45 分钟。

1. 操作前准备

取供试品适量,研成细粉,除另有规定外,应按照各药品项下干燥失重的条件进行干燥。若该药品为不检查干燥失重、熔点范围低限在 135℃ 以上、受热不分解的供试品,可采用 105℃

干燥;熔点在135℃以下或受热分解的供试品,可在五氧化二磷干燥器中干燥过夜或用其他适宜的干燥方法干燥,如恒温减压干燥。

2.装样

分取供试品适量,置熔点测定用毛细管中,轻击管壁或借助长短适宜的洁净玻璃管,垂直放在表面皿或其他适宜的硬质物体上,将毛细管自上口放入使自由落下,反复数次,使粉末紧密集结在毛细管的熔封端。装入供试品的高度约为3mm。

3.测供试品

将自动熔点仪加热块加热至较规定的熔点低限约低10℃时,将装有供试品的毛细管插入加热块中,继续加热,调节升温速率为每分钟上升1.0～1.5℃,重复测定3次,取其平均值,即得。

4.结果判断

如熔点测定结果在规定的范围内,则该项检查判定为"符合规定"。

5.清场

操作完成后,将玻璃器皿洗净,相关物品整理后归位。

三、操作注意事项

(1)熔点测定用毛细管,简称毛细管,由中性硬质玻璃管制成,长9cm以上,内径0.9～1.1mm,壁厚0.10～0.15mm,一端熔封。

(2)测定熔融同时分解的供试品时,操作方法如上述,但调节升温速率使每分钟上升2.5～3.0℃。遇有色粉末、熔融同时分解、固相消失不明显且生成分解物导致体积膨胀或含结晶水(或结晶溶剂)的供试品时,可适当调整仪器参数,提高判断熔点变化的准确性。当透射和反射测光方式受干扰明显时,可允许目视观察熔点变化;通过摄像系统记录熔化过程并进行追溯评估,必要时,测定结果的准确性需经传温液加热法验证。

(3)自动熔点仪的温度示值要定期采用熔点标准品进行校正。必要时,供试品测定应随行采用标准品校正。

四、实施条件

实施条件见表1-1-13。

表1-1-13 药物熔点的测定实施条件

项目	基本实施条件
场地	药物检验实训室
设备	自动熔点仪、电热鼓风干燥箱或减压干燥箱
物料	毛细管、表面皿、待测药物等

五、评价标准

评价标准见表1-1-14。

表 1-1-14 药物熔点的测定评价标准

考核内容		分值	考核点及评分细则
职业素养与操作规范 20分		5	工作服穿着规范,双手洁净,不染指甲,不留长指甲,不披发得5分
		5	清查给定的药品、试剂、仪器、药典、检验报告单等得5分
		5	爱护仪器,不浪费药品、试剂,及时记录实验数据得5分
		5	检测完毕后按要求将仪器、药品、试剂等清理复位得5分
技能 80分	操作前准备	15	研细供试品得5分
			正确选用干燥方法和干燥温度得10分
	装样	20	将毛细管垂直放在表面皿或其他适宜的硬质物体上得2分
			将供试品自毛细管上口放入使自由落下得3分
			轻击管壁或借助长短适宜的洁净玻璃管得5分
			反复数次,使粉末紧密集结在毛细管的熔封端得5分
			装入供试品的高度约为3mm得5分
	测供试品	30	将自动熔点仪加热块加热至较规定的熔点低限约低10℃时得5分
			将装有供试品的毛细管插入加热块中得2分
			继续加热,调节升温速率为每分钟上升1.0~1.5℃得5分
			正确读出初熔温度得5分
			正确读出全熔温度得5分
			重复测定3次,取其平均值得8分
	结果判断	15	检测结果与药典标准比较,判断正确得10分
			完成任务报告单得5分

六、任务报告单

根据给定的信息将任务报告单填写完整(表 1-1-15)。

表 1-1-15 药物熔点的测定任务报告单

测定样品		
药典规定的熔点值		
平行次数	初熔温度 $t(℃)$	全熔温度 $t(℃)$
第1次		
第2次		
第3次		
熔点平均值		
结果判断		

任务三 药物旋光度的测定

【知识目标】

掌握旋光度的概念;掌握旋光度的计算;熟悉用旋光法测定药物的含量和比旋度。

【技能目标】

会正确使用旋光仪;能独立、规范、熟练地用旋光法测定药物的含量和比旋度;能利用记录的原始数据,正确运用公式进行计算药物的含量和比旋度;能将其结果与《中国药典》比较,得出客观的结论。

许多有机化合物具有光学活性,即平面偏振光通过其液体或溶液时,能引起旋光现象,使偏振光的平面向左或向右发生旋转,偏转的度数称为旋光度。这是由于物质分子中含有不对称元素(及不对称碳原子)所致。使偏振光向右旋转者(朝光源观测,顺时针方向)则称为右旋物质,常以"十"号表示。使偏振光向左旋转者(朝光源观测,逆时针方向)则称为左旋物质,常以"一"号表示。

当偏振光通过 1dm、每毫升中含有旋光物质 1g 的溶液,在一定波长与温度下测定的旋光度称为该物质的比旋度,以 $[\alpha]_\lambda^t$ 表示。λ 为测定波长,t 为测定时的温度。比旋度(或旋光度)可以用于鉴别或检查光学活性药品的纯杂程度,此外在一定条件下与浓度呈线性关系,亦可用于测定光学活性药品的含量。

一、任务描述

按《中国药典》(2015 年版)第四部规定,操作规范、独立完成旋光度测定的任务:取适量供试品,配制成一定浓度的待测溶液。依法测定供试品的旋光度,并将测定结果与《中国药典》相比较。

二、操作步骤

预计完成时间为 45 分钟。

1. 操作前准备

旋光仪通电使钠光灯预热启辉,光源应稳定 20 分钟后再进行测定,准备好洗净干燥的容量瓶、吸量管、移液管、量筒等。

2. 供试品的配置

取葡萄糖约 10g,精密称定,置 100mL 容量瓶中,加适量水和 0.2mL 氨试液,溶解后,用水稀释至刻度,摇匀,放置 10 分钟,得供试液。

3. 空白校正

取出旋光仪的测定管,用空白溶剂冲洗数次,缓缓注入空白溶剂适量(注意勿产生气泡),加盖密封。将测定管置于旋光仪的镜筒内,校正仪器零点。

4. 供试液测定

取出旋光仪的测定管,用供试液冲洗数次,缓缓注入供试液适量(注意勿产生气泡),加盖密封。将测定管置于旋光仪的镜筒内,读取显示屏上表示的度数,即得供试液的旋光度。

5. 计算

供试液的比旋度$[\alpha]$按下列公式计算:

$$液体样品:[\alpha]_\lambda^t = \frac{\alpha}{l \times d}$$

$$固体样品:[\alpha]_\lambda^t = \frac{100\alpha}{l \times c}$$

式中,λ为使用光源的波长,如使用钠光灯的 D 线(589.3nm),可用 D 代替;t为测定温度,通常测定温度为 $20℃$;l为测定管的长度,单位为 dm;α为测得的旋光度;d为液体的相对密度;c为 100mL 溶液中含有被测物质的重量,单位为 g(按干燥品或无水物计算)。

6. 结果判断

如旋光度在《中国药典》规定的上下限度或最低限度内,可判断样品的该项检查为"符合规定"。

7. 清场

操作完成后,将旋光管、玻璃器皿等洗净,相关物品整理后归位。

三、操作注意事项

(1)仪器预热或较长时间不读数时置于交流供电,读数时应转换至直流供电,以延长钠光灯的寿命,一般连续使用不宜超过 2 小时。

(2)温度对物质的旋光度有一定的影响,测定时应注意环境温度。

(3)测定应使用规定的溶剂,供试液需澄清或滤清后再用,测定管洗净后,应用供试液荡洗数次,以确保浓度一致。

(4)测定管不可置于干燥箱中加热干燥,可用后晾干或用乙醇等有机溶剂处理后晾干,两端的玻璃窗应用滤纸与擦镜纸擦拭干净。

(5)配制供试液后需静置 10 分钟待平衡后测定,测定含量时,同法读数三次取平均值,重复测定二次,其极差应在 0.02° 以内,否则重做。

四、实施条件

实施条件见表 1-1-16。

表 1-1-16　药物旋光度的测定实施条件

项目	基本实施条件
场地	药物检验实训室
设备	自动旋光仪、分析天平(千分之一)
物料	水浴锅、旋光管、烧杯、药匙、洗瓶、胶头滴管、滤纸、玻璃棒、容量瓶、葡萄糖、氨试液等

五、评价标准

评价标准见表 1-1-17。

表 1-1-17 药物旋光度的测定评价标准

考核内容		分值	考核点及评分细则
职业素养与操作规范 20分		5	工作服穿着规范,双手洁净,不染指甲,不留长指甲,不披发得5分
		5	清查给定的药品、试剂、仪器、药典、检验报告单等得5分
		5	爱护仪器,不浪费药品、试剂,及时记录实验数据得5分
		5	检测完毕后按要求将仪器、药品、试剂等清理复位得5分
技能 80分	操作前准备	6	旋光仪参数设定得3分
			选择、清洗旋光管得3分
	供试品的配置	20	溶解药品得3分
			滴加氨试液0.2mL得3分
			转移药品溶液至容量瓶得6分
			稀释、定容操作得5分
			混匀后药液放入25℃水浴恒温得3分
	空白校正	12	药品测定前空白校正(供试品溶剂润洗、注入旋光管并驱赶气泡、调零)得6分
			药品测定后空白校正(供试品溶剂润洗、注入旋光管并驱赶气泡、调零)得6分
	供试液测定	12	供试品溶液润洗测定管多次得2分
			注入供试液并驱赶气泡得5分
			测量供试液并正确读数得5分
	计算	15	列出计算公式得8分
			将测定结果代入公式,计算结果得7分
	结果判断	15	检测结果与药典标准比较判断正确得10分
			完成任务报告单得5分

六、任务报告单

根据给定的信息将任务报告单填写完整(表 1-1-18)。

表 1-1-18 药物旋光度的测定任务报告单

测定样品			
药典规定的比旋度$[\alpha]$			
测定温度 $t(℃)$		测定波长 $\lambda(nm)$	
测定管长度 $l(dm)$		液体相对密度 $d(g/cm^3)$	
100mL溶液中含有被测物质的重量 $c(g)$			

测定样品			
平行次数	旋光度读数 1	旋光度读数 2	旋光度读数 3
第 1 次			
第 2 次			
比旋度平均值			
结果判断			

任务四　药物折光率的测定

【知识目标】

掌握折光率的概念;熟悉折光率测定的基本方法。

【技能目标】

会正确使用阿贝折光仪;能独立、规范、熟练地使用阿贝折光仪测定药物的折光率;能将其结果与《中国药典》比较,得出客观的结论。

当光线从一种透明介质进入另一种透明介质时,如两种介质的密度不同,则光线在这两种介质中的传播速度不同,其进行方向就会改变,使光线在两种介质平滑界面上发生折射。折光率是指光线在空气中进行的速度与其在供试品中进行速度的比值。当混有其他物质时,折光率亦随之改变。折光率主要用于一些油类物质或溶剂的鉴别及纯杂程度的检查。

折光率常以 n_D^t 表示,D 为钠光谱 D 线(589.3nm),t 为测定时的温度。温度除另有规定外,供试品温度应为 20℃。

一、任务描述

按《中国药典》(2015 年版)第四部规定,操作规范、独立完成折光率测定的任务:取适量供试品,依法测定供试品的折光率,并将测定结果与《中国药典》相比较。

二、操作步骤

预计完成时间为 45 分钟。

1. 操作前准备

将阿贝折光仪置于有充足光线的平台上,但不可受日光直射,装上温度计,置 20℃的恒温室中至少 1 小时,或连接 20℃恒温水浴至少 30 分钟,以保持稳定的温度。

使折射棱镜上透光处朝向光源,将镜筒拉向观察者,使成一适当倾斜度,对准反射镜,使视野内光线最明亮为止。

2. 折光计的校正

测定前,折光计读数应用校正棱镜或水进行校正,水的折光率 20℃时为 1.3330,25℃时为 1.3325。以下是用纯水校正的操作方法:将棱镜用丙酮洗净擦干,然后用滴管滴加一滴纯水于下面棱镜的毛玻璃面上,合上棱镜锁紧,转动手轮,使调节刻度标尺的读数在水的折射率附近,然后转动色散调节手轮,至视野的明暗分界线恰好移至十字交叉之交点上为止。

3. 供试液测定

将校正好的折光仪,用滤纸条吸干水分,再用擦镜纸蘸取乙醚轻拭上下棱镜镜面,待乙醚挥干后,用洁净的滴管将供试液一滴均匀地置于下面棱镜的毛玻璃面上。合上棱镜锁紧,轻轻转动棱镜手轮,使找到明暗分界线。若出现彩虹,则调节阿米西棱镜手轮,消除色散,使明暗分界线清晰。再调节棱镜调节手轮,使分界线对准十字线交点。如此时又出现微色散,必须重新调节阿米西棱镜手轮,使视野的明暗分界线恰好移至十字交叉之交点上为止,记下刻度标尺的读数,再重复读数 2 次,取 3 次读数的平均值,即为供试品的折光率。

4. 结果判断

如折光率在《中国药典》规定的上下限度或最低限度内,可判断样品的该项检查为"符合规定"。

5. 清场

操作完成后,立即用乙醚擦洗上下棱镜,晾干后关闭,其他相关物品整理后归位。

三、操作注意事项

(1)仪器必须置于有充足光线且干燥的地方,不可在有酸碱气或潮湿的实验室中使用。

(2)上下棱镜必须清洁,勿用粗糙的纸或酸性乙醚擦拭棱镜,勿用折光计测试强酸性、强碱性或有腐蚀性的供试品。

(3)滴加供试品时注意棒或滴管尖端不要触及棱镜,防止棱镜造成刮痕。加入供试品的量要适中,使在棱镜上生成均匀的薄层,同时勿使气泡进入样品,以免影响结果。

(4)读数时视野中的黑白交叉线必须明显,且明确位于十字交叉线上,除调节色散补偿按钮外,还应调整下部反射镜或上棱镜透光处的光亮强度。

(5)测定结束后,必须用能溶解供试品的试剂如水、乙醇或乙醚将上下棱镜擦拭干净,晾干,放入仪器箱中,并放入硅胶防潮。

四、实施条件

实施条件见表 1-1-19。

表 1-1-19　药物折光率的测定实施条件

项目	基本实施条件
场地	药物检验实训室
设备	阿贝折光仪
物料	洗瓶、胶头滴管、滤纸、擦镜纸、纯水、乙醚等

五、评价标准

评价标准见表 1-1-20。

表 1 - 1 - 20　药物折光率的测定评价标准

考核内容		分值	考核点及评分细则
职业素养与操作规范 20分		5	工作服穿着规范,双手洁净,不染指甲,不留长指甲,不披发得5分
		5	清查给定的药品、试剂、仪器、药典、检验报告单等得5分
		5	爱护仪器,不浪费药品、试剂,及时记录实验数据得5分
		5	检测完毕后按要求将仪器、药品、试剂等清理复位得5分
技能 80分	操作前准备	10	将阿贝折光仪置于有充足光线的平台上得5分
			置20℃的恒温室中至少1小时,或连接20℃恒温水浴至少30分钟,以保持稳定的温度得5分
	折光计的校正	20	将棱镜用丙酮洗净擦干得5分
			用滴管正确滴加一滴纯水于下面棱镜的毛玻璃面上得5分
			合上棱镜锁紧,转动手轮,使调节刻度标尺的读数在水的折射率附近得5分
			转动色散调节手轮,至视野的明暗分界线恰好移至十字交叉之交点上为止得5分
	供试液测定	35	将校正好的折光仪,用滤纸条吸干水分,再用擦镜纸蘸取乙醚轻拭上下棱镜镜面,待乙醚挥干得5分
			用洁净的滴管将供试液均匀地置于下面棱镜的毛玻璃面上得5分
			合上棱镜锁紧,轻轻转动棱镜手轮,使找到明暗分界线,若出现彩虹,则调节阿米西棱镜手轮,消除色散,使明暗分界线清晰得8分
			调节棱镜调节手轮,使分界线对准十字线交点。如此时又出现微色散,必须重新调节阿米西棱镜手轮,使视野的明暗分界线恰好移至十字交叉之交点上为止得5分
			记下刻度标尺的读数,再重复读数2次得9分
			取3次读数的平均值,得到供试品的折光率得3分
	结果判断	15	检测结果与药典标准比较判断正确得10分
			完成任务报告单得5分

六、任务报告单

根据给定的信息将任务报告单填写完整(表 1 - 1 - 21)。

表 1 – 1 – 21　药物折光率的测定任务报告单

测定样品			
药典规定的折光率 n			
测定温度 t(℃)			
	读数 1	读数 2	读数 3
折光率			
折光率平均值			
结果判断			

模块二　药物鉴别技术

药物的鉴别是指根据药物质量标准中性状和鉴别项下的规定,通过化学反应、仪器分析或生物学等方法,来判断药物的真伪。鉴于药物的鉴别是对结构、性质等已明确的药物进行真伪验证,因此药物检验都是对已知品进行的定性鉴别。一般来说,某一项鉴别试验,如官能团反应或焰色反应,只能表示药物的某一特征,不能作为药物真伪判断的唯一依据;因此,药物的真伪鉴别必须通过一组试验才能完成;通常每种药品在药物质量标准中采用 2～4 种鉴别方法。

在药物质量标准中,鉴别试验的项目包括性状及鉴别两个大项,本模块主要讨论鉴别项下的内容及方法。

项目一　化学鉴别

化学鉴别法是利用化学试剂在适当条件下与药物发生氧化、缩合、脱水等化学反应,产生颜色、荧光、沉淀或气体等现象而对药物进行真伪鉴别的方法。如果供试品的实验结果与质量标准中的相关鉴别项目的规定相同,则可认为该项鉴别试验“符合规定”,或称为“阳性反应”。化学鉴别法是药物鉴别中最常用的方法,使用仪器简单,操作简便快速。药物质量标准中化学鉴别法又分为一般鉴别试验和专属鉴别试验。

一般化学鉴别试验是依据某一类药物的化学结构或理化性质的特征,通过化学反应来鉴别药物的真伪。对无机药物是根据其组成的阴离子和阳离子的特殊反应;对有机药物则采用典型的官能团反应。因此,一般鉴别试验只能证实是某一类药物,而不能证实是哪一种药物。一般化学鉴别试验收载在《中国药典》(2015 年版)四部通则 0301“一般鉴别试验”中。

专属化学鉴别试验是证实某一种药物的依据,它是根据某一种药物化学结构的差异及其所引起的物理化学特征的不同,选用某些特有的灵敏的定性反应来鉴别药物的真伪。专属化学鉴别试验收载在《中国药典》(2015 年版)正文中该药物的质量标准中。

综上所述,一般化学鉴别试验是鉴别药物所属类别,专属化学鉴别试验则是在确定药物所属类别的基础上,进一步确证各个药物单体。本项下以 7 个最常见的一般化学鉴别试验为例介绍药物化学鉴别的检查。整过检查过程符合 GMP 和药品生产企业基本生产要求,工作服穿戴整齐,爱护生产设备,保证工作环境整洁。

任务一　水杨酸盐的鉴别试验

【知识目标】

掌握水杨酸盐类药物的结构特征;掌握水杨酸盐的鉴别反应原理。

【技能目标】

能熟练地使用仪器和试剂对水杨酸盐类药物进行鉴别;能根据《中国药典》(2015年版)有关规定对水杨酸盐的鉴别试验现象做出正确判断;能规范清场。

直接或间接含有水杨酸结构的药物均可采用本鉴别法。水杨酸结构能在中性或弱酸性条件下,与三氯化铁试液反应生成有色配位化合物从而显色;水杨酸盐与强酸反应可产生不溶于水的弱酸水杨酸,呈现出白色沉淀。

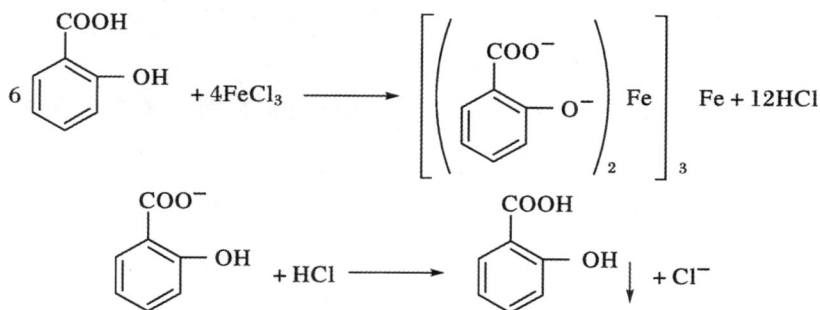

一、任务描述

(1)取供试品的中性或弱酸性稀溶液,加三氯化铁试液1滴,即显紫色。

(2)取供试品溶液,加稀盐酸,即析出白色水杨酸沉淀;分离,沉淀在醋酸铵试液中溶解。

要求学生能按GMP要求和企业的操作规范,正确判断检查结果是否符合规定,独立完成,提交供试品水杨酸盐鉴别试验报告单。

二、操作步骤

预计完成时间为20分钟。

1.仪器、试剂的准备

分析天平、称量纸、药匙、试管、试管架、量筒、滤纸、洗瓶、胶头滴管、药物、三氯化铁试液、碳酸钠试液、稀盐酸、醋酸铵试液、其他试剂等。

2.药品处理

分别取被测药物两份,分别加水约10mL溶解,制成溶液。

3.检查

第一份供试溶液加三氯化铁试液1滴;第二份供试溶液加过量的稀硫酸。

4.结果判断

仔细观察反应现象,第一份药品溶液应呈现紫堇色,第二份药品溶液应析出白色沉淀,分离沉淀,沉淀可在醋酸铵试液中溶解。

5.清场

操作完成后,将试管中的反应试液倒掉,并清洗干净,将所有仪器、试剂归位。

三、操作注意事项

如被测药物间接含有水杨酸的结构或为制剂,在配制成溶液时要采用合适的方法进行预处理,以制成规定溶液或排除其他组分如辅料的干扰,提高检查的专属性。

四、实施条件

实施条件见表1-2-1。

表1-2-1 水杨酸盐的鉴别试验实施条件

项目	基本实施条件
场地	药物检验实训室
设备	分析天平(千分之一)
物料	试管、试管架、试管夹、量筒、酒精灯、火柴、称量纸、药匙、滤纸、洗瓶、胶头滴管、药品(如阿司匹林原料药)、三氯化铁试液、醋酸铵试液、稀盐酸、其他试剂等

五、评价标准

评价标准见表1-2-2。

表1-2-2 水杨酸盐的鉴别试验评价标准

评价内容		分值	评分细则
职业素养与操作规范 20分		5	工作服穿着规范,双手洁净,不染指甲,不留长指甲,不披发得5分
		5	爱护仪器,不浪费药品、试剂,及时记录实验数据得5分
		5	操作完毕后将仪器、药品、试剂等清理复位得5分
		5	清场得5分
技能 80分	操作前准备	15	清点仪器得5分
			配制试液得10分
	药品处理	20	按药品项下规定称取规定质量药品2份得10分
			2份药品加规定溶剂,制成溶液得10分
	检查	20	第1份供试溶液加三氯化铁试液1滴得5分
			第2份供试溶液加过量的稀硫酸,生成白色沉淀得5分
			分离沉淀得5分
			在沉淀中加入醋酸铵试液得5分
	鉴别结果	25	检测两次结果与药典标准比较,完成药品检验报告得15分
			在规定时间内完成任务得10分

六、任务报告单

根据给定的信息将任务报告单填写完整(表1-2-3)。

表 1 - 2 - 3　水杨酸盐的鉴别试验任务报告单

测定样品		
药典规定试验现象	(1)	
	(2)	
实际操作试验现象	(1)	
	(2)	
结果判断		

任务二　丙二酰脲类的鉴别试验

【知识目标】

掌握丙二酰脲类药物的结构特征;掌握丙二酰脲类的鉴别反应原理。

【技能目标】

能熟练地使用仪器和试剂对丙二酰脲类药物进行鉴别;能根据《中国药典》(2015 年版)有关规定对丙二酰脲类的鉴别试验现象做出正确判断;能规范清场。

丙二酰脲的结构是巴比妥类药物的母核,因此巴比妥类药物都具有此类鉴别反应。丙二酰脲类在碳酸钠试液中形成钠盐而溶解,再与硝酸银试液作用,先生成可溶性的一银盐,继而生成不溶性的二银盐白色沉淀;丙二酰脲类也能与铜吡啶试液作用而显紫色或产生紫色沉淀。

银盐反应:

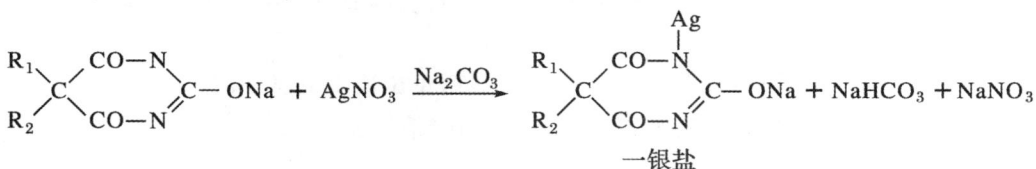

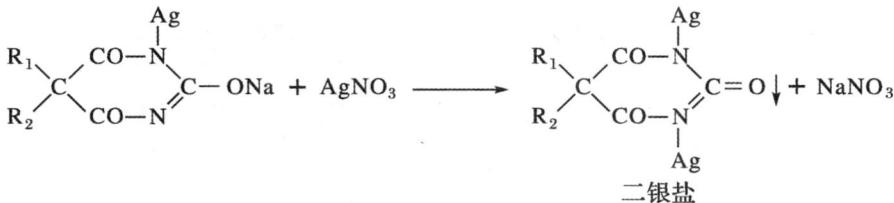

铜盐反应:

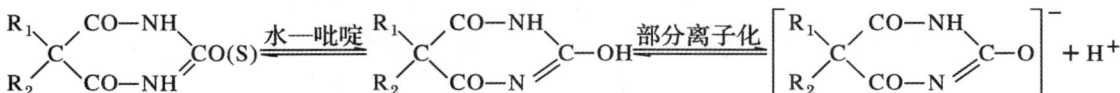

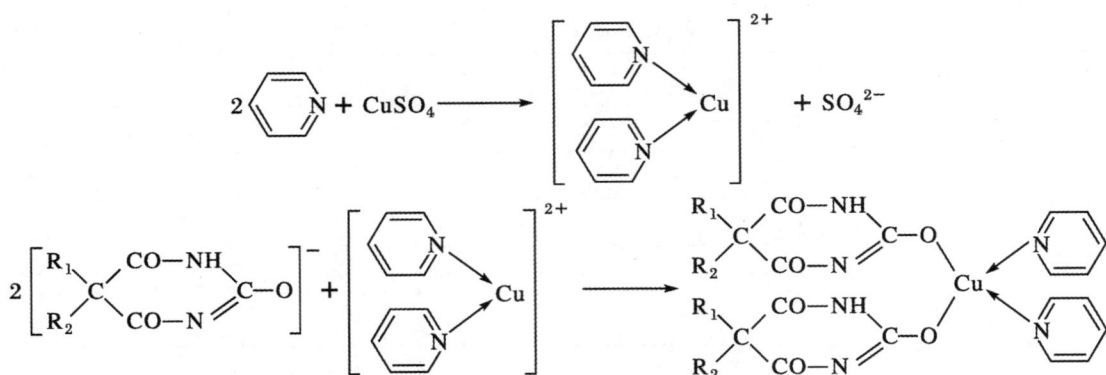

一、任务描述

(1)取供试品约 0.1g,加碳酸钠试液 1mL 与水 10mL,振摇 2 分钟,滤过,滤液中逐滴加入硝酸银试液,即生成白色沉淀,振摇,沉淀即溶解;继续滴加过量的硝酸银试液,沉淀不再溶解。

(2)取供试品约 50mg,加吡啶溶液(1→10)5mL,溶解后,加铜吡啶试液 1mL,即显紫色或生成紫色沉淀。

要求学生能按 GMP 要求和企业的操作规范,正确判断检查结果是否符合规定,独立完成,提交供试品丙二酰脲类的鉴别试验报告单。

二、操作步骤

预计完成时间为 20 分钟。

1.仪器、试剂的准备

分析天平、试管、试管架、试管夹、量筒、称量纸、药匙、洗瓶、胶头滴管、滤纸、烧杯、玻璃棒、药品(如苯巴比妥原料药)、碳酸铵试液、硝酸银试液、吡啶溶液(1→10)、铜吡啶试液等。

2.药品处理

分别称药品约 0.1g 和 50mg。前一份药品加碳酸钠试液 1mL 与水 10mL 溶解,振摇 2 分钟,滤过,得滤液;后一份药品加吡啶溶液(1→10)5mL,溶解。

3.检查

第一份药品溶液逐滴加入硝酸银试液;第二份药品溶液加铜吡啶试液 1mL。

4.结果判断

仔细观察反应现象,第一份药品溶液开始应有白色沉淀,但振摇,沉淀即溶解,继续滴加过量的硝酸银试液,沉淀不再溶解;第二份药品溶液应显紫色或生成紫色沉淀。

5.清场

操作完成后,将试管中的反应试液倒掉,并清洗干净,将所有仪器、试剂归位。

三、操作注意事项

如被测药物为制剂,在配制成溶液时要采用合适的方法进行预处理,以排除其他组分如辅料的干扰,提高检查的专属性。

四、实施条件

实施条件见表1-2-4。

表1-2-4 丙二酰脲类的鉴别试验实施条件

项目	基本实施条件
场地	药物检验实训室
设备	分析天平（千分之一）
物料	试管、试管架、试管夹、量筒、称量纸、药匙、洗瓶、胶头滴管、滤纸、烧杯、玻璃棒、药品（如苯巴比妥原料药）、碳酸铵试液、硝酸银试液、吡啶溶液（1→10）、铜吡啶试液等

五、评价标准

评价标准见表1-2-5。

表1-2-5 丙二酰脲类的鉴别试验评价标准

评价内容		分值	评分细则
职业素养与操作规范 20分		5	工作服穿着规范，双手洁净，不染指甲，不留长指甲，不披发得5分
		5	爱护仪器，不浪费药品、试剂，及时记录实验数据得5分
		5	操作完毕后将仪器、药品、试剂等清理复位得5分
		5	清场得5分
技能 80分	操作前准备	15	清点仪器得5分
			配制试液得10分
	药品处理	30	按药品项下规定称取规定质量药品2份得10分
			第1份药品加碳酸钠试液1mL与水10mL溶解得5分
			振摇2分钟得5分
			过滤，得滤液得5分
			第2份药品加吡啶溶液（1→10）5mL，溶解得5分
	检查	10	第1份供试溶液加入硝酸银试液得5分
			第2份供试溶液加铜吡啶试液1mL得5分
	鉴别结果	25	检测两次结果与药典标准比较，完成药品检验报告得15分
			在规定时间内完成任务得10分

六、任务报告单

根据给定的信息将任务报告单填写完整(表1-2-6)。

表1-2-6　丙二酰脲类的鉴别试验任务报告单

测定样品		
药典规定试验现象	(1)	
	(2)	
实际操作试验现象	(1)	
	(2)	
结果判断		

任务三　芳香第一胺类的鉴别试验

【知识目标】

掌握芳香第一胺类药物的结构特征;掌握芳香第一胺类的鉴别反应原理。

【技能目标】

能熟练地使用仪器和试剂对芳香第一胺类药物进行鉴别;能根据《中国药典》(2015年版)有关规定对芳香第一胺类的鉴别试验现象做出正确判断;能规范清场。

直接或间接含有芳香第一胺类的药物,均可与亚硝酸钠发生中重氮化反应,生成的重氮盐与碱性β-萘酚试液形成偶氮染料,视供试品不同,颜色从橙黄色到猩红色不等。

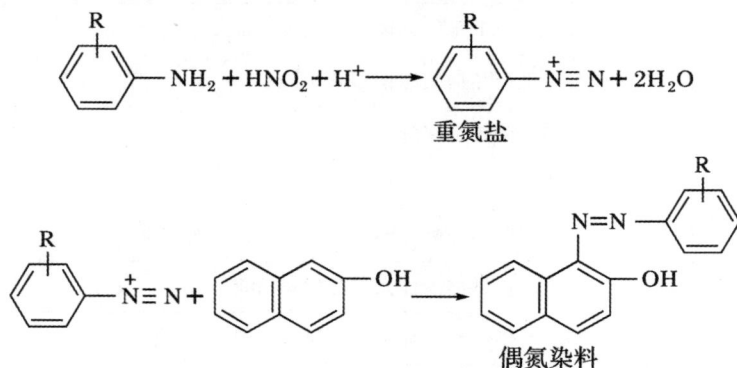

一、任务描述

取供试品约50mg,加稀盐酸1mL,必要时缓缓煮沸使溶解,加0.1mol/L亚硝酸钠溶液数滴,加入0.1mol/L亚硝酸钠溶液等体积的1mol/L脲溶液,振摇1分钟,滴加碱性β-萘酚试液数滴,视供试品不同,生成由粉红到猩红色沉淀。要求学生能按GMP要求和企业的操作规范,正确判断检查结果是否符合规定,独立完成,提交供试品芳香第一胺类的鉴别试验报告单。

二、操作步骤

预计完成时间为 20 分钟。

1. 仪器、试剂的准备

分析天平、试管、试管架、试管夹、酒精灯、火柴、量筒、称量纸、药匙、洗瓶、胶头滴管、滤纸、药品(如盐酸普鲁卡因原料药)、亚硝酸钠溶液、碱性 β-萘酚试液等。

2. 药品处理

称取药品约 50mg,加稀盐酸 1mL,必要时缓缓煮沸使溶解,制成溶液。

3. 检查

加 0.1mol/L 亚硝酸钠溶液数滴,加入 0.1mol/L 亚硝酸钠溶液等体积的 1mol/L 脲溶液,振摇 1 分钟,滴加碱性 β-萘酚试液数滴。

4. 结果判断

仔细观察反应现象,溶液中应有粉红到猩红色沉淀生成。

5. 清场

操作完成后,将试管中的反应试液倒掉,并清洗干净,将所有仪器、试剂归位。

三、操作注意事项

如被测药物间接含有芳香第一胺的结构或为制剂,在配制成溶液时要采用合适的方法进行预处理,如间接含有芳香第一胺的药物要先水解得到游离的芳香第一胺结构后再检测,以制成规定溶液或排除其他组分如辅料的干扰,提高检查的专属性。

四、实施条件

实施条件见表 1-2-7。

表 1-2-7 芳香第一胺类的鉴别试验实施条件

项目	基本实施条件
场地	药物检验实训室
设备	分析天平(千分之一)
物料	试管、试管架、试管夹、酒精灯、火柴、量筒、称量纸、药匙、洗瓶、胶头滴管、滤纸、药品(如盐酸普鲁卡因原料药)、亚硝酸钠溶液、脲溶液、碱性 β-萘酚试液等

五、评价标准

评价标准见表 1-2-8。

表 1-2-8　芳香第一胺类的鉴别试验评价标准

评价内容		分值	评分细则
职业素养与操作规范 20分		5	工作服穿着规范,双手洁净,不染指甲,不留长指甲,不披发得5分
		5	爱护仪器,不浪费药品、试剂,及时记录实验数据得5分
		5	操作完毕后将仪器、药品、试剂等清理复位得5分
		5	清场得5分
技能 80分	操作前准备	15	清点仪器得5分
			配制试液得10分
	药品处理	20	称取药品约50mg得10分
			加入稀盐酸1mL得5分
			煮沸溶解得5分
	检查	20	加亚硝酸钠溶液得5分
			加与亚硝酸钠溶液等体积的脲溶液得5分
			振摇1分钟得5分
			滴加碱性β-萘酚试液得5分
	鉴别结果	25	检测结果与药典标准比较,完成药品检验报告,得15分
			在规定时间内完成任务得10分

六、任务报告单

根据给定的信息将任务报告单填写完整(表 1-2-9)。

表 1-2-9　芳香第一胺类的鉴别试验任务报告单

测定样品	
药典规定试验现象	
实际操作试验现象	
结果判断	

任务四　苯甲酸盐的鉴别试验

【知识目标】

掌握苯甲酸盐类药物的结构特征;掌握苯甲酸盐的鉴别反应原理。

【技能目标】

能熟练地使用仪器和试剂对苯甲酸盐类药物进行鉴别;能根据《中国药典》(2015 年版)有

关规定对苯甲酸盐的鉴别试验现象做出正确判断;能规范清场。

含有苯甲酸结构的药物均可以与三价的铁生成复盐显色;苯甲酸盐与强酸反应可生成具有升华特性的弱酸苯甲酸。

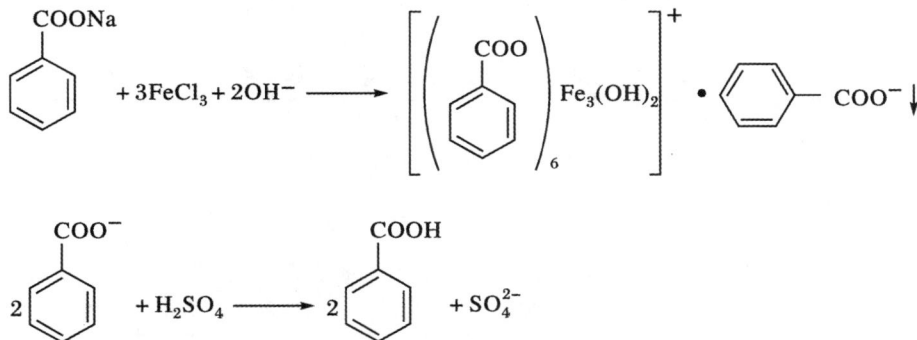

$$\underset{\text{COONa}}{\underset{\bigcirc}{\quad}} + 3FeCl_3 + 2OH^- \longrightarrow \left[\left(\underset{\text{COO}}{\underset{\bigcirc}{\quad}}\right)_6 Fe_3(OH)_2\right]^+ \cdot \underset{\bigcirc}{\quad}COO^- \downarrow$$

$$2\underset{\text{COO}^-}{\underset{\bigcirc}{\quad}} + H_2SO_4 \longrightarrow 2\underset{\text{COOH}}{\underset{\bigcirc}{\quad}} + SO_4^{2-}$$

一、任务描述

(1)取供试品的中性溶液,滴加三氯化铁试液,即生成赭色沉淀;再加稀盐酸,变为白色沉淀。

(2)取供试品,置干燥试管中,加硫酸后,加热,不炭化,但析出苯甲酸,并在试管内壁凝结成白色升华物。

要求学生能按 GMP 要求和企业的操作规范,正确判断检查结果是否符合规定,独立完成,提交供试品苯甲酸盐鉴别试验报告单。

二、操作步骤

预计完成时间为 20 分钟。

1. 仪器、试剂的准备

分析天平、试管、试管架、试管夹、酒精灯、火柴、量筒、称量纸、药匙、洗瓶、胶头滴管、滤纸、烧杯、玻璃棒、药品(如苯甲酸利扎曲普坦原料药)、三氯化铁试液、稀盐酸、硫酸等。

2. 药品处理

分别取被测药品两份。第一份加水约 10mL 溶解,制成溶液;第二份置于干燥的试管中。

3. 检查

第一份药品溶液滴加三氯化铁试液;第二份加浓硫酸,加热。

4. 结果判断

仔细观察反应现象,第一份药品溶液应生成赭色沉淀,再加稀盐酸,变为白色沉淀;第二份药品的试管内壁应有凝结的白色升华物。

5. 清场

操作完成后,将试管中的反应试液倒掉,并清洗干净,将所有仪器、试剂归位。

三、操作注意事项

如被测药物为制剂,在配制成溶液时要采用合适的方法进行预处理,以排除其他组分如辅料的干扰,提高检查的专属性;第二个检查时要注意试管内壁不能有水,所加试剂浓硫酸有很强的腐蚀性,要注意安全。

四、实施条件

实施条件见表1-2-10。

表1-2-10　苯甲酸盐的鉴别试验实施条件

项目	基本实施条件
场地	药物检验实训室
设备	分析天平(千分之一)
物料	试管、试管架、试管夹、酒精灯、火柴、量筒、称量纸、药匙、洗瓶、胶头滴管、滤纸、烧杯、玻璃棒、药品(如苯甲酸利扎曲普坦原料药)、三氯化铁试液、稀盐酸、硫酸等

五、评价标准

评价标准见表1-2-11。

表1-2-11　苯甲酸盐的鉴别试验评价标准

评价内容		分值	评分细则
职业素养与操作规范 20分		5	工作服穿着规范,双手洁净,不染指甲,不留长指甲,不披发得5分
		5	爱护仪器,不浪费药品、试剂,及时记录实验数据得5分
		5	操作完毕后将仪器、药品、试剂等清理复位得5分
		5	清场得5分
技能 80分	操作前准备	15	清点仪器得5分
			配制试液得10分
	药品处理	20	按药品项下规定称取规定质量药品2份得10分
			第1份药品加水约10mL溶解得5分
			第2份药品至干燥试管中得5分
	检查	20	第1份供试溶液滴加三氯化铁试液得5分
			第2份药品加浓硫酸,加热得10分
	鉴别结果	25	检测两次结果与药典标准比较,完成药品检验报告得15分
			在规定时间内完成任务得10分

六、任务报告单

根据给定的信息将任务报告单填写完整(表1-2-12)。

表 1－2－12　苯甲酸盐的鉴别试验任务报告单

测定样品	
药典规定试验现象	（1）
	（2）
实际操作试验现象	（1）
	（2）
结果判断	

任务五　钙盐的鉴别试验

【知识目标】

掌握钙盐类药物的结构特征；掌握钙盐的鉴别反应原理。

【技能目标】

能熟练地使用仪器和试剂对钙盐类药物进行鉴别；能根据《中国药典》（2015 年版）有关规定对钙盐的鉴别试验现象做出正确判断；能规范清场。

含有钙盐的药物，其焰色反应均为砖红色；同时其在溶液中电离出的阳离子如钙离子易与阴离子如草酸根离子生成沉淀。

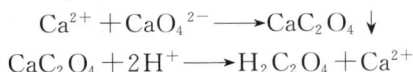

$$Ca^{2+} + CaO_4^{2-} \longrightarrow CaC_2O_4 \downarrow$$
$$CaC_2O_4 + 2H^+ \longrightarrow H_2C_2O_4 + Ca^{2+}$$

一、任务描述

（1）取铂丝，用盐酸润湿后，蘸取供试品，在无色火焰中燃烧，火焰即显砖红色。

（2）取供试品溶液（1→20），加甲基红指示液 2 滴，用氨试液中和，再滴加盐酸至恰呈酸性，加草酸铵试液，即生成白色沉淀；分离，沉淀不溶于醋酸，但可溶于稀盐酸。

要求学生能按 GMP 要求和企业的操作规范，正确判断检查结果是否符合规定，独立完成，提交供试品钙盐鉴别试验报告单。

二、操作步骤

预计完成时间为 20 分钟。

1.仪器、试剂的准备

分析天平、铂丝、试管、试管架、试管夹、酒精灯、火柴、量筒、称量纸、药匙、洗瓶、胶头滴管、滤纸、烧杯、玻璃棒、药品（如葡萄糖酸钙原料药）、稀盐酸、甲基红指示液、氨试液、草酸铵试液、醋酸等。

2.药品处理

取铂丝，用盐酸润湿后，蘸取药品，备用；另取药品 1 份，加水约 20 份，溶解制成溶液。

3.检查

蘸取药品的铂丝在无色火焰中进行燃烧;配成溶液的药品加甲基红指示液 2 滴,用氨试液中和,再滴加盐酸至恰呈酸性,加草酸铵试液。

4.结果判断

仔细观察反应现象,第一份试验的焰色反应应呈砖红色;第二份试验溶液应析出白色沉淀,分离后,沉淀应不溶于醋酸,但可溶于稀盐酸。

5.清场

操作完成后,将试管中的反应试液倒掉,并清洗干净,将所有仪器、试剂归位。

三、操作注意事项

进行焰色反应时,铂丝和盐酸中不能还有钙杂质,同时火焰一定要是无色的;如被测药物为制剂,在配制成溶液时要采用合适的方法进行预处理,以排除其他组分如辅料的干扰,提高检查的专属性;

四、实施条件

实施条件见表 1-2-13。

表 1-2-13　钙盐的鉴别试验实施条件

项目	基本实施条件
场地	药物检验实训室
设备	分析天平(千分之一)
物料	铂丝、试管、试管架、试管夹、酒精灯、火柴、量筒、称量纸、药匙、洗瓶、胶头滴管、滤纸、烧杯、玻璃棒、药品(如葡萄糖酸钙原料药)、稀盐酸、甲基红指示液、氨试液、草酸铵试液、醋酸等

五、评价标准

评价标准见表 1-2-14。

表 1-2-14　钙盐的鉴别试验评价标准

评价内容	分值	评分细则
职业素养与操作规范20分	5	工作服穿着规范,双手洁净,不染指甲,不留长指甲,不披发得 5 分
	5	爱护仪器,不浪费药品、试剂,及时记录实验数据得 5 分
	5	操作完毕后将仪器、药品、试剂等清理复位得 5 分
	5	清场得 5 分

评价内容		分值	评分细则
技能 80 分	操作前 准备	15	清点仪器得 5 分
			配制试液得 10 分
	药品 处理	20	按药品项下规定取规定量药品 2 份得 10 分
			第 1 份药品用盐酸润湿后的铂丝蘸取得 5 分
			第 2 份药品配成 1→20 溶液得 5 分
	检查	20	第 1 份蘸有药品的铂丝在无色火焰中燃烧,观察火焰颜色得 5 分
			第 2 份供试溶液加甲基红指示液 2 滴得 2 分
			加氨试液中和得 2 分
			加盐酸至恰好酸性得 3 分
			加草酸铵试液生成白色沉淀得 2 分
			分离沉淀得 2 分
			在沉淀中加醋酸,沉淀不溶得 2 分
			加稀盐酸,沉淀溶解得 2 分
	鉴别 结果	25	检测两次结果与药典标准比较,完成药品检验报告得 15 分
			在规定时间内完成任务得 10 分

六、任务报告单

根据给定的信息将任务报告单填写完整(表 1 - 2 - 15)。

表 1 - 2 - 15　钙盐的鉴别试验任务报告单

测定样品	
药典规定试验现象	(1)
	(2)
实际操作试验现象	(1)
	(2)
结果判断	

任务六　硫酸盐的鉴别试验

【知识目标】

掌握硫酸盐类药物的结构特征;掌握硫酸盐的鉴别反应原理。

【技能目标】

能熟练地使用仪器和试剂对硫酸盐类药物进行鉴别;能根据《中国药典》(2015 年版)有关规定对硫酸盐的鉴别试验现象做出正确判断;能规范清场。

硫酸盐类的药物在溶液中可电离出阴离子——硫酸根离子,可与阳离子钡离子反应生成不溶于酸的硫酸钡沉淀,与铅离子反应则生成硫酸铅沉淀,但该沉淀可溶于醋酸铵或碱性溶液中。

钡盐反应:

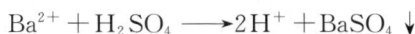

$$Ba^{2+} + H_2SO_4 \longrightarrow 2H^+ + BaSO_4 \downarrow$$

铅盐反应:

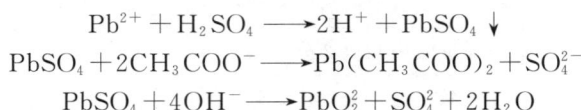

$$Pb^{2+} + H_2SO_4 \longrightarrow 2H^+ + PbSO_4 \downarrow$$

$$PbSO_4 + 2CH_3COO^- \longrightarrow Pb(CH_3COO)_2 + SO_4^{2-}$$

$$PbSO_4 + 4OH^- \longrightarrow PbO_2^2 + SO_4^2 + 2H_2O$$

一、任务描述

(1)取供试品溶液,滴加氯化钡溶液,即生成白色沉淀;分离,沉淀在盐酸或硝酸中均不溶解。

(2)取供试品溶液,滴加醋酸铅试液,即生成白色沉淀;分离,沉淀在醋酸铵试液或氢氧化钠试液中溶解。

(3)取供试品溶液,加盐酸,不生成白色沉淀(与硫代硫酸盐区别)。

要求学生能按 GMP 要求和企业的操作规范,正确判断检查结果是否符合规定,独立完成,提交供试品硫酸盐鉴别试验报告单。

二、操作步骤

预计完成时间为 20 分钟。

1.仪器、试剂的准备

分析天平、试管、试管架、量筒、称量纸、药匙、洗瓶、胶头滴管、滤纸、药品(如硫酸沙丁胺醇原料药)、氯化钡试液、盐酸、醋酸铅试液、氢氧化钠试液等。

2.药品处理

分别取 3 份药品溶液至 3 根干净的试管中,加适量水溶解,制成药品溶液。

3.检查

第一份药品溶液滴加氯化钡试液;第二份滴加醋酸铅试液;第三份滴加盐酸。

4.结果判断

仔细观察反应现象,第一份应有白色沉淀生成,沉淀不溶解在酸性溶液中;第二份应有白色沉淀生成,沉淀可溶解在醋酸铵试液或氢氧化钠试液中;第三份不应有白色沉淀。

5.清场

操作完成后,将试管中的反应试液倒掉,并清洗干净,将所有仪器、试剂归位。

三、操作注意事项

如被测药物为制剂,在配制成溶液时要采用合适的方法进行预处理,以排除其他组分如辅料的干扰,提高检查的专属性。

四、实施条件

实施条件见表1-2-16。

表1-2-16 硫酸盐的鉴别试验实施条件

项目	基本实施条件
场地	药物检验实训室
设备	分析天平(千分之一)
物料	试管、试管架、量筒、称量纸、药匙、洗瓶、胶头滴管、滤纸、药品(如硫酸沙丁胺醇原料药)、氯化钡试液、盐酸、醋酸铅试液、氢氧化钠试液等

五、评价标准

评价标准见表1-2-17。

表1-2-17 硫酸盐的鉴别试验评价标准

评价内容		分值	评分细则
职业素养与操作规范 20分		5	工作服穿着规范,双手洁净,不染指甲,不留长指甲,不披发得5分
		5	爱护仪器,不浪费药品、试剂,及时记录实验数据得5分
		5	操作完毕后将仪器、药品、试剂等清理复位得5分
		5	清场得5分
技能 80分	操作前准备	15	清点仪器得5分
			配制试液得10分
	药品处理	12	按药品项下规定取规定量药品溶液3份得12分
	检查	28	第1份供试溶液滴加氯化钡试液,生成白色沉淀得4分
			分离沉淀得4分
			沉淀中加盐酸得4分
			第2份供试溶液滴加醋酸铅试液,生成白色沉淀得4分
			分离沉淀得4分
			沉淀中加氢氧化钠试液得4分
			第3份供试溶液加盐酸,不生成白色沉淀得4分
	鉴别结果	25	检测两次结果与药典标准比较,完成药品检验报告得15分
			在规定时间内完成任务得10分

六、任务报告单

根据给定的信息将任务报告单填写完整(表1－2－18)。

表 1－2－18　硫酸盐的鉴别试验任务报告单

测定样品	
药典规定试验现象	(1)
	(2)
	(3)
实际操作试验现象	(1)
	(2)
	(3)
结果判断	

任务七　氯化物的鉴别试验

【知识目标】

掌握氯化物类药物的结构特征;掌握氯化物的鉴别反应原理。

【技能目标】

能熟练地使用仪器和试剂对氯化物类药物进行鉴别;能根据《中国药典》(2015 年版)有关规定对氯化物的鉴别试验现象做出正确判断;能规范清场。

氯化物的药物可在溶液中电离出阴离子氯离子,可利用氯离子与银离子生成氯化银不溶于酸的白色沉淀进行鉴别;同时也可把药物中的氯元素转化成氯气,用氯气置换能使淀粉变蓝的碘单质进行鉴别。

银盐反应:

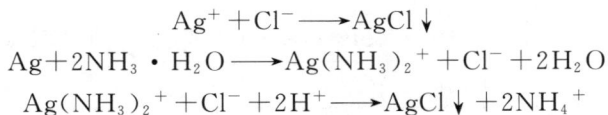

$$Ag^+ + Cl^- \longrightarrow AgCl\downarrow$$
$$Ag + 2NH_3 \cdot H_2O \longrightarrow Ag(NH_3)_2{}^+ + Cl^- + 2H_2O$$
$$Ag(NH_3)_2{}^+ + Cl^- + 2H^+ \longrightarrow AgCl\downarrow + 2NH_4{}^+$$

氧化反应:

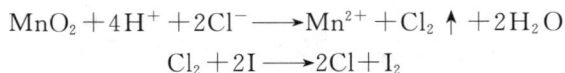

$$MnO_2 + 4H^+ + 2Cl^- \longrightarrow Mn^{2+} + Cl_2\uparrow + 2H_2O$$
$$Cl_2 + 2I \longrightarrow 2Cl + I_2$$

一、任务描述

(1)取供试品溶液,加稀硝酸使成酸性后,滴加硝酸银试液,即生成白色凝乳状沉淀;分离,沉淀加氨试液即溶解,再加稀硝酸酸化后,沉淀复生成。如供试品为生物碱或其他有机碱的盐酸盐,须先加氨试液使成碱性,将析出的沉淀滤过除去,取滤液进行试验。

(2)取供试品少量,置试管中,加等量的二氧化锰,混匀,加硫酸润湿,缓缓加热,即发生氯气,能使用水润湿的碘化钾淀粉试纸显蓝色。

要求学生能按 GMP 要求和企业的操作规范,正确判断检查结果是否符合规定,独立完成,提交供试品氯化物鉴别试验报告单。

二、操作步骤

预计完成时间为20分钟。

1.仪器、试剂的准备

分析天平、试管、试管架、试管夹、酒精灯、火柴、称量纸、药匙、洗瓶、胶头滴管、滤纸、烧杯、玻璃棒、淀粉碘化钾试纸、药品(如盐酸乙胺丁醇原料药)、稀硝酸、硝酸银试液、氨试液、硫酸等。

2.药品处理

取适量药品,加水和稀硝酸制成无色透明溶液;另取少量药品直接置于干燥的试管中,加等量的二氧化锰,混匀。

3.检查

第一份药品溶液滴加硝酸银试液;第二份药品加硫酸润湿,并在试管口放置润湿的碘化钾淀粉试纸。

4.结果判断

仔细观察反应现象,第一份应先有白色沉淀产生,沉淀溶解在氨水中,在酸性溶液中又再次生成沉淀;第二份中湿润的淀粉碘化钾试纸变蓝。

5.清场

操作完成后,将试管中的反应试液倒掉,并清洗干净,将所有仪器、试剂归位。

三、操作注意事项

如被测药物为制剂,在配制成溶液时要采用合适的方法进行预处理,以排除其他组分如辅料的干扰,提高检查的专属性;第二个检查时要注意试管内壁不能有水,所加试剂浓硫酸有很强的腐蚀性,要注意安全,同时本鉴别会产生有毒气体氯气,操作必须在通风橱中进行。

四、实施条件

实施条件见表 1－2－19。

表 1－2－19 氯化物的鉴别试验实施条件

项目	基本实施条件
场地	药物检验实训室
设备	分析天平(千分之一)
物料	试管、试管架、试管夹、酒精灯、火柴、称量纸、药匙、洗瓶、胶头滴管、滤纸、烧杯、玻璃棒、淀粉碘化钾试纸、药品(如盐酸乙胺丁醇原料药)、稀硝酸、硝酸银试液、氨试液、硫酸等

五、评价标准

评价标准见表 1－2－20。

表 1-2-20 氯化物的鉴别试验评价标准

评价内容		分值	评分细则
职业素养与操作规范 20分		5	工作服穿着规范,双手洁净,不染指甲,不留长指甲,不披发得5分
		5	爱护仪器,不浪费药品、试剂,及时记录实验数据得5分
		5	操作完毕后将仪器、药品、试剂等清理复位得5分
		5	清场得5分
技能 80分	操作前准备	15	清点仪器得5分
			配制试液得10分
	药品处理	20	按药品项下规定称取规定质量药品2份得10分
			第1份药品用规定溶剂溶解配成溶液得5分
			第2份药品转移至干燥试管中得5分
	检查	20	第1份供试溶液滴加硝酸银试液,生成白色沉淀得2分
			分离沉淀得3分
			沉淀加氨试液溶解得2分
			加稀硝酸得2分
			第2份供试品中加与药品等量的二氧化锰,混匀得3分
			加硫酸润湿得2分
			将润湿的淀粉碘化钾试纸置于试管口得3分
			缓缓加热得3分
	鉴别结果	25	检测两次结果与药典标准比较,完成药品检验报告得15分
			在规定时间内完成任务得10分

六、任务报告单

根据给定的信息将任务报告单填写完整(表1-2-21)。

表 1-2-21 氯化物的鉴别试验任务报告单

测定样品	
药典规定试验现象	(1)
	(2)
实际操作试验现象	(1)
	(2)
结果判断	

项目二 光谱鉴别

光谱鉴别技术是药物检验常用的鉴别技术,是通过测定物质在特定波长处或一定波长范围内的光吸收度或发光强度,对该物质进行定性分析的方法。该方法包括紫外-可见光谱鉴别法、红外光谱鉴别法、原子吸收光谱鉴别法、荧光鉴别法和火焰光度鉴别法。本项目主要介绍紫外-可见光谱鉴别法和红外分光谱鉴别法。

整个检查过程符合 GMP 和药品生产企业基本生产要求,工作服穿戴整齐,爱护生产设备,保证工作环境整洁。

任务一 紫外-可见光谱鉴别试验

【知识目标】

掌握用紫外-可见光谱法进行鉴别试验的药物结构特征;掌握紫外-可见光谱鉴别药物的方法。

【技能目标】

能熟练地使用紫外-可见分光光度仪对药物进行鉴别;能根据《中国药典》(2015 年版)有关规定对紫外-可见分光光度法的测定结果做出正确判断;能规范清场。

含有芳环或共轭双键的药物在紫外光区有特征吸收,含有生色团和助色团的药物在可见光区有吸收。这些药物都可以用紫外-可见光谱法进行鉴别。

本方法有一定的灵敏度和专属性,应用范围广,使用频率高。同时,紫外-可见分光光度法的普及率高,操作比较简便,在药物检验工作中易于为人们所接受。其应用范围仅次于化学鉴别法。但因吸收光谱较为简单,吸收曲线形状变化不大,缺乏精细结构,故在《中国药典》二部中本法大都与其他方法结合进行鉴别。例如,与化学鉴别法或红外光谱法联合进行鉴别。

紫外-可见分光光度法鉴别药物按各品种项下规定的方法进行。通常是测定供试品溶液的最大及最小吸收波长,有的需测定其在最大吸收波长与最小吸收波长处的吸光度比值或几个最大吸收波长所对应的吸光度比值。下面以甲硝唑的紫外鉴别为例介绍药物的紫外-可见光谱鉴别试验操作。

一、任务描述

取甲硝唑,精密称定,加盐酸溶液(9→1000)溶解并定量稀释制成每毫升中约含 13μg 的溶液,照紫外-可见分光光度法[《中国药典》(2015 年版)四部通则 0401]测定,在 277nm 的波长处有最大吸收,在 241nm 的波长处有最小吸收。

要求学生能按 GMP 要求和企业的操作规范,正确判断检查结果是否符合规定,独立完成,提交甲硝唑紫外-可见光谱鉴别试验报告单。

二、操作步骤

预计完成时间为 60 分钟。

1.仪器、试剂的准备

紫外-可见分光光度计、分析天平、比色皿、称量纸、药匙、烧杯、玻璃棒、容量瓶、洗瓶、胶头滴管、盐酸溶液(9→1000)、其他试剂等。

2.药品溶液配制

取甲硝唑,精密称定,加盐酸溶液(9→1000)溶解并定量稀释制成每毫升中约含 $13\mu g$ 的溶液。

3.紫外-可见分光光度计的调试。

接通电源,开机,自检,波长校正。

4.药物紫外吸收的测定

以盐酸溶液(9→1000)为空白对照,测定甲硝唑在 200nm 至 380nm 紫外光区内的吸收曲线。

5.结果判断

观察吸收曲线,应在(277±1)nm 的波长处有最大吸收,在(241±1)nm 的波长处有最小吸收。

6.清场

操作完成后,将容量瓶和比色皿中的溶液倒掉,并清洗干净,将所有仪器、试剂归位。

三、操作注意事项

(1)药品溶液要严格按照药典的规定方法和步骤配制。

(2)使用的石英吸收池必须洁净并配对。

(3)取吸收池时,手指拿毛玻璃面的两侧。装样品溶液后,外壁有液体,须先用滤纸吸干,再用擦镜纸由上而下擦拭干净。

(4)吸收池所装溶液的体积以 4/5 为度,测定挥发性溶液时应加盖。

(5)吸收池放入样品室时应注意每次放入方向相同,光面对准光路。

(6)使用完后,吸收池用溶剂及水冲洗干净,晾干防尘保存。吸收池如污染不易洗净时可用硫酸-发烟硝酸(3:1)混合液稍加浸泡后,洗净备用。如用铬酸钾洗液清洗时,吸收池不宜在洗液中长试剂浸泡,否则洗液中的铬酸钾结晶会损坏吸收池的光学表面,并应充分用水冲洗,以防铬酸钾吸附于吸收池表面。

四、实施条件

实施条件见表 1-2-22。

表 1-2-22　甲硝唑的紫外-可见光谱鉴别试验实施条件

项目	基本实施条件
场地	药物检验实训室
设备	紫外-可见分光光度计、分析天平(万分之一)
物料	容量瓶、烧杯、玻璃棒、称量纸、药匙、洗瓶、胶头滴管、石英比色皿、玻璃比色皿甲硝唑、甲硝唑原料药、盐酸溶液(9→1000)、其他试剂等

五、评价标准

评价标准见表 1 - 2 - 23。

表 1 - 2 - 23 甲硝唑的紫外-可见光谱鉴别试验评价标准

评价内容		分值	评分细则
职业素养与操作规范 20分		5	工作服穿着规范,双手洁净,不染指甲,不留长指甲,不披发得5分
		5	爱护仪器,不浪费药品、试剂,及时记录实验数据得5分
		5	操作完毕后将仪器、药品、试剂等清理复位得5分
		5	清场得5分
技能 80分	操作前准备	10	清点仪器得5分
			配制盐酸溶液(9→1000)得5分
	药品溶液配制	14	取样、称量得5分
			溶解得3分
			转移得3分
			定容得3分
	紫外可见分光光度计的操作	26	开机、自检得3分
			波长校正得4分
			选择光源与比色皿得4分
			设定参数得2分
			使用比色皿得4分
			空白校正得3分
			测量供试品溶液得3分
			读取数据得3分
	绘制图谱	5	绘制吸收曲线得5分
	鉴别结果	25	检测结果与药典标准比较,完成药品检验报告得15分
			在规定时间内完成任务得10分

六、任务报告单

根据给定的信息将任务报告单填写完整(表 1 - 2 - 24)。

表 1－2－24　甲硝唑的紫外-可见光谱鉴别试验任务报告单

测定样品	
药典规定的紫外图谱特征	
实际测定的紫外图谱特征	
结果判断	

在坐标图中绘制甲硝唑在 200nm 至 380nm 的紫外吸收曲线。

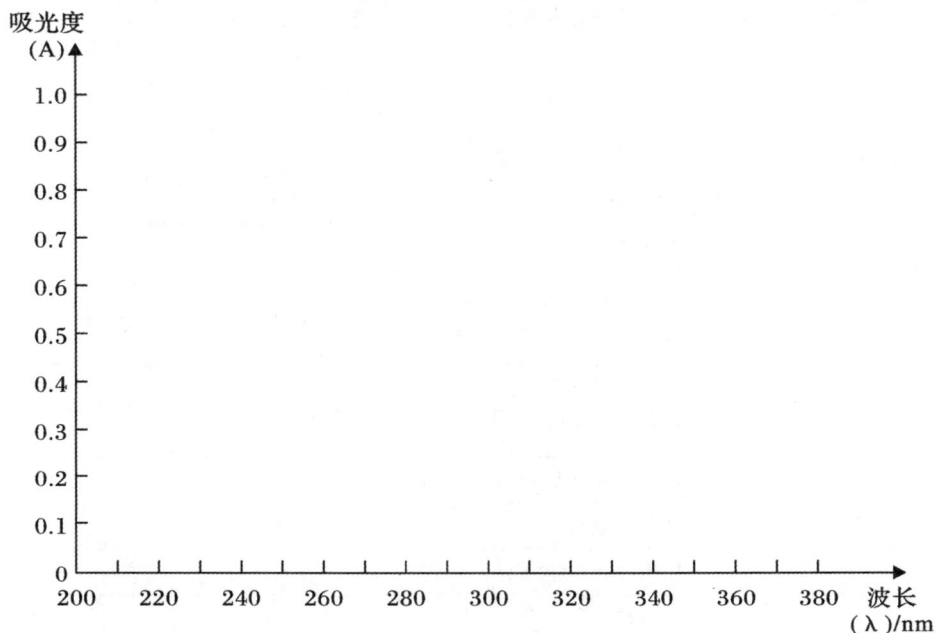

任务二　红外光谱鉴别试验

【知识目标】

掌握红外光谱的鉴别原理;掌握红外光谱鉴别药物的方法。

【技能目标】

能熟练地使用红外光谱仪对药物进行鉴别;能根据《中国药典》(2015 年版)有关规定对测定所得药物的红外光谱图做出正确判断;能规范清场。

有机药物在红外光区有特征吸收,药物分子的组成、结构、官能团不同时,其红外光谱也不同。由于药物的红外光谱能反映药物分子的结构特点,具有专属性强、准确度高的特点,因此红外光谱鉴别法常与其他理化方法联合使用,作为药品的鉴别项目。特别在药品化学结构比较复杂、相互之间差异较小,用化学鉴别法或紫外分光光度法不足以相互区分时,采用红外光谱法常可有效地解决。

国内外药典都广泛使用红外光谱法鉴别药物的真伪,鉴别品种不断增加,所起作用日益扩大。用本法鉴别药物时,常用直接法:即将供试品的红外光谱与相应的标准红外光谱直接比较,核对是否一致,如不一致,应按该药品谱图中备注的方法进行预处理以后再行录制、核对;也可采用对照品法:即将供试品与相应的对照品在同样条件下绘制红外吸收光谱,直接对比是否一致。前一方法简便,但无法消除不同仪器和不同操作条件造成的差异;后一方法没有以上缺点,不足之处是对照品不易得到,因此《中国药典》一般均采用前一种方法。

药物的红外光谱鉴别通常采用压片法、糊法、膜法、溶液法和气体吸收法等进行测定。对于吸收特别强烈或不透明表面上的覆盖物等供试品,可采用如衰减全反射、漫反射和发射等红外光谱方法。对于极微量或需微区分析的供试品,可采用显微红外光谱方法测定。下面以压片法为例介绍药物的红外光谱鉴别试验操作。

一、任务描述

取药品约 1mg,置玛瑙研钵中,加入干燥的溴化钾细粉约 200mg,充分研磨混匀,移置于直径为 13mm 的压模中,使铺布均匀,压模与真空泵相连,抽气约 2 分钟后,加压至 $(0.8\sim1)\times10^6$ kPa,保持 $2\sim5$ 分钟,除去真空,取出制成的供试片,用目视检查应均匀,无明显颗粒。同法制空白溴化钾片。用空白溴化钾片作参比,测定供试片,录制光谱图。

要求学生能按 GMP 要求和企业的操作规范,正确判断检查结果是否符合规定,独立完成,提交药物红外光谱鉴别试验报告单。

二、操作步骤

预计完成时间为 40 分钟。

1.仪器、试剂的准备

傅里叶红外光谱仪、计算机、远红外干燥器、压片机、压片模具、玛瑙研钵、药匙、镊子、样品架、光谱纯溴化钾、药品等。

2.研磨

取药品约 1mg,置玛瑙研钵中,加入干燥的溴化钾细粉约 200mg,充分研磨混匀。

3.压片

移置于直径为 13mm 的压模中,使铺布均匀,压模与真空泵相连,抽气约 2 分钟后,加压至 $(0.8\sim1)\times10^6$ kPa,保持 $2\sim5$ 分钟,除去真空,取出制成的供试片,用目视检查应均匀,无明显颗粒。同法制空白溴化钾片。

4.红外光谱仪的调试

打开红外光谱仪开关,并打开与仪器相连的计算机,调出红外光谱仪控制软件,红外光谱仪自检,扫背景。

5.检测

首先把空白溴化钾片置于样品架上,在红外光谱仪中进行参比校正。然后换供试片于样品架上,在红外光谱仪中进行测定,得供试品红外图谱。

6.结果判断

仔细对比所测图谱与药品标准红外图谱,所测图谱应与标准图谱一致。

7.清场

操作完成后,将供试片、空白片、多余粉末弃去,并用酒精棉花擦拭干净,将所有仪器、试剂归位。

三、操作注意事项

采用压片法时,要尽量避免水分对药品红外测定的影响。所使用的溴化钾应预先研细,过200目筛,并在120℃干燥4小时后分装并在干燥器中保存备用;若发现结块,则须重新干燥。药物的研磨以及与溴化钾的混合都必须在远红外干燥器中进行。操作结束后,压片模具及液体吸收池的红外附件应及时擦拭干净,必要时清洗,保存在干燥器中,以免锈蚀。

不同类型的药物在采用红外光谱鉴别时,样品的制备要选择合适的方法。

(1)原料药鉴别:当采用固体制样技术不能满足鉴别需要时,可改用溶液法绘制光谱后与对照品在相同条件下绘制的光谱进行比对。

(2)制剂鉴别:品种鉴别项下应明确规定制剂的前处理方法,通常采用溶剂提取法。提取时应选择适宜的溶剂,以尽可能减少辅料的干扰,避免导致可能的晶型转变。提取的样品再经适当干燥后依法进行红外光谱鉴别。

(3)多组分原料药鉴别:不能采用全光谱比对,可借鉴【附注】"2(3)"的方法,选择主要成分的若干个特征谱带,用于组成相对稳定的多组分原料药的鉴别。

【附注】

(1)各品种项下规定"应与对照的图谱(光谱集XX图)一致",系指《药品红外光谱集》各卷所载的图谱。同一化合物的图谱若在不同卷上均有收载时,则以后卷所载的图谱为准。

(2)药物制剂经提取处理并依法绘制光谱,比对时应注意以下四种情况。

1)辅料无干扰,待测成分的晶型不变化,此时可直接与原料药的标准光谱进行比对。

2)辅料无干扰,但待测成分的晶型有变化,此种情况可用对照品经同法处理后的光谱比对。

3)待测成分的晶型无变化,而辅料存在不同程度的干扰,此时可参照原料药的标准光谱,在指纹区内选择3~5个不受辅料干扰的待测成分的特征谱带作为鉴别的依据。鉴别时,实测谱带的波数误差应小于规定值的0.5%。

4)待测成分的晶型有变化,辅料也存在干扰,此种情况一般不宜采用红外光谱鉴别。

(3)由于各种型号的仪器性能不同,供试品制备时研磨程度的差异或吸水程度不同等原因,均会影响光谱的形状。因此,进行光谱比对时,应考虑各种因素可能造成的影响。

四、实施条件

实施条件见表1-2-25。

表1-2-25　红外光谱鉴别试验实施条件

项目	基本实施条件
场地	药物检验实训室
设备	傅里叶红外光谱仪、计算器、远红外干燥器、压片机
物料	压片模具、玛瑙研钵、药匙、镊子、样品架、光谱纯溴化钾、药品(如阿司匹林)等

五、评价标准

评价标准见表 1-2-26。

表 1-2-26 红外光谱鉴别试验评价标准

评价内容		分值	评分细则
职业素养与 操作规范 20分		5	工作服穿着规范,双手洁净,不染指甲,不留长指甲,不披发得5分
		5	爱护仪器,不浪费药品、试剂,及时记录实验数据得5分
		5	操作完毕后将仪器、药品、试剂等清理复位得5分
		5	清场得5分
技能 80分	操作前 准备	5	清点仪器得5分
	样品 制备	20	称取药品和溴化钾得5分
			研磨得5分
			供试品压片得5分
			溴化钾压片得5分
	红外光谱 仪的操作	30	开机、自检得10分
			参比校正得10分
			供试片检测得10分
	鉴别 结果	25	检测结果与标准图谱比较,完成药品检验报告得15分
			在规定时间内完成任务得10分

六、任务报告单

根据给定的信息将任务报告单填写完整(表 1-2-27)。

表 1-2-27 红外光谱鉴别试验任务报告单

测定样品	
药物的标准红外光谱图特征	见图 1-2-1
实际测定的红外光谱图特征 (如与标准光谱图不一致, 填写与标准谱图不同的峰)	
结果判断	

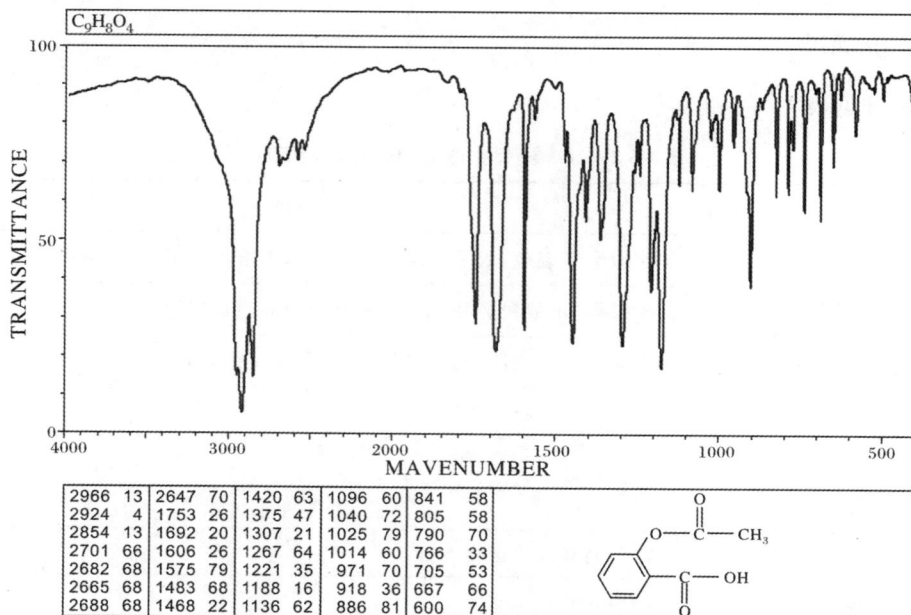

图 1-2-1 阿司匹林标准红外光谱图

项目三 色谱鉴别

色谱法是一种分离分析方法,其分离分析原理是一定流动物质(称流动相)带动待分离各物质(称组分)通过一定固定物质(称固定相),利用待分离各组分在流动相与固定相两相中存在情况的差异而被分离,然后再逐个分析。因此,色谱分析法是分析混合物最有效的手段与方法,具有高灵敏度、高选择性、高性能、分析速度快、应用范围广的优点。

色谱鉴别法是利用不同组分在不同色谱操作条件下,具有各自的特征色谱行为如比移值 R_f 或保留时间等进行鉴别。同一种药物在同样条件下的色谱行为是相同的,依此可以鉴别药物及其制剂的真伪。常用方法有薄层色谱鉴别法、气相色谱鉴别法和高效液相色谱鉴别法。

整个检查过程符合 GMP 和药品生产企业基本生产要求,工作服穿戴整齐,爱护生产设备,保证工作环境整洁。

任务一 薄层色谱鉴别试验

【知识目标】

掌握薄层色谱的鉴别原理;掌握薄层色谱鉴别药物的方法。

【技能目标】

能熟练地使用薄层色谱对药物进行鉴别;能根据《中国药典》(2015 年版)有关规定对所得

药物的薄层色谱检测结果做出正确判断；能规范清场。

薄层色谱法（TLC）系将适宜的固定相涂布于玻璃板、塑料或铝基片上，成一均匀薄层。待点样、展开后，根据比移值（R_f）与适宜的对照物按同法所得的色谱图的比移值（R_f）作对比，用以进行药品的鉴别、杂质检查或含量测定的方法。本方法的特点是固定相一次使用，不会被污染，样品预处理简单。应用范围广，节约溶剂，减少污染，利于不同性质化合物分离。

1. 基本原理

薄层色谱法是一种吸附薄层色谱分离法，它利用各成分对同一吸附剂吸附能力不同，使在移动相（溶剂）流过固定相（吸附剂）的过程中，连续地产生吸附—解吸附—再吸附—再解吸附，从而达到各成分互相分离的目的。

2. 仪器和材料

薄层色谱鉴别需要薄层板、点样器、展开容器、显色或检视装置四个部分，如用于含量测定还需要薄层扫描仪。薄层板可以是自制的也可以是市售的，符合检测所要求的固定相；点样器对于鉴别来说用普通的毛细管就能满足；展开容器要适合薄层板大小的专业薄层色谱展开缸，并有严密的盖子，底部是单槽或双槽；显色或检视方式有喷雾显色、浸渍显色、蒸汽熏蒸显色、荧光检视。

3. 对照物的设置

薄层色谱法的对照物分为对照品、对照药材和对照提取物三种，其中对照品主要是有效成分和特征性成分的单体。对照物的设置方式有四种：①设置一种或数种对照品；②设置对照提取物；③设置一种或数种对照药材；④同时设置对照品和对照药材的双对照，这要求样品色谱图中的主斑点应与对照品和对照药材色谱图中的有关斑点相一致，从而大大提高薄层色谱鉴别法的专属性和整体性，可有效地检出药品是否使用了假冒药材。

下面以感冒止咳颗粒中葛根素的薄层色谱鉴别为例介绍药物的薄层色谱鉴别试验操作。

一、任务描述

取感冒止咳颗粒 10g，研细，加甲醇 30mL，超声处理 10 分钟，滤过，滤液蒸干，残渣加甲醇 3mL 使溶解，作为供试品溶液。另取葛根素对照品，加甲醇制成每毫升含 1mg 的溶液，作为对照品溶液。照薄层色谱法（通则 0502）试验，吸取上述两种溶液各 2～4μL，分别点于同一硅胶 GF_{254} 薄层板上，以三氯甲烷-甲醇（3∶1）为展开剂，展开，取出，晾干，置紫外光灯（254nm）检视。供试品色谱中，在与对照品色谱相应的位置上，显相同颜色的斑点。

要求学生能按 GMP 要求和企业的操作规范，正确判断检查结果是否符合规定，独立完成，提交感冒止咳颗粒中葛根素的薄层色谱鉴别试验报告单。

二、操作步骤

预计完成时间为 60 分钟。

1. 仪器、试剂的准备

紫外灯检测器、分析天平、超声处理器、硅胶 GF_{254} 薄层板、展开缸、点样器、喷雾瓶、药匙、称量纸、研钵、烧杯、量筒、感冒止咳颗粒、葛根素对照品、甲醇、三氯甲烷-甲醇（3∶1）、其他试剂等。

2.供试品溶液的配制

取感冒止咳颗粒 10g,研细,加甲醇 30mL,超声处理 10 分钟,滤过,滤液蒸干,残渣加甲醇 3mL 使溶解,作为供试品溶液。

3.对照品溶液的配制

取葛根素对照品 2mg,加甲醇制成每毫升含 1mg 的溶液,作为对照品溶液。

4.点样

吸取上述两种溶液各 $2\mu L$,分别点于同一硅胶 GF_{254} 薄层板上。

5.展开缸预平衡

把展开剂三氯甲烷-甲醇(3:1)倒入展开缸中,并盖上盖子,约 15 分钟。

6.展开

把点好样的薄层板放入已达到预平衡的展开缸中进行展开。当溶剂前沿达到规定的展距,取出薄层板,晾干。

7.显色

晾干的薄层板,置紫外光灯(254nm)检视。

8.结果判断

仔细观察显色斑点,供试品色谱中,在与对照品色谱相应的位置上,显相同颜色的斑点。

9.清场

操作完成后,将供试品溶液、对照品溶液、展开液倒掉,并清洗干净,将所有仪器、试剂归位。

三、操作注意事项

(1)薄层板在使用前均应进行活化,活化后应立即置于有干燥剂的干燥器中保存,保存时间不宜过长,最好随用随制。

(2)薄层板上点样时,点样线要与底边相距 1cm,点样点与薄层板两边相距至少 1cm,点与点之间相距至少 1cm。

(3)薄层板上样品容积的负荷量极为有限,普通薄层板的点样量最好在 $10\mu L$ 以下,高效薄层板在 $5\mu L$ 以下。点样量过多可造成原点"超载",展开剂产生绕行现象,使斑点拖尾。点样速度要快,遵循少量多次原则,在空气中点样以不超过 10 分钟为宜,以减少薄层板和大气的平衡时间。点样时必须注意勿损坏薄层表面。点样点的直径不大于 3mm 为宜。

(4)实验环境的相对湿度和温度对薄层分离效果有着较大的影响(实验室一般要求相对湿度在 65% 以下为宜),因此应保持试验环境的相对恒定。对温、湿度敏感的品种必须按品种项下的规定,严格控制实验环境的温、湿度。

(5)展开缸应预先饱和以避免边缘效应,展开距离不宜过长,通常为 10~15cm。

(6)斑点可用铅笔画圈标记出,且应尽快标记,以免褪色,尤其是用碘蒸气显色;荧光淬灭法检视斑点,斑点大小及位置可在荧光灯下用铅笔画圈标记出。

四、实施条件

实施条件见表 1-2-28。

表 1 - 2 - 28 感冒止咳颗粒中葛根素的薄层色谱鉴别试验实施条件

项目	基本实施条件
场地	药物检验实训室
设备	紫外灯检测器、分析天平、超声处理器
物料	硅胶 GF$_{254}$薄层板、展开缸、点样器、喷雾瓶、药匙、称量纸、研钵、烧杯、量筒、感冒止咳颗粒、葛根素对照品、甲醇、三氯甲烷-甲醇(3：1)、其他试剂等

五、评价标准

评价标准见表 1 - 2 - 29。

表 1 - 2 - 29 感冒止咳颗粒中葛根素的薄层色谱鉴别试验评价标准

评价内容		分值	评分细则
职业素养与操作规范 20 分		5	工作服穿着规范,双手洁净,不染指甲,不留长指甲,不披发得 5 分
		5	爱护仪器,不浪费药品、试剂,及时记录实验数据得 5 分
		5	操作完毕后将仪器、药品、试剂等清理复位得 5 分
		5	清场得 5 分
技能 80 分	操作前准备	15	清点仪器得 5 分
			配制展开剂得 5 分
			活化色谱板得 5 分
	溶液配制	20	供试品溶液的配制得 10 分
			对照品溶液的配制得 10 分
	薄层色谱操作	20	点样得 5 分
			预平衡得 5 分
			展开得 5 分
			显色得 5 分
	鉴别结果	25	检测结果与药典标准比较,完成药品检验报告得 15 分
			在规定时间内完成任务得 10 分

六、任务报告单

根据给定的信息将任务报告单填写完整(表 1 - 2 - 30)。

表 1-2-30　感冒止咳颗粒中葛根素的薄层色谱鉴别试验任务报告单

测定样品	
药典规定的薄层色谱显色结果	
实际测定的薄层色谱显色结果	
结果判断	

任务二　气相色谱鉴别试验

【知识目标】

掌握气相色谱的鉴别原理;掌握气相色谱鉴别药物的方法。

【技能目标】

能熟练地使用气相色谱仪对药物进行鉴别;能根据《中国药典》(2015 年版)有关规定对所得药物的气相色谱图做出正确判断;能规范清场。

气相色谱是以气体(称为载气)为流动相的柱色谱法。其流程为注入进样口的供试品被瞬间加热汽化,并被载气带入色谱柱,在柱内各成分被分离后,先后进入检测器进行检测。本法由于气体黏度小,组分扩散速率高,传质快,可供选择的固定液种类比较多,采用高灵敏度的通用型检测器,因此具有选择性好、柱效高、灵敏度高的特点,适用于易于汽化,且汽化后性质稳定的物质。常用于测定药品中残留有机溶剂、中草药中挥发组分等。

1.基本原理

色谱分离体系包括流动相和固定相。当两项做相对运动时,反复多次地利用混合物中所有组分性质的差异使彼此得到分离。按色谱分离原理,气相色谱法可分为吸附色谱法和分配色谱法,吸附色谱法利用吸附剂对不同组分的吸附性能的差异进行分离,分配色谱法利用不同组分在两相中的分配系数的差异进行分离。

2.气相色谱仪

气相色谱仪主要由气路系统、进样系统、柱分离系统、检测系统和数据采集系统五部分组成。图 1-2-2 是气相色谱仪的流程示意图。气相色谱的载气源可为氦、氮、氢等,除另有规定外,常用载气为氮气;色谱柱为填充柱或毛细管柱;检测器有火焰离子化检测器(FID)、热导检测器(TCD)、氮磷检测器(NPD)、火焰光度检测器(FPD)、电子捕获检测器(ECD)、质谱检测器(MS)等,其中以火焰离子化检测器对碳氢化合物相应良好,适合检测大多数药物。在气相色谱仪中,为保证被测组分一直以气体状态存在并被准确检出,需要对进样系统的气化室、柱分离系统的分离室、检测系统的检测器三个部分进行温度设定,通常气化室温度应高于柱温30~50℃,检测器温度高于柱温,不低于 100℃。

3.系统适用性试验

按各品种项下要求对色谱系统进行适用性试验,即用规定的对照品对色谱系统进行试验和调整,色谱柱的理论塔板数、分离度、重复性和拖尾因子应达到规定要求。如达不到要求,可

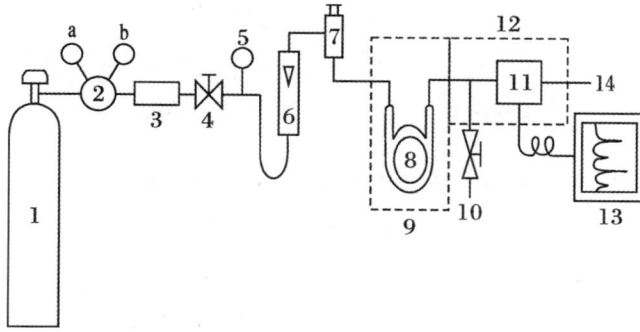

图 1-2-2 气相色谱仪示意图

1.载气瓶；2.压力调节器(a.瓶压 b.输出压力)；3.净化器；4.稳压阀；5.柱前压力表；

6.转子流量计；7.进样器；8.色谱柱；9.色谱柱恒温箱；10.馏分收集口；11.检测器；

12.检测器恒温箱；13.记录器；14.尾气出口

对色谱条件做适当的调整。

（1）色谱柱的理论塔板数（n）。

在规定的色谱条件下，注入供试品溶液或各品种项下规定的内标物溶液，由峰面积计算理论塔板数，应不低于各品种项下规定的最小理论板数。

$$n = 5.54 \times \left(\frac{t_R}{W_{h/2}} \right)^2$$

式中，$W_{h/2}$ 为半峰宽（峰高一半出的峰宽）；t_R 为保留时间。

（2）分离度（R）。

定性或定量分析时，为便于准确测量，要求定量峰与其他峰或内标峰之间有较好的分离度。分离度（R）的计算公式为：

$$R = \frac{2(t_{R2} - t_{R1})}{W_1 + W_2}$$

式中，t_{R2} 为相邻两峰中后一峰的保留时间；t_{R1} 为相邻两峰中前一峰的保留时间；W_1 及 W_2 为此相邻两峰的峰宽（图 1-2-3）。除另有规定外，分离度应大于 1.5。

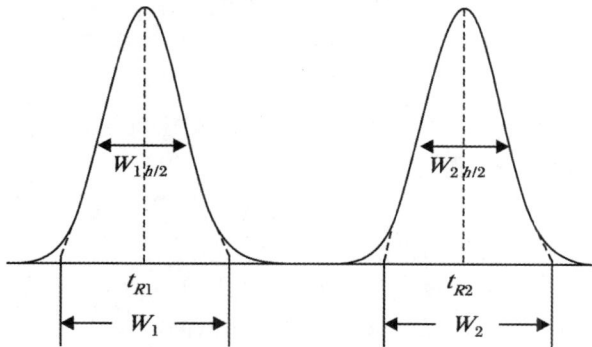

图 1-2-3 色谱峰分离度示意图

（3）重复性。

采用外标法时，取各品种项下的对照溶液，连续进样 5 次，除另有规定外，其峰面积测量值的相对标准偏差应不大于 2.0%。采用内标法时,配制相当于 80%、100% 和 120% 的对照品溶液,加入规定量的内标溶液,配置 3 种不同浓度的溶液,分别至少进样 2 次,计算平均校正因子,其相对标准偏差应不大于 2.0%。

(4)拖尾因子(T)。

为保证测量精度,特别当采用峰高法测量时,应检查待测峰的拖尾因子(T)是否符合各品种项下的规定,或不同浓度进样的校正因子误差是否符合要求。拖尾因子计算公式为:

$$T = \frac{W_{0.05h}}{2d_1}$$

式中,$W_{0.05h}$ 为 0.05 峰高处的峰宽;d_1 为峰极大至峰前沿之间的距离(图 1-2-4)。

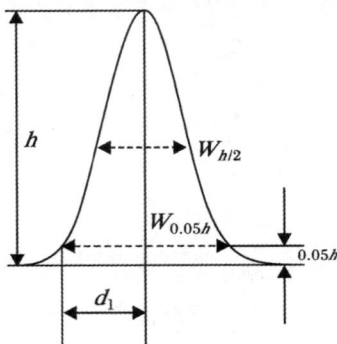

图 1-2-4　色谱峰峰宽示意图

除另有规定外,T 应在 $0.95 \sim 1.05$。峰面积法测定时,T 值偏离过大,也会影响小峰的检测和定量的准确度。

下面以维生素 E 的气相色谱鉴别为例介绍药物的气相色谱鉴别试验操作。

一、任务描述

照气相色谱法[《中国药典》(2015 年版)四部通则 0521]鉴别维生素 E。

(1)色谱条件与系统适用性试验:理论板数按维生素 E 峰计算不低于 500(填充柱)或 5000(毛细管柱),维生素 E 峰与内标物质峰的分离度应符合要求。

(2)内标溶液配制:取正三十二烷适量,加正己烷溶解并稀释成每毫升中含 1.0mg 的溶液,作为内标溶液。

(3)对照品溶液配制:取维生素 E 对照品约 20mg,精密称定,置棕色具塞瓶中,精密加内标溶液 10mL,密塞,振摇使溶解,作为对照品溶液。

(4)供试品溶液配制:取维生素 E 约 20mg,精密称定,置棕色具塞瓶中,精密加内标溶液 10mL,密塞,振摇使溶解,作为对照品溶液。

(5)测定:分别取对照品溶液和供试品溶液 $1 \sim 3\mu L$ 注入气相色谱仪中,所得色谱图中,供试品溶液主峰的保留时间应与对照品溶液主峰的保留时间一致。

要求学生能按 GMP 要求和企业的操作规范,正确判断检查结果是否符合规定,独立完成,提交维生素 E 气相色谱鉴别试验报告单。

二、操作步骤

预计完成时间为 90 分钟(气相色谱开机稳定时间和降温关机时间)+40 分钟(溶液配制、气相操作、计算时间)。

1.仪器、试剂的准备

气相色谱仪、分析天平、微量注射器、称量纸、药匙、洗瓶、胶头滴管、滤纸、容量瓶、烧杯、玻璃棒、维生素 E、维生素 E 对照品、正三十二烷、正己烷等。

2.内标溶液配制

取正三十二烷适量,加正己烷溶解并稀释成每毫升中含 1.0mg 的溶液,作为内标溶液。

3.对照品溶液配制

取维生素 E 对照品约 20mg,精密称定,置棕色具塞瓶中,精密加内标溶液 10mL,密塞,振摇使溶解,作为对照品溶液。

4.供试品溶液配制

取维生素 E 对照品约 20mg,精密称定,置棕色具塞瓶中,精密加内标溶液 10mL,密塞,振摇使溶解,作为供试品溶液。

5.气相色谱仪的调试

首先打开载气,然后打开气相色谱仪电源和连接的计算机。启动计算机中的气相色谱仪控制软件,分别设定柱温箱、气化室、检测器温度,待温度升至设定值,打开氢火焰气源,并点火。

6.色谱检测

分别取对照品溶液和供试品溶液 1~3μL 注入气相色谱仪中,得两份溶液色谱图。

7.理论板数、分离度计算

根据对照品溶液的色谱图,计算维生素 E 理论板数应不低于 500(填充柱)或 5000(毛细管柱),维生素 E 与内标物正三十二烷的分离度应不小于 1.5。

8.结果判断

所得色谱图中,供试品溶液主峰的保留时间应与对照品溶液主峰的保留时间一致。

9.清场

操作完成后,关闭氢气源和空气源,启动气相色谱关机程序,待柱温箱、气化室、检测器温度降至 50℃以下,关闭气相色谱仪、载气和计算机,将所配试液倒掉,并清洗干净,将所有仪器、试剂归位。

三、操作注意事项

(1)气相色谱操作时,载气是最早打开的,也是最后关闭的。

(2)进样时,注意要进样针快进快出,尽量避免样品气化后被进样针带出气化室。

(3)仪器工作间及气源室所有管线必须确保不漏气,而且通风良好,以免气体泄漏时发生爆炸。

四、实施条件

实施条件见表 1-2-31。

表 1 - 2 - 31　气相色谱法鉴别维生素 E 试验实施条件

项目	基本实施条件
场地	药物检验实训室
设备	气相色谱仪、分析天平
物料	微量注射器、称量纸、药匙、洗瓶、胶头滴管、滤纸、容量瓶、烧杯、玻璃棒、维生素 E、维生素 E 对照品、正三十二烷、正己烷等

五、评价标准

评价标准见表 1 - 2 - 32。

表 1 - 2 - 32　气相色谱法鉴别维生素 E 试验评价标准

评价内容		分值	评分细则
职业素养与操作规范 20 分		5	工作服穿着规范,双手洁净,不染指甲,不留长指甲,不披发得 5 分
		5	爱护仪器,不浪费药品、试剂,及时记录实验数据得 5 分
		5	操作完毕后将仪器、药品、试剂等清理复位得 5 分
		5	清场得 5 分
技能 80 分	操作前准备	5	清点仪器、试剂得 5 分
	溶液配制	15	内标溶液配制得 5 分
			对照品溶液配制得 5 分
			供试品溶液配制得 5 分
	色谱操作	20	气相色谱仪的启动得 4 分
			气相色谱仪的参数设置得 6 分
			氢火焰检测器的点火得 4 分
			气相色谱进样操作得 6 分
	参数计算	10	理论板数计算得 5 分
			分离度计算得 5 分
	鉴别结果	25	供试品溶液色谱图与对照品溶液色谱图比对,完成药品检验报告得 15 分
			在规定时间内完成任务得 10 分

六、任务报告单

根据给定的信息将任务报告单填写完整(表 1 - 2 - 33)。

表 1-2-33　气相色谱法鉴别维生素 E 试验任务报告单

测定样品			
药典规定的气相色谱鉴别结果			
对照品中维生素 E 的保留时间 t(min)		对照品中维生素 E 的峰宽 W(min)	
对照品中内标物的保留时间 t(min)		对照品中内标物的峰宽 W(min)	
供试品中维生素 E 的保留时间 t(min)		对照品中维生素 E 与内标物的分离度 R	
结果判断			

任务三　高效液相色谱鉴别试验

【知识目标】

掌握高效液相色谱的鉴别原理;掌握高效液相色谱鉴别药物的方法。

【技能目标】

能熟练地使用高效液相色谱仪对药物进行鉴别;能根据《中国药典》(2015 年版)有关规定对所得药物的液相图谱做出正确判断;能规范清场。

高效液相色谱法是采用高压液体为流动相的色谱方法。供试品经进样阀注入,由流动相带动通过色谱柱,各成分在柱内被分离后,依次进入检测器进行检测。本法具有分析速度快、分离效率高、灵敏度高和操作自动化等优点。相对于气相色谱受检测对象挥发性和热稳定性的限制,高效液相色谱对样品的适用性更广,普遍用于化学药、中成药、中药材的分析。理论上只要能制成溶液的样品,都可以用本法测定。

1.基本原理

高效液相色谱分离体系也由流动相和固定相组成。不同组分在色谱中的分离根据各组分在两相间的分配系数、吸附能力、离子交换作用或分子尺寸大小的差异进行,因此高效液相色谱可分为液液分配色谱法、液固吸附色谱法、离子交换色谱法、分子排阻色谱法。

2.高效液相色谱仪

高效液相色谱仪主要由高压输液泵、进样器、色谱柱、检测器和数据处理系统五部分组成。图 1-2-5 是高效液相色谱仪的流程示意图。最常用的色谱柱填充剂为化学键合硅胶。反相色谱系统使用非极性填充剂,以十八烷基硅烷键合硅胶最为常用;正相色谱系统使用极性填充剂,常用的填充剂有硅胶等;离子交换填充剂用于离子交换色谱;凝胶或高分子微球等填充剂用于分子排阻色谱等;手性键合填充剂用于对映异构体的拆分分析。检测器常见的有紫外吸收检测器、二极管阵列检测器(DAD)、荧光检测器、示差折光检测器、蒸发光散射检测器、电化学检测器和质谱检测器等,其中以可变波长的紫外-可见光检测器最为常用。

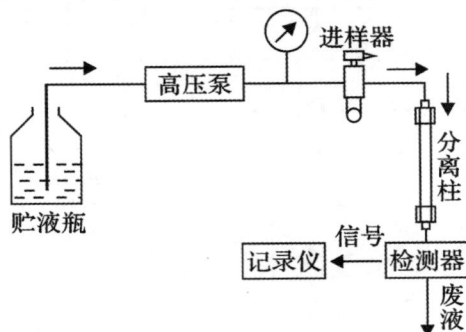

图 1-2-5　高效液相色谱仪示意图

3. 系统适用性试验

同气相色谱法项下规定。

下面以甲硝唑片的高效液相色谱鉴别为例介绍药物的高效液相色谱鉴别试验操作。

一、任务描述

照高效液相色谱法[《中国药典》(2015 年版)四部通则 0512]鉴别甲硝唑片。

(1)色谱条件与系统适用性试验:用十八烷基硅烷键合硅胶为填充剂;以甲醇-水(20:80)为流动相;检测波长为 320nm。理论塔板数按甲硝唑计算不低于 2000。

(2)测定法:取甲硝唑片 20 片,精密称定,研细,精密称取细粉适量(约相当于甲硝唑0.25g),置 50mL 量瓶中,加 50% 甲醇适量,振摇使甲硝唑溶解,用 50% 甲醇稀释至刻度,摇匀,滤过,精密量取续滤液 5mL,置 100mL 量瓶中,用流动相稀释至刻度,摇匀,作为供试品溶液,精密量取 10μL 注入液相色谱仪,记录色谱图;另取甲硝唑对照品,加流动相溶解并稀释制成每毫升中约含 0.25mg 的溶液,同法测定。供试品溶液主峰的保留时间应与对照品溶液主峰的保留时间一致。

要求学生能按 GMP 要求和企业的操作规范,正确判断检查结果是否符合规定,独立完成,提交甲硝唑片液相色谱鉴别试验报告单。

二、操作步骤

预计完成时间为 90 分钟(液相色谱开机稳定时间和关机冲洗色谱柱时间)＋40 分钟(溶液配制、液相操作、计算时间)。

1. 仪器、试剂的准备

高效液相色谱仪、分析天平、微量注射器、称量纸、药匙、研钵、洗瓶、胶头滴管、滤纸、容量瓶、移液管、洗耳球、漏斗、铁架台、铁圈、烧杯、玻璃棒、甲硝唑片、甲硝唑对照品、甲醇-水(20:80)、甲醇等。

2. 供试品溶液配制

取甲硝唑片 20 片,精密称定,研细,精密称取细粉适量(约相当于甲硝唑 0.25g),置 50mL量瓶中,加 50% 甲醇适量,振摇使甲硝唑溶解,用 50% 甲醇稀释至刻度,摇匀,滤过,精密量取续滤液 5mL,置 100mL 量瓶中,用流动相稀释至刻度,摇匀,作为供试品溶液。

3.对照品溶液配制

取甲硝唑对照品,加流动相溶解并稀释制成每毫升中约含 0.25mg 的溶液,作为对照品溶液。

4.高效液相色谱仪的调试

确认高效液相色谱仪的色谱柱为 ODS 柱,把甲醇-水(20:80)流动相接入色谱仪,打开高效液相色谱仪电源和连接的计算机,启动计算机中的液相色谱仪控制软件,排除高压输液泵中的气体,设定流动相流速为 1mL/min,检测波长为 320nm。

5.色谱条件与系统适用性试验

取甲硝唑对照品溶液 10μL 注入液相色谱仪,记录色谱图,理论塔板数按甲硝唑计算不低于 2000。

6.药品检测

精密量供试品溶液 10μL 注入气相色谱仪中,得供试品溶液色谱图。

7.结果判断

所得色谱图中,供试品溶液主峰的保留时间应与对照品溶液主峰的保留时间一致。

8.清场

操作完成后,关闭高效液相色谱仪和计算机,将所配试液倒掉,并清洗干净,将所有仪器、试剂归位。

三、操作注意事项

(1)所用溶剂应为色谱纯级,流动相、测定液应微孔滤膜过滤。

(2)流动相过滤后要用超声波脱气 10~20 分钟,脱气后应该恢复到室温后使用。

(3)液相色谱仪有一段时间没用,或者换了新的流动相,需要先冲洗泵和进样阀。

(4)实验结束后,需要清洗管道及色谱柱。一般可先用 95% 水和 5% 甲醇冲洗 30 分钟,再用 50% 水和 50% 甲醇冲洗 20 分钟,最后用甲醇冲洗 10 分钟。

(5)使用缓冲溶液时,做完样品后应立即用去离子水冲洗管路及柱子 1 小时,然后用甲醇(或甲醇水溶液)冲洗 40 分钟以上,以充分洗去离子。对于柱塞杆外部,做完样品后也必须用去离子水冲洗 20 分钟以上。

四、实施条件

实施条件见表 1-2-34。

表 1-2-34 高效液相色谱法鉴别甲硝唑片试验实施条件

项目	基本实施条件
场地	药物检验实训室
设备	高效液相色谱仪、分析天平
物料	微量注射器、称量纸、药匙、研钵、洗瓶、胶头滴管、滤纸、容量瓶、移液管、洗耳球、漏斗、铁架台、铁圈、烧杯、玻璃棒、甲硝唑片、甲硝唑对照品、甲醇-水(20:80)、甲醇等

五、评价标准

评价标准见表1-2-35。

表1-2-35 高效液相色谱法鉴别甲硝唑片试验评价标准

评价内容		分值	评分细则
职业素养与操作规范 20分		5	工作服穿着规范,双手洁净,不染指甲,不留长指甲,不披发得5分
		5	爱护仪器,不浪费药品、试剂,及时记录实验数据得5分
		5	操作完毕后将仪器、药品、试剂等清理复位得5分
		5	清场得5分
技能 80分	操作前准备	15	清点仪器、试剂得5分
			配制流动相得5分
			流动相的除杂、除气得5分
	溶液配制	10	供试品溶液配制得5分
			对照品溶液配制得5分
	色谱操作	25	高效液相色谱仪的启动得10分
			高效液相色谱仪的参数设置得10分
			高效液相色谱进样操作得5分
	参数计算	5	理论塔板数计算得5分
	鉴别结果	25	供试品溶液色谱图与对照品溶液色谱图比对,完成药品检验报告得15分
			在规定时间内完成任务得10分

六、任务报告单

根据给定的信息将任务报告单填写完整(表1-2-36)。

表1-2-36 高效液相色谱法鉴别甲硝唑片试验任务报告单

测定样品			
药典规定的液相色谱鉴别结果			
甲硝唑的保留时间 t(min)		甲硝唑的峰宽 W(min)	
甲硝唑的理论塔板数 n			

测定样品	
供试品中主峰的保留时间 $t(\min)$	
结果判断	

模块三　药物检查技术

　　《中国药典》"检查"项下包括有效性、均一性、纯度要求与安全性四个方面。纯度要求即药物的杂质检查，是指对药物在生产过程或贮存过程中可能引入的一些杂质进行限量检查，以判断药物的纯度是否符合限量规定要求，如氯化物、硫酸盐、铁盐、重金属、砷盐、溶液澄清度、溶液颜色、干燥失重、水分、易炭化物、炽灼残渣等。有效性是指检查与药物疗效有关的项目，如制酸力、含氟量、含氮量等。均一性是指生产出来的同一批号药品的质量是否均一，如含量均匀度、溶出度和重量差异等。安全性是指检查某些对生物体产生特殊生理作用，严重影响用药安全的杂质，如异常毒性、热原、降压物质、无菌等。药物的检查分为两类：药物杂质的检查和药物剂型的检查。原料药的检查只涉及药物杂质的检查，成品药的检查这两类检查都要求检验。通常在原料药检查中已经做过的杂质检查项目，在成品药中不需重复检查，药典要求的除外。

项目一　药物杂质检查

　　药物杂质是影响药物纯度的主要因素，分为三类：①有毒副作用的物质；②本身无毒副作用，但影响药物的稳定性和疗效；③本身无毒副作用，也不影响药物的稳定性和疗效，但影响药物科学管理的物质。

　　药物中的杂质主要来源于药物生产和贮存两个途径。如生产过程中原料的不纯，原料、反应中间体及副产物没有转化完全，试剂、溶剂、催化剂等未除尽，生产所用装置不洁净或是被反应溶剂腐蚀等；贮存过程中药物的水解、氧化、分解、异构化、晶型转变、聚合、发霉等。这些因素如果没有控制好，都会产生杂质。

　　根据杂质的来源，可把药物中的杂质分为一般杂质和特殊杂质。一般杂质是指在自然界中分布较广泛，在多种药物的生产和贮藏过程中容易引入的杂质，其检查方法基本相同，收载在《中国药典》（2015 年版）四部通则 0800"限量检查法"中。特殊杂质是指在特定药物的生产和贮存过程中引入的杂质，其检查方法各异，收载在《中国药典》（2015 年版）正文中该药物的质量标准下。

　　药物杂质的检查方法有对照法、灵敏度法及含量测定法等。其中对照法又称为限量检查法，是最常用的杂质检查方法。本项目均采用对照法介绍药物的杂质检查。

　　整个检查过程符合 GMP 和药品生产企业基本生产要求，工作服穿戴整齐，爱护生产设备，保证工作环境整洁。

任务一　杂质限量的计算

【知识目标】

掌握杂质限量、供试品溶液、标准品溶液的概念；掌握杂质限量的计算方法。

【技能目标】

能熟练地应用杂质限量的公式进行相关计算。

杂质限量即为药物中所含杂质的最大允许量，通常用百分之几或百万分之几表示。药物中杂质的检查，一般不要求测定其准确含量，而只检查杂质的量是否超过限量。这种检查方法称为限量检查法，即对照法。

对照法是取一定量待检杂质的标准溶液与一定量供试品溶液在相同条件下处理，比较反应结果，从而判断杂质的量是否符合限量规定。本法检查药物的杂质，必须遵循平行操作原则。供试液和对照液应在完全相同的条件下反应，如加入的试剂、反应的温度、放置的时间等均应相同。该法的检测结果，只能判定药物所含杂质是否符合限量规定，一般不能测定杂质的准确含量。杂质限量的计算公式为：

$$杂质限量(\%)=\frac{允许杂质存在的最大量}{供试品量}\times100\%$$

由于供试品（W）中的杂质限量相当于标准溶液的体积（V）与标准溶液的浓度（C）的乘积，因此，杂质限量的计算公式也可以表示为：

$$杂质限量(\%)=\frac{标准溶液的浓度\times标准溶液体积}{供试品量}\times100\%$$

$$L=\frac{C_{标}\times V_{标}}{W_{样}}\times100\%$$

公式中，L 为杂质限量；C 为标准溶液的浓度，g/mL；V 为标准溶液的体积，mL；W 为供试品取样量，g。

1. 药物中杂质限量（L）计算

例 1： 取葡萄糖 2.0g，按药典规定与硫酸钾标准溶液（每毫升相当于 $100\mu g$ 的 SO_4^{2-}）2.0mL制成的对照液比较，不得更浓。计算硫酸盐的限量为多少？

解：根据公式得：

$$L=\frac{C_{标}\times V_{标}}{W_{样}}\times100\%=\frac{2.0\times100\times10^{-6}}{2.0}=0.01\%$$

答：硫酸盐的限量为 0.01%。

2. 标准溶液体积的计算

例 2： 取葡萄糖 4.0g，加水 30mL 溶解后，加醋酸盐缓冲溶液（pH3.5）2.0mL，依法检查重金属[《中国药典》（2015 年版）]，含重金属不得超过百万分之五，计算应取标准铅溶液（每毫升相当于 Pb10μg）的体积？

解：因为

$$L=\frac{C_{标}\times V_{标}}{W_{样}}\times100\%$$

所以,铅标准液的体积为:

$$V_{标} = \frac{L \times W_{样}}{C_{标}} = \frac{5 \times 10^{-6} \times 4.0}{10 \times 10^{-6}} = 2.0\,(\mathrm{mL})$$

答:应取标准铅溶液 2.0mL。

3.供试品取样量计算

例3:《中国药典》(2015 年版)规定氯化钠中检查砷盐时,应取标准砷溶液 2.0mL(每毫升相当于 1μg 的 As)制备标准砷斑,现依法检查氯化钠中的砷盐。《中国药典》(2015 年版)通则 0822 第一法规定含砷量不得超过 0.00004%,计算应取氯化钠多少克?

解:因为

$$L = \frac{C_{标} \times V_{标}}{W_{样}} \times 100\%$$

所以,应取供试品的质量为

$$W_{样} = \frac{C_{标} \times V_{标}}{L} = \frac{1 \times 10^{-6} \times 2.0}{0.4 \times 10^{-6}} = 5\,(\mathrm{g})$$

答:应取氯化钠 5g。

一、任务描述

(1)取葡萄糖 2.0g,按药典规定与氯化钠标准溶液(每毫升相当于 0.01mg Cl)3.0mL 制成的对照液比较,不得更浓,计算氯化物的限量。

(2)检查维生素 C 中的重金属时,若取样量为 1.0g,要求含重金属不得过百万分之十,计算应吸取标准铅溶液(每毫升=0.01mg 的 Pb)多少毫升。

(3)溴化钠中砷盐杂质的检查,规定含砷量不得超过百万分之四,取标准砷溶液(每毫升相当于 0.001mg As)2.0mL,依法检查,计算供试品的取用质量。

要求学生能正确利用杂质限量的公式,独立完成计算。

二、操作步骤

预计完成时间为 45 分钟。

1.列出计算公式

根据所求的未知量,列出对应的计算公式。

2.列出已知量

根据计算公式,列出所需的已知量,并确认已知量的单位统一。

3.已知量带入公式

将已知量正确地带入公式。

4.计算结果

计算结果,并附上正确的单位。

三、操作注意事项

计算时,要根据所求未知量,转换公式;在代入已知量前,注意公式的统一;计算结果要注意有效数字的正确取舍。

四、实施条件

实施条件见表 1 - 3 - 1。

表 1 - 3 - 1　杂质限量的计算实施条件

项目	基本实施条件
场地	药物检验实训室
设备	计算器
物料	试题纸、笔

五、评价标准

评价标准见表 1 - 3 - 2。

表 1 - 3 - 2　杂质限量的计算评价标准

评价内容	分值	评分细则
职业素养与操作规范 20 分	5	工作服穿着规范，双手洁净，不染指甲，不留长指甲，不披发得 5 分
	10	计算过程完整、清晰、书写规范得 5 分
	5	清场得 5 分
技能 80 分	20	列出计算公式得 20 分
	20	列出已知量，确认单位统一得 20 分
	20	已知量带入公式得 20 分
	20	计算结果准确，且单位正确得 20 分

六、任务报告单

根据给定的信息将任务报告单填写完整（表 1 - 3 - 3）。

表 1 - 3 - 3　杂质限量计算任务报告单

试题 1：取葡萄糖 2.0g，按药典规定与氯化钠标准溶液（每毫升相当于 0.01mg Cl）3.0mL 制成的对照液比较，不得更浓，计算氯化物的限量	
计算公式	
已知量	

试题1:取葡萄糖2.0g,按药典规定与氯化钠标准溶液(每毫升相当于0.01mg Cl)3.0mL制成的对照液比较,不得更浓,计算氯化物的限量	
代入公式	
计算结果	

试题2:检查维生素C中的重金属时,若取样量为1.0g,要求含重金属不得过百万分之十,计算吸取标准铅溶液(每毫升＝0.01mg的Pb)的体积	
计算公式	
已知量	
代入公式	
计算结果	

试题3:溴化钠中砷盐杂质的检查,规定含砷量不得超过百万分之四,取标准砷溶液(每毫升相当于0.001mg As)2mL,依法检查,计算供试品的取用质量	
计算公式	
已知量	
代入公式	
计算结果	

任务二 药物中一般杂质阴离子的检查

【知识目标】

掌握一般杂质阴离子的限量计算;掌握一般杂质阴离子的检查原理。

【技能目标】

能熟练地使用仪器和试剂对一般杂质阴离子进行检查;能根据《中国药典》(2015年版)有关规定对一般杂质阴离子检查现象做出正确判断;能规范清场。

药物中的一般杂质中利用阴离子进行检查的有氯化物杂质、硫酸盐杂质、硫化物杂质、硒杂质、氟杂质和氰化物杂质。这些杂质可直接或通过处理后在溶液中电离出对应的阴离子,根据这些阴离子的反应特征,加入合适的试剂与之反应,生成有色物、不溶物或是在紫外-可见光区有吸收特征的产物进行检查。下面以葡萄糖中氯化物的检查为例介绍药物中一般杂质阴离子的检查操作。

一、任务描述

取葡萄糖0.60g,依法检查[《中国药典》(2015年版)四部通则0801],与标准氯化钠溶液6.0mL制成的对照液比较,不得更深(0.01%)。

供试品溶液的配制:称取葡萄糖0.6g,加水溶解使成约25mL,再加稀硝酸10mL,置于50mL的纳氏比色管中,加水稀释至约40mL,再加入硝酸银试液1.0mL,用水稀释至50mL,摇匀,在暗处放置5分钟。

对照品溶液的配制:取标准氯化钠溶液6.0mL,置于另一支50mL的纳氏比色管中,加稀硝酸10mL,加水稀释至约40mL,再加入硝酸银试液1.0mL,用水稀释至50mL,摇匀,在暗处放置5分钟。

要求学生能按GMP要求和企业的操作规范,正确判断检查结果是否符合规定,独立完成,提交葡萄糖中氯化物的检查试验报告单。

二、操作步骤

预计完成时间为45分钟。

1.仪器、试剂的准备

分析天平、比色管、容量瓶、吸管、洗耳球、量筒、烧杯、研钵、玻璃棒、称量纸、药匙、洗瓶、胶头滴管、葡萄糖、对照品贮备液、其他试剂等。

2.标准氯化钠溶液的制备

精密量取氯化钠贮备液10mL,置100mL容量瓶中,加水稀释至刻度,摇匀,即得(每毫升相当于$10\mu g$的Cl)。

3.供试品溶液的配制

称取葡萄糖0.6g,加水溶解使成约25mL,再加稀硝酸10mL,置于50mL的纳氏比色管中,加水稀释至约40mL。

4. 对照品溶液的配制

取标准氯化钠溶液 6.0mL 置于另一支 50mL 的纳氏比色管中,加稀硝酸 10mL,加水稀释至约 40mL。

5. 加入浑浊剂

分别在供试品溶液和对照品溶液中加入硝酸银试液 1.0mL,用水稀释至 50mL,摇匀,在暗处放置 5 分钟。

6. 结果判断

在黑色背景下从比色管口的正上方观察,供试品溶液的浑浊不得比对照品溶液更深。

7. 清场

操作完成后,将比色管中试液倒掉,并清洗干净,将所有仪器、试剂归位。

三、操作注意事项

1. 遵循平行操作原则

(1)仪器的配对性:如纳氏比色管应配对,刻度线高低相差不超过 2mm,砷盐检查时导气管长度及孔的大小要一致。

(2)对照品与供试品的同步操作。

2. 正确的取样及供试品的称量范围

供试品取用质量≤1g,则称量范围为所取质量的±2%;供试品取用质量>1g,则称量范围为所取质量的±1%。

3. 正确的比色、比浊方法

反应结果为白色浑浊,则比浊时应选用黑色背景;反之其他颜色,应选用白色背景。如检查在纳氏比色管进行时,操作结果应从比色管口的正上方观察。

4. 检查结果

检查结果不符合规定或在限度边缘时应供试管和对照管各复查两份。

四、实施条件

实施条件见表 1-3-4。

表 1-3-4　葡萄糖中氯化物的检查试验实施条件

项目	基本实施条件
场地	药物检验实训室
设备	分析天平(万分之一)
物料	比色管、容量瓶、吸管、洗耳球、量筒、烧杯、研钵、玻璃棒、称量纸、药匙、洗瓶、胶头滴管、葡萄糖、对照品贮备液、其他试剂等

五、评价标准

评价标准见表 1-3-5。

表 1-3-5 葡萄糖中氯化物的检查试验评价标准

评价内容		分值	评分细则
职业素养与操作规范 20分		5	工作服穿着规范,双手洁净,不染指甲,不留长指甲,不披发得5分
		5	爱护仪器,不浪费药品、试剂,及时记录实验数据得5分
		5	操作完毕后将仪器、药品、试剂等清理复位得5分
		5	清场得5分
技能 80分	操作前准备	15	清点仪器得5分
			配制试液得10分
	溶液配制	30	配制标准氯化钠溶液得10分
			配制供试品溶液得10分
			配制对照品溶液得10分
	浑浊反应	10	供试品溶液和对照品溶液分别加入硝酸银得5分
			摇匀,放置得5分
	检查结果	25	对比浑浊度,检查结果符合要求,结论正确得15分
			在规定时间内完成任务得10分

六、任务报告单

根据给定的信息将任务报告单填写完整(表 1-3-6)。

表 1-3-6 葡萄糖中氯化物的检查试验任务报告单

测定样品		取样量	
药典规定试验现象			
实际操作试验现象			
结果判断			

任务三 药物中一般杂质阳离子的检查

【知识目标】

掌握一般杂质阳离子的限量计算;掌握一般杂质阳离子的检查原理。

【技能目标】

能熟练地使用仪器和试剂对一般杂质阳离子进行检查;能根据《中国药典》(2015 年版)有关规定对一般杂质阳离子检查现象做出正确判断;能规范清场。

药物中的一般杂质利用阳离子进行检查的有铁盐杂质、铵盐杂质、重金属杂质和砷盐杂质。这些杂质可直接或通过处理后在溶液中电离出对应的阳离子,根据这些阳离子的反应特征,加入合适的试剂与之反应,生成有色物、不溶物或是在紫外–可见光区有吸收特征的产物进行检查。下面以葡萄糖中铁盐的检查为例介绍药物中一般杂质阳离子的检查操作。

一、任务描述

取葡萄糖 2.0g,依法检查[《中国药典》(2015 年版)四部通则 0807],与标准铁溶液 2.0mL 用同一方法制成的对照液比较,不得更深(0.001%)。

供试品溶液的配制:取葡萄糖 2.0g,加水 20mL 溶解后,加硝酸 3 滴,缓慢煮沸 5 分钟,放冷,置于 50mL 的纳氏比色管中,加水稀释至约 45mL,再加入 30% 的硫氰酸铵溶液 3mL,用水稀释至 50mL,摇匀。

对照品溶液制备:取标准铁溶液 2mL,加水 20mL 溶解后,再加硝酸 3 滴,缓慢煮沸 5 分钟,放冷,置于另一支 50mL 的纳氏比色管中,加水稀释至约 45mL,再加入 30% 的硫氰酸铵溶液 3mL,用水稀释至 50mL,摇匀。

要求学生能按 GMP 要求和企业的操作规范,正确判断检查结果是否符合规定,独立完成,提交葡萄糖中铁盐的检查试验报告单。

二、操作步骤

预计完成时间为 45 分钟。

1.仪器、试剂的准备

分析天平、比色管、容量瓶、电炉、石棉网、吸管、洗耳球、量筒、烧杯、研钵、玻璃棒、称量纸、药匙、洗瓶、胶头滴管、葡萄糖、对照品贮备液、其他试剂等。

2.标准铁溶液的制备

精密量取标准铁贮备液 10mL,置 100mL 容量瓶中,加水稀释至刻度,摇匀,即得(每毫升相当于 10μg 的 Fe)。

3.供试品溶液的配制

取葡萄糖 2.0g,加水 20mL 溶解后,加硝酸 3 滴,缓慢煮沸 5 分钟,放冷,置于 50mL 的纳氏比色管中,加水稀释至约 45mL。

4.对照品溶液的配制

取标准铁溶液 2mL,加水 20mL 溶解后,再加硝酸 3 滴,缓慢煮沸 5 分钟,放冷,置于另一支 50mL 的纳氏比色管中,加水稀释至约 45mL。

5.加入浑浊剂

分别在供试品溶液和对照品溶液中加入 30% 的硫氰酸铵溶液 3mL,用水稀释至 50mL,摇匀。

6.结果判断

在白色背景下从比色管口的正上方观察,供试品溶液的浑浊不得比对照品溶液更深。

7.清场

操作完成后,将比色管中试液倒掉,并清洗干净,将所有仪器、试剂归位。

三、操作注意事项

见本项目任务二操作注意事项。

四、实施条件

实施条件见表1-3-7。

表1-3-7　葡萄糖中铁盐的检查试验实施条件

项目	基本实施条件
场地	药物检验实训室
设备	分析天平(万分之一)
物料	比色管、容量瓶、电炉、石棉网、吸管、洗耳球、量筒、烧杯、研钵、玻璃棒、称量纸、药匙、洗瓶、胶头滴管、葡萄糖、对照品贮备液、其他试剂等

五、评价标准

评价标准见表1-3-8。

表1-3-8　葡萄糖中铁盐的检查试验评价标准

评价内容		分值	评分细则
职业素养与操作规范 20分		5	工作服穿着规范,双手洁净,不染指甲,不留长指甲,不披发得5分
		5	爱护仪器,不浪费药品、试剂,及时记录实验数据得5分
		5	操作完毕后将仪器、药品、试剂等清理复位得5分
		5	清场得5分
技能 80分	操作前准备	15	清点仪器得5分
			配制试液得10分
	溶液配制	30	配制标准铁溶液得10分
			配制供试品溶液得10分
			配制对照品溶液得10分
	浑浊反应	10	供试品溶液和对照品溶液分别加入30%的硫氰酸铵溶液得5分
			摇匀得5分
	检查结果	25	对比浑浊度,检查结果符合要求,结论正确得15分
			在规定时间内完成任务得10分

六、任务报告单

根据给定的信息将任务报告单填写完整(表1-3-9)。

表1-3-9 葡萄糖中铁盐的检查试验任务报告单

测定样品		取样量	
药典规定试验现象			
实际操作试验现象			
结果判断			

任务四 溶液澄清度检查

【知识目标】

掌握溶液澄清度的检查原理;掌握溶液澄清度的检查方法。

【技能目标】

能熟练地对药物的溶液澄清度进行检查;能根据《中国药典》(2015年版)有关规定对溶液澄清度检查结果做出正确判断;能规范清场。

药物中存在不溶性杂质,会影响药物溶液的澄清度,使溶液呈现出浑浊。对药物溶液的澄清度进行检查可在一定程度上反映出药物的质量。澄清度检查法系将药品溶液与规定的浊度标准液相比较,用以检查溶液的澄清程度。《中国药典》(2015年版)四部通则0902溶液澄清度检查法项下收载了两种检查方法:目视法和浊度仪法。除另有规定外,应采用目视法进行检测。下面以葡萄糖的溶液澄清度为例介绍目视法检查溶液澄清度的试验操作。

一、任务描述

取葡萄糖5.0g,加热水溶解后,放冷,用水稀释至10mL,溶液应澄清无色;如显浑浊,与1号浊度标准液[《中国药典》(2015年版)四部通则0902第一法]比较,不得更浓。

要求学生能按GMP要求和企业的操作规范,正确判断检查结果是否符合规定,独立完成,提交葡萄糖溶液澄清度的检查试验报告单。

二、操作步骤

预计完成时间为45分钟。

1.仪器、试剂的准备

澄明度检测仪、分析天平、比浊用玻璃管、比色管架、容量瓶、刻度吸管、洗耳球、水浴锅、烧杯、玻璃棒、滤纸、称量纸、药匙、洗瓶、胶头滴管、葡萄糖、浊度标准原液、其他试剂等。

2.1号浊度标准液的制备

取浊度标准原液5.0mL,加水稀释至100mL,摇匀,即得。

3. 供试品溶液制备

取葡萄糖 5.0g,加热水溶解后,放冷,用水稀释至 10mL,即得。

4. 澄明度检测仪设置

打开澄明度检测仪开关,调节照度为 1000lx。

5. 结果判断

仔细观察,药品溶液与 1 号浊度标准液比较,不得更浓。

6. 清场

操作完成后,将玻璃管和容量瓶中的试液倒掉,并清洗干净,将所有仪器、试剂归位。

三、操作注意事项

(1)除另有规定外,供试品溶解后应立即检视。

(2)制备浊度标准贮备液、原液和标准液,均应用澄清的水(可用 $0.45\mu m$ 孔径滤膜或 G_5 垂熔玻璃漏斗滤过而得)。

(3)浊度标准贮备液、浊度标准原液、浊度标准液,均应按规定制备、使用,否则影响结果。

(4)温度对浊度标准贮备液的制备影响显著,因此规定两液混合时的反应温度应保持在 (25 ± 1)℃。

(5)用于配制供试品溶液的水,均应为注射用水或新沸放冷的澄清水。

四、实施条件

实施条件见表 1-3-10。

表 1-3-10　葡萄糖的溶液澄清度检查试验实施条件

项目	基本实施条件
场地	药物检验实训室
设备	澄明度检测仪、分析天平
物料	比浊用玻璃管、比色管架、容量瓶、刻度吸管、洗耳球、水浴锅、烧杯、玻璃棒、滤纸、称量纸、药匙、洗瓶、胶头滴管、葡萄糖、浊度标准原液、其他试剂等

五、评价标准

评价标准见表 1-3-11。

表 1-3-11　葡萄糖的溶液澄清度检查试验评价标准

评价内容	分值	评分细则
职业素养与操作规范 20分	5	工作服穿着规范,双手洁净,不染指甲,不留长指甲,不披发得 5 分
	5	爱护仪器,不浪费药品、试剂,及时记录实验数据得 5 分
	5	操作完毕后将仪器、药品、试剂等清理复位得 5 分
	5	清场得 5 分

评价内容		分值	评分细则
技能 80 分	操作前准备	15	清点仪器得 5 分
			配制试液得 10 分
	溶液配制	30	配制 1 号浊度标准液得 10 分
			配制供试品溶液得 10 分
	澄明度仪使用	10	打开澄明度检测仪开关,调节照度为 1000lx 得 10 分
	检查结果	25	对比浑浊度,检查结果符合要求,结论正确得 15 分
			在规定时间内完成任务得 10 分

六、任务报告单

根据给定的信息将任务报告单填写完整(表 1－3－12)。

表 1－3－12　葡萄糖的溶液澄清度检查试验任务报告单

测定样品		取样量	
药典规定试验现象			
实际操作试验现象			
结果判断			

任务五　溶液颜色的检查

【知识目标】

掌握溶液颜色的检查原理;掌握溶液颜色的检查方法。

【技能目标】

能熟练地对药物的溶液颜色进行检查;能根据《中国药典》(2015 年版)有关规定对溶液颜色检查结果做出正确判断;能规范清场。

溶液颜色检查法系控制药品有色杂质限量的方法。有色杂质的来源一是由生产工艺中引入,二是在贮存过程中由于药品不稳定降解产生。药品溶液的颜色,可以显示其精制程度及变质情况。本检查法是将药物溶液的颜色与规定的标准比色液比较,或在规定的波长处测定其吸光度。《中国药典》(2015 年版)四部通则 0901 溶液颜色检查法项下收载了三种检查方法:目视法、紫外-可见分光光度法和色差计法。按药品质量标准项下要求选取合适方法。下面以葡萄糖的溶液颜色检查为例介绍目视法检查溶液颜色的试验操作。

一、任务描述

取葡萄糖 5.0g,加热水溶解后,放冷,用水稀释至 10mL,溶液应澄清无色;如显色,与对照液(取比色用氯化钴液 3.0mL、比色用重铬酸钾液 3.0mL 与比色用硫酸铜液 6.0mL,加水稀释成 50mL)1.0mL 加水稀释至 10mL 比较,不得更深。

要求学生能按 GMP 要求和企业的操作规范,正确判断检查结果是否符合规定,独立完成,提交葡萄糖溶液颜色的检查试验报告单。

二、操作步骤

预计完成时间为 45 分钟。

1. 仪器、试剂的准备

分析天平、纳氏比色管、比色管架、容量瓶、刻度吸管、洗耳球、水浴锅、烧杯、玻璃棒、滤纸、称量纸、药匙、洗瓶、胶头滴管、葡萄糖、比色用氯化钴液、比色用重铬酸钾液、比色用硫酸铜液、其他试剂等。

2. 对照液制备

取比色用氯化钴液 3.0mL、比色用重铬酸钾液 3.0mL 与比色用硫酸铜液 6.0mL,加水稀释成 50mL。

3. 对照液稀释

取对照液 1.0mL 加水稀释至 10mL,摇匀。

4. 药品溶液制备

取葡萄糖 5.0g,加热水溶解后,放冷,用水稀释至 10mL,摇匀。

5. 结果判断

仔细观察,药品溶液与对照稀释液比较,不得更深。

6. 清场

操作完成后,将容量瓶和比色管中试液倒掉,并清洗干净,将所有仪器、试剂归位。

三、操作注意事项

(1)所用比色管应洁净、干燥,洗涤时不能用硬物洗刷,应用铬酸洗液浸泡,然后冲洗、避免表面粗糙。

(2)检查时光线应明亮,光强度应能保证使各相邻色号的标准液清晰分辨。

(3)如果供试品管的颜色与对照管的颜色非常接近或色调不尽一致,使目视观察无法辨别二者的深浅时,应改用第三法(色差计法)测定。

(4)一般化学反应所产生的颜色只能够在一定时间内稳定,所以在分析中每次比色时,要同时制备对照溶液与供试品溶液,比色操作也必须在一定时间内完成。

四、实施条件

实施条件见表 1-3-13。

表 1-3-13 葡萄糖的溶液颜色检查试验实施条件

项目	基本实施条件
场地	药物检验实训室
设备	分析天平
物料	纳氏比色管、比色管架、容量瓶、刻度吸管、洗耳球、水浴锅、烧杯、玻璃棒、滤纸、称量纸、药匙、洗瓶、胶头滴管、葡萄糖、比色用氯化钴液、比色用重铬酸钾液、比色用硫酸铜液、其他试剂等

五、评价标准

评价标准见表 1-3-14。

表 1-3-14 葡萄糖的溶液颜色检查试验评价标准

评价内容		分值	评分细则
职业素养与操作规范 20分		5	工作服穿着规范,双手洁净,不染指甲,不留长指甲,不披发得 5 分
		5	爱护仪器,不浪费药品、试剂,及时记录实验数据得 5 分
		5	操作完毕后将仪器、药品、试剂等清理复位得 5 分
		5	清场得 5 分
技能 80分	操作前准备	15	清点仪器得 5 分
			配制试液得 10 分
	溶液配制	40	对照液制备得 5 分
			对照液的移取、稀释、定容、摇匀得 15 分
			称取药品得 10 分
			药品溶解得 5 分
			药品溶液稀释、定容、摇匀得 5 分
	检查结果	25	对比澄清度,检查结果符合要求,结论正确得 15 分
			在规定时间内完成任务得 10 分

六、任务报告单

根据给定的信息将任务报告单填写完整(表 1-3-15)。

表 1-3-15 葡萄糖的溶液颜色检查试验任务报告单

测定样品		取样量	
药典规定试验现象			
实际操作试验现象			
结果判断			

任务六 干燥失重的测定

【知识目标】

掌握干燥失重检查的原理;掌握干燥失重检查的方法。

【技能目标】

能熟练地对药物进行干燥失重的检查;能根据《中国药典》(2015 年版)有关规定对干燥失重检查结果做出正确判断;能规范清场。

干燥失重是指药品在规定条件下,经干燥后所减失重量的百分率。减失的重量主要包括水分、结晶水及其他挥发性物质,如乙醇等。当药品中含有较大量的水分(或其他挥发性物质)时,不仅使药品的含量降低,影响使用剂量,而且易引起水解或致霉败变质,从而使药品失效。基于药品的性质、稳定性、含水情况以及其中水分分离的难易程度,《中国药典》(2015 年版)四部通则 0831 干燥失重测定法包含了电热恒温干燥器、减压干燥器(常温)和恒温减压干燥器三种干燥器。按药品质量标准项下要求选取合适干燥器。下面以葡萄糖干燥失重检查为例介绍药物干燥失重的试验操作。

一、任务描述

取葡萄糖,在 105℃干燥至恒重,减失重量为 7.5%~9.5%[《中国药典》(2015 年版)四部通则 0831]。

要求学生能按 GMP 要求和企业的操作规范,正确判断检查结果是否符合规定,独立完成,提交葡萄糖干燥失重的检查试验报告单。

二、操作步骤

预计完成时间为 4 小时(烘干时间)+60 分钟(2 次冷却时间)+30 分钟(准备、称量、计算、清场时间)。

1. 仪器、试剂的准备

烘箱、分析天平、干燥器、扁形称量瓶、隔热手套、研钵、称量纸、药匙、葡萄糖原料药、其他试剂等。

2. 取药

取葡萄糖原料药,混合均匀(如为较大的结晶,应先迅速捣碎使成 2mm 以下的小粒),取约 1g,精密称重(W_1)。

3. 装样

称好的药物置于药物相同条件下干燥至恒重的扁形称量瓶中(药物应平铺在扁形称量瓶中,厚度不可超过 5mm,如为疏松物质,厚度不可超过 10mm),精密称定(W_2)。

4. 干燥

把供试品放入 105℃烘箱中进行干燥时,应将瓶盖取下,置称量瓶旁。

5. 干燥后称量

干燥结束后,取出时,须将称量瓶盖好,并置干燥器中放冷(一般需 30~60nm),然后精密称定。

6.恒重

称定后的供试品用同样方法继续干燥1小时后,重复操作,称定重量,直至恒重(W_3)。

7.计算

$$干燥失重（\%）=\frac{W_2-W_3}{W_1}\times100\%$$

8.结果判断

干燥失重应为7.5%～9.5%,则符合规定。

9.清场

操作完成后,将扁形称量瓶中样品倒掉,并清洗干净,将所有仪器、试剂归位。

三、操作注意事项

(1)由于原料药的含量测定,根据《中国药典》凡例的规定,应取未经干燥的供试品进行实验,测定后再按干燥品计算,因而干燥失重的数据将直接影响含量测定的结果;当供试品具有吸湿性时,宜将含量测定与干燥失重的取样放在同一时间进行。

(2)供试品如未达规定的干燥温度即融化时,除另有规定外,应先将供试品在低于熔点5～10℃的温度下干燥至大部分水分除去后,再按规定条件干燥。

(3)采用烘箱和恒温减压干燥箱干燥时,待温度升至规定值并达到平衡后(加热温度有冲高现象),再放入供试品,按规定条件进行干燥,同时记录干燥开始的时间。

(4)减压干燥,除另有规定外,压力应在2.67kPa(20mmHg)以下。并宜选用单层玻璃盖得称量瓶,如用玻璃盖为双层中空,减压时,称量瓶盖切勿放入减压干燥箱(器)内,应放在另一普通干燥器内。减压干燥器(箱)内部为负压,开启前应注意缓缓旋开进气阀,使干燥空气进入,并避免气流吹散供试品。

(5)初次使用新的减压干燥器时,应先将外部用厚布包好,再进行减压,以防破碎伤人。

(6)装有供试品的称量瓶应尽量置于温度计附近,以免因箱内温度不均匀产生温度误差。

(7)测定干燥失重时,常遇有几个供试品同时进行,因此称量瓶(包括瓶盖)宜先用适宜的方法编码标记,以免混淆;称量瓶放入烘箱内的位置以及取出放冷、称重的顺序,应先后一致,则较易获得恒重。

(8)称定扁形称量瓶和供试品以及干燥后的恒重,均应准确至0.1mg。

四、实施条件

实施条件见表1-3-16。

表1-3-16　葡萄糖干燥失重检查试验实施条件

项目	基本实施条件
场地	药物检验实训室
设备	烘箱、分析天平(万分之一)
物料	干燥器、扁形称量瓶、隔热手套、研钵、称量纸、药匙、葡萄糖原料药、其他试剂等

五、评价标准

评价标准见表 1-3-17。

表 1-3-17　葡萄糖干燥失重检查试验评价标准

评价内容		分值	评分细则
职业素养与操作规范 20分		5	工作服穿着规范,双手洁净,不染指甲,不留长指甲,不披发得5分
		5	爱护仪器,不浪费药品、试剂,及时记录实验数据得5分
		5	操作完毕后将仪器、药品、试剂等清理复位得5分
		5	清场得5分
技能 80分	操作前准备	5	清点仪器得5分
	干燥操作	40	药物研磨得5分
			药物称量得5分
			药物装样得5分
			干燥前称量得5分
			药物的干燥得5分
			干燥后放冷得5分
			放冷后称量得5分
			干燥至恒重的判断得5分
	计算	10	干燥失重计算得10分
	检查结果	25	干燥失重结果与药典标准比较,完成药品检验报告得15分
			在规定时间内完成任务得10分

六、任务报告单

根据给定的信息将任务报告单填写完整(表 1-3-18)。

表 1-3-18　葡萄糖干燥失重检查试验任务报告单

测定样品				
药典规定的干燥失重				
平行次数	药物的取用质量 W_1(g)	干燥前药物和称量瓶的总质量 W_2(g)	干燥至恒重后药物和称量瓶的总质量 W_3(g)	干燥失重
第1次				
第2次				
干燥失重平均值				
结果判断				

任务七　水分的测定

【知识目标】

掌握水分测定检查的原理;掌握水分测定检查的方法。

【技能目标】

能熟练地对药物进行水分测定的检查;能根据《中国药典》(2015 年版)有关规定对水分测定检查结果做出正确判断;能规范清场。

药物中水分的存在,可使某些药物发生水解、霉变等,故应该控制某些药物的水分含量。《中国药典》(2015 年版)四部通则 0832 水分测定法项下收载了五种检查方法:费休氏法、烘干法、减压干燥法、甲苯法和气相色谱法。费休法可适用任何可溶解于费休试液但不与费休试液起化学反应的药物的水分测定,故对遇热易破坏的样品仍能用该法测定;烘干法适用于不含或少含挥发性成分的药品;减压干燥法适用于含有挥发性成分的贵重药品,样品消耗量少,用过的样品可以回收再利用;甲苯法适用于蜜丸类(大蜜丸、小蜜丸)制剂和含挥发性成分的药品;气相色谱法简便、快速、灵敏、准确,且不受样其他组分的干扰,不受环境湿度的影响;被广泛用于各类制剂水分的测定。按药品质量标准项下要求选取合适方法。下面以青霉素 V 钾的水分测定为例介绍费休氏法检查药品水分的试验操作。

一、任务描述

取青霉素 V 钾,照水分测定法[《中国药典》(2015 年版)四部通则 0832 第一法]测定,含水分不得过 1.5％。

要求学生能按 GMP 要求和企业的操作规范,正确判断检查结果是否符合规定,独立完成,提交青霉素 V 钾的水分测定试验报告单。

二、操作步骤

预计完成时间为 24 小时(费休氏液的暗处放置)＋120 分钟(溶液的制备滴定)。

1.仪器、试剂的准备

分析天平、滴定管、滴定台、量筒、称量纸、药匙、洗瓶、胶头滴管、滤纸、烧杯、玻璃棒、青霉素 V 钾原料药、碘、无水吡啶、无水甲醇、纯化水、其他试剂等。

2.费休氏液的制备

称取碘(置硫酸干燥器内 48 小时以上)110g,置干燥的具塞锥形瓶中,加无水吡啶 160mL,注意冷却,振摇至碘全部溶解,加无水甲醇 300mL,称定重量,将锥形瓶至冷浴中冷却,在避免空气中水分侵入的条件下,通入干燥的二氧化硫至重量增加 72g,再加无水甲醇使成 1000mL,密塞,摇匀,在暗处放置 24 小时。

3.费休氏液的标定

精密称取纯化水 10～30mg,置干燥的具塞锥形瓶中,除另有规定外,加无水甲醇适量,在避免空气中水分侵入的条件下,用费休氏试液滴定至溶液由浅黄色变为红棕色;另做空白试液。

4.标定的计算

$$F = \frac{W}{A - B}$$

式中:F 为每毫升费休氏试液相当于水的重量,mg;

W 为称取纯化水的重量,mg;

A 为滴定所消耗费休氏试液的容积,mL;

B 为空白所消耗费休氏试液的容积,mL。

5.药物的滴定

精密称取供试品适量,置干燥的具塞锥形瓶中,加溶剂适量,在不断振摇(或搅拌)下用费休氏试液滴定至溶液由浅黄色变为红棕色;另做空白试验。

6.水分的计算

$$供试品中水分含量(\%) = \frac{(A - B)F}{W} \times 100\%$$

式中:A 为供试品所消耗费休氏试液的体积,mL;

B 为空白所消耗费休氏试液的体积,mL;

F 为每毫升费休氏试液相当于水的重量,mg;

W 为供试品重量,mg。

7.结果判断

含水分不得超过 1.5%,则符合规定。

8.清场

操作完成后,将滴定管和具塞锥形瓶中的反应试液倒掉,并清洗干净,将所有仪器、试剂归位。

三、操作注意事项

(1)费休试液应贮存于自动滴定管内,进入滴定管的空气,应缓慢通过干燥剂。

(2)费休试液的强度低于 2.5mg/mL 时,即不应使用。

(3)费休试液的强度应在每次使用前,重新标定。

(4)滴定操作宜在通风橱内,并保持橱内干燥。

(5)费休试液对光线敏感,滴定管的贮瓶应用黑纸遮光。

四、实施条件

实施条件见表 1-3-19。

表 1-3-19　青霉素 V 钾的水分测定试验实施条件

项目	基本实施条件
场地	药物检验实训室
设备	分析天平(万分之一)
物料	滴定管、滴定台、量筒、称量纸、药匙、洗瓶、胶头滴管、滤纸、烧杯、玻璃棒、青霉素 V 钾原料药、碘、无水吡啶、无水甲醇、纯化水、其他试剂等

五、评价标准

评价标准见表 1-3-20。

表 1-3-20　青霉素 V 钾的水分测定试验评价标准

评价内容		分值	评分细则
职业素养与操作规范 20 分		5	工作服穿着规范,双手洁净,不染指甲,不留长指甲,不披发得 5 分
		5	爱护仪器,不浪费药品、试剂,及时记录实验数据得 5 分
		5	操作完毕后将仪器、药品、试剂等清理复位得 5 分
		5	清场得 5 分
技能 80 分	操作前准备	5	清点仪器得 5 分
	费休氏液的制备和标定	30	费休氏液的制备得 10 分
			费休氏液的标定得 5 分
			标定终点的判断得 5 分
			标定的空白滴定得 5 分
			标定的计算得 5 分
	药品测定	20	药品的滴定得 5 分
			药品滴定终点判断得 5 分
			空白滴定得 5 分
			水分计算得 5 分
	检查结果	25	检测结果与药典标准比较,完成药品检验报告得 15 分
			在规定时间内完成任务得 10 分

六、任务报告单

根据给定的信息将任务报告单填写完整(表 1-3-21)。

表 1-3-21　青霉素 V 钾的水分测定试验任务报告单

测定样品				
药典规定的含水量				
平行次数	标定时称取的纯化水重量 W(mg)	标定时滴定所消耗费休氏试液的容积 A(mL)	标定时空白所消耗费休氏试液的容积 B(mL)	每毫升费休氏试液相当于水的重量 F(mg)
第 1 次				
第 2 次				
第 3 次				
平均每毫升费休氏试液相当于水的重量 $\overline{F}$(mg)				
供试品重量 W(mg)	供试品所消耗费休氏试液的体积 A(mL)		供试品对应的空白所消耗费休氏试液的容积 B(mL)	
供试品中水分含量 (%)				
结果判断				

任务八　易炭化物的检查

【知识目标】

掌握易炭化物检查的原理;掌握易炭化物检查的方法。

【技能目标】

能熟练地对药物进行易炭化物的检查;能根据《中国药典》(2015 年版)有关规定对易炭化物检查结果做出正确判断;能规范清场。

易炭化物系指药品中遇硫酸易炭化或易氧化而呈色的微量有机杂质。这类杂质多数未知,一般是由于制造过程中所残留或在贮藏期间分解所产生的,用硫酸呈色的方法可以简便地控制其总量。具体方法收载在《中国药典》(2015 年版)四部通则 0842 易炭化物检查法项下。下面以阿司匹林易炭化物的检查为例介绍药物易炭化物检查的试验操作。

一、任务描述

取阿司匹林 0.5g,依法检查[《中国药典》(2015 年版)四部通则 0842],与对照液(取比色用氯化钴液 0.25mL、比色用重铬酸钾液 0.25mL、比色用硫酸铜液 0.40mL,加水使成 5mL)比较,不得更深。

要求学生能按 GMP 要求和企业的操作规范,正确判断检查结果是否符合规定,独立完成,提交阿司匹林易炭化物的检查试验报告单。

二、操作步骤

预计完成时间为 45 分钟。

1.仪器、试剂的准备

分析天平、比色管、比色管架、称量纸、药匙、洗瓶、滤纸、刻度吸管、洗耳球、研钵、阿司匹林原料药、硫酸[含 H_2SO_4 94.5%~95.5%(g/g)]、氯化物液、重铬酸钾液、硫酸铜液、其他试液等。

2.比色管配对

选取内径一致的比色管两支,编号为甲管、乙管。

3.对照品溶液的制备

分别精密量取比色用氯化钴液 0.25mL、比色用重铬酸钾液 0.25mL、比色用硫酸铜液 0.40mL至于甲管中,加水使成 5mL,摇匀。

4.药品的称量

精密称取阿司匹林 0.5g。

5.供试品溶液的制备

取乙管,加硫酸[含 H_2SO_4 94.5%~95.5%(g/g)]5mL 后,分次缓缓加入已称量的阿司匹林药品,振摇使其溶解。

6.比色

对照溶液和供试溶液静置 15 分钟后,将甲乙两管同置白色背景前,平视观察。

7.结果判断

乙管中所显颜色应不得较甲管更深,则符合规定。

8.清场

操作完成后,将比色管中的反应试液倒掉,并清洗干净,将所有仪器、试剂归位。

三、操作注意事项

(1)比色管应干燥、洁净,如乙管中加硫酸后,在加入供试品之前已显色,应重新洗涤比色管,干燥后再使用。

(2)乙管必须先加硫酸而后再加供试品,以防供试品粘结在管底,不易溶解完全。

(3)必须分次向乙管缓缓加入供试品,边加边振摇,使溶解完全,避免因一次加入量过多而导致供试品结成团,被硫酸炭化液包裹后溶解很困难。

(4)如药典规定需加热才能溶解时,可取供试品与硫酸混合均匀,加热溶解后,放冷至室温,再移置比色管中;加热条件,应严格按药典规定。

(5)易炭化物与硫酸呈现的颜色,与硫酸浓度、温度和放置时间有关,操作中应对实验条件严格控制。

四、实施条件

实施条件见表 1-3-22。

表 1-3-22　阿司匹林易炭化物的检查试验实施条件

项目	基本实施条件
场地	药物检验实训室
设备	分析天平(万分之一)
物料	分析天平、比色管、比色管架、称量纸、药匙、洗瓶、滤纸、刻度吸管、洗耳球、研钵、阿司匹林原料药、硫酸[含 H_2SO_4 94.5%~95.5%(g/g)]、氯化物液、重铬酸钾液、硫酸铜液、其他试液等

五、评价标准

评价标准见表 1-3-23。

表 1-3-23　阿司匹林易炭化物的检查试验评价标准

评价内容		分值	评分细则
职业素养与操作规范 20分		5	工作服穿着规范,双手洁净,不染指甲,不留长指甲,不披发得 5 分
		5	爱护仪器,不浪费药品、试剂,及时记录实验数据得 5 分
		5	操作完毕后将仪器、药品、试剂等清理复位得 5 分
		5	清场得 5 分
技能 80分	操作前准备	5	清点仪器得 5 分
		10	配制试液得 10 分
	仪器配对	5	比色管配对得 5 分
	溶液制备	25	对照溶液的制备得 10 分
			药品的称量得 5 分
			供试溶液的制备得 10 分
	比色	10	对照品溶液和供试品溶液静置 15 分钟得 5 分
			对比方法正确得 5 分
	检查结果	25	检测结果与药典标准比较,完成药品检验报告得 15 分
			在规定时间内完成任务得 10 分

六、任务报告单

根据给定的信息将任务报告单填写完整(表 1-3-24)。

表 1-3-24　阿司匹林易炭化物的检查试验任务报告单

测定样品		取样量	
药典规定试验现象			
实际操作试验现象			
结果判断			

任务九　炽灼残渣的检查

【知识目标】

掌握炽灼残渣检查的原理;掌握炽灼残渣检查的方法。

【技能目标】

能熟练地对药物进行炽灼残渣的检查;能根据《中国药典》(2015 年版)有关规定对炽灼残渣检查结果做出正确判断;能规范清场。

炽灼残渣是指有机药物经炭化或挥发性无机药物加热分解后,加硫酸、高温炽灼,所产生的非挥发性无机杂质的硫酸盐。炽灼残渣检查用于控制有机药物和挥发性无机药物中存在的非挥发性无机杂质。具体方法收载在《中国药典》(2015 年版)四部通则 0841 炽灼残渣检查法项下。下面以葡萄糖炽灼残渣的检查为例介绍药物炽灼残渣检查的试验操作。

一、任务描述

取葡萄糖 1.0～2.0g,置已炽灼至恒重的坩埚中,精密称定,缓缓炽灼至完全炭化,放冷;加硫酸 0.5～1mL 使湿润,低温加热至硫酸蒸汽除尽后,在 700～800℃炽灼使完全灰化,移置干燥器内,放冷,精密称定后,再在 700～800℃炽灼至恒重,即得。所得炽灼残渣质量不超过药品质量的 0.1%。

要求学生能按 GMP 要求和企业的操作规范,正确判断检查结果是否符合规定,独立完成,提交葡萄糖炽灼残渣的检查试验报告单。

二、操作步骤

预计完成时间为 90 分钟(炽灼时间)＋120 分钟(2 次冷却时间)＋30 分钟(准备、称量、炭化、灰化、计算、清场时间)。

1. 仪器、试剂的准备

马弗炉、分析天平、电炉、坩埚、干燥器、称量纸、药匙、洗瓶、滤纸、玻璃棒、葡萄糖原料药、浓硫酸、其他试液等。

2. 取样

取葡萄糖 1.0～2.0g,置已炽灼至恒重的坩埚中(W),精密称定(W_1)。

3. 炭化

将装有葡萄糖的坩埚置于电炉上缓缓炽灼至完全炭化为黑色,不再冒烟为止,停止加热,放冷。

4. 灰化

在已放冷的炭化物中加硫酸 0.5~1mL 湿润,低温加热至硫酸蒸汽除尽后,在 700~800℃炽灼使完全灰化,移置干燥器内,放冷,精密称定。

5. 恒重

将灰化产物在 700~800℃炽灼至恒重,即得(W_2)。

6. 结果计算

$$炽灼残渣(\%)=\frac{W_2-W}{W_1-W}\times100\%$$

7. 结果判断

炽灼残渣不得超过 1.5%,则符合规定。

8. 清场

操作完成后,将试管中的反应试液倒掉,并清洗干净,将所有仪器、试剂归位。

三、操作注意事项

(1)炭化与灰化的前一段操作应在通风柜内进行。供试品放入高温炉前,务必完成炭化并除尽硫酸蒸汽。必要时,高温炉应加装排气管道。

(2)供试品的取用量,除另有规定外,一般为 1.0~2.0g(炽灼残渣限度为 0.1%~0.2%)。如有限度较高的品种,可调整供试品的取用量,使炽灼残渣的量为 1~2mg。

(3)坩埚应编码标记,盖子与坩埚应编码一致。从高温炉中取出时的温度、先后次序、在干燥器内的放冷时间以及称量顺序,均应前后一致;同一干燥器内同时放置的坩埚最好不超过 4 个,否则不易达到恒重。

(4)坩埚放冷后干燥器内易形成负压,应小心开启干燥器,以免吹散坩埚内的轻质残渣。

(5)炽灼残渣如需留作重金属检查,炽灼温度必须控制在 500~600℃。

(6)如供试品中含有碱金属或氟元素时,可腐蚀坩埚,应使用铂坩埚。在高温条件下夹取热铂坩埚时,宜用钳头包有铂层的坩埚钳。

(7)开关炉门时,应注意勿损坏高质耐火绝缘层。

四、实施条件

实施条件见表 1-3-25。

表 1-3-25 葡萄糖炽灼残渣的检查试验实施条件

项目	基本实施条件
场地	药物检验实训室
设备	马弗炉、分析天平(万分之一)
物料	电炉、坩埚、干燥器、称量纸、药匙、洗瓶、滤纸、玻璃棒、葡萄糖原料药、浓硫酸、其他试液等

五、评价标准

评价标准见表1-3-26。

表1-3-26 葡萄糖炽灼残渣的检查试验评价标准

评价内容		分值	评分细则
职业素养与操作规范 20分		5	工作服穿着规范，双手洁净，不染指甲，不留长指甲，不披发得5分
		5	爱护仪器，不浪费药品、试剂，及时记录实验数据得5分
		5	操作完毕后将仪器、药品、试剂等清理复位得5分
		5	清场得5分
技能 80分	操作前准备	5	清点仪器和试剂得5分
	取样	10	称取规定质量药品得10分
	炭化	10	炭化得10分
	灰化	15	硫酸润湿得5分
			低温加热至硫酸蒸汽除尽得5分
			700～800℃炽灼使完全灰化得5分
	恒重	5	坩埚炽灼至恒重得10分
	计算	10	计算炽灼残渣得10分
	检查结果	25	检测结果与药典标准比较，完成药品检验报告得15分
			在规定时间内完成任务得10分

六、任务报告单

根据给定的信息将任务报告单填写完整（表1-3-27）。

表1-3-27 葡萄糖炽灼残渣的检查试验任务报告单

测定样品					
药典规定的炽灼残渣量					
恒重的空坩埚质量 W(mg)		炽灼前药物和坩埚的总质量 W_1(mg)		药物和坩埚炽灼至恒重后的总质量 W_2(mg)	
炽灼残渣计算结果(%)					
结果判断					

任务十 药物中特殊杂质的检查

【知识目标】

掌握特殊杂质的概念;掌握特殊杂质的检查原理。

【技能目标】

能熟练地使用仪器和试剂对药物中的特殊杂质进行检查;能根据《中国药典》(2015 年版)有关规定对特殊杂质的检查结果做出正确判断;能规范清场。

药物中特殊杂质的检查主要是利用药物与杂质在物理和化学性质上的差异选择适当的方法进行检查。常用的特殊杂质的检查方法一般有物理法、化学法、光谱法和色谱法。下面以葡萄糖氯化钠注射液中 5-羟甲基糠醛的检查为例介绍药物中特殊杂质检查的试验操作。

一、任务描述

精密量取本品适量(约相当于葡萄糖 0.1g),置 50mL 容量瓶中,用水稀释至刻度,摇匀,照紫外-可见分光光度法[《中国药典》(2015 年版)四部通则 0401]在 284nm 的波长处测定,吸光度不得大于 0.25。

要求学生能按 GMP 要求和企业的操作规范,正确判断检查结果是否符合规定,独立完成,提交葡萄糖氯化钠注射液中 5-羟甲基糠醛的检查试验报告单。

二、操作步骤

预计完成时间为 60 分钟。

1.仪器、试剂的准备

紫外-可见分光光度计、石英比色皿、容量瓶、吸管、洗耳球、烧杯、洗瓶、胶头滴管、擦镜纸、滤纸、葡萄糖氯化钠注射液等。

2.供试品溶液配制

精密量取本品适量(约相当于葡萄糖 0.1g),置 50mL 容量瓶中,用水稀释至刻度,摇匀。

3.紫外-可见分光光度计的调试

接通电源,开机,自检,波长校正。

4.药物紫外吸收的测定

以纯水为空白对照,测定药物在 284nm 波长处的吸光度。

5.结果判断

药物在 284nm 波长处的吸光度不得大于 0.25。

6.清场

操作完成后,将容量瓶和比色皿中的溶液倒掉,并清洗干净,将所有仪器、试剂归位。

三、操作注意事项

见"模块二药物鉴别技术"下"项目二光谱鉴别"中任务一的操作注意事项。

四、实施条件

实施条件见表1-3-28。

表1-3-28　葡萄糖氯化钠注射液中5-羟甲基糠醛的检查试验实施条件

项目	基本实施条件
场地	药物检验实训室
设备	紫外-可见分光光度计
物料	石英比色皿、容量瓶、吸管、洗耳球、烧杯、洗瓶、胶头滴管、擦镜纸、滤纸、葡萄糖氯化钠注射液等

五、评价标准

评价标准见表1-3-29。

表1-3-29　葡萄糖氯化钠注射液中5-羟甲基糠醛的检查试验评价标准

评价内容		分值	评分细则
职业素养与操作规范 20分		5	工作服穿着规范,双手洁净,不染指甲,不留长指甲,不披发得5分
		5	爱护仪器,不浪费药品、试剂,及时记录实验数据得5分
		5	操作完毕后将仪器、药品、试剂等清理复位得5分
		5	清场得5分
技能 80分	操作前准备	5	清点仪器和试剂得5分
	供试品溶液的配制	25	量取葡萄糖氯化物注射液得10分
			稀释得5分
			定容得5分
			摇匀得5分
	仪器使用	25	开机、预热、关机得10分
			润洗石英比色皿得5分
			设置参数,检测样品得10分
	检查结果	25	检查结果符合要求,结论正确得15分
			在规定时间内完成任务得10分

六、任务报告单

根据给定的信息将任务报告单填写完整(表1-3-30)。

表 1-3-30 葡萄糖氯化钠注射液中 5-羟甲基糠醛的检查试验任务报告单

测定样品		取样量	
药典规定吸光度值上限			
试液测定的吸光度值			
结果判断			

项目二 药物制剂的检查

《中国药典》(2015 年版)第四部"制剂通则"中收载了片剂、胶囊剂、颗粒剂、散剂、注射剂、软膏剂、栓剂等各种药物剂型的通则检查技术,各种药物制剂除按照各品种项下要求检查的项目进行检查外,还应按照制剂通则要求检查的项目进行检查。本项下主要介绍各种制剂的主要检查方法:崩解时限、融变时限、溶出度、释放度、重量差异和装量差异、含量均匀度、最低装量和可见异物的检查。整个检查过程符合 GMP 和药品生产企业基本生产要求,工作服穿戴整齐,爱护生产设备,保证工作环境整洁。

任务一 崩解时限的检查

【知识目标】

掌握药物制剂中各种剂型的崩解时限;掌握药物制剂的崩解时限检查方法。

【技能目标】

能熟练使用崩解时限仪进行药物的崩解时限检查;能根据《中国药典》(2015 年版)有关规定对崩解时限做出正确判断;能规范清场。

本法是用于检查口服固体制剂在规定条件下的崩解情况。

崩解是指口服固体制剂在规定条件下全部崩解溶散或成碎粒,除不溶性包衣材料或破碎的胶囊壳外,应全部通过筛网。如有少量不能通过筛网,但已软化或轻质上漂且无硬心者,可作符合规定论。《中国药典》(2015 年版)所规定的允许该制剂崩解的最长时间为它的崩解时限。不同的口服固体制剂其崩解时限不同。

1. 片剂

(1)中药浸膏片、半浸膏片均应在 1 小时内全部崩解。

(2)全粉片应在 30 分钟内全部崩解。

(3)薄膜衣片:按上述装置与方法检查,并可改在盐酸溶液(9→1000)中进行检查,化药薄膜衣片应在 30 分钟内全部崩解;中药薄膜衣片,各片均应在 1 小时内全部崩解。

(4)糖衣片:化药糖衣片应在 1 小时内全部崩解。中药糖衣片,各片均应在 1 小时内全部崩解。

（5）肠溶片：先在盐酸溶液（9→1000）中检查2小时，每片均不得有裂缝、崩解或软化现象；然后将吊篮取出，用少量水洗涤后，再按上述方法在磷酸盐缓冲液（pH6.8）中进行检查，1小时内应全部崩解。

（6）结肠定位肠溶片：各片在盐酸溶液（9→1000）及pH6.8以下的磷酸盐缓冲液中均应不得有裂缝、崩解或软化现象，在pH7.5～8.0的磷酸盐缓冲液中1小时内应完全崩解。

（7）含片应在10分钟内全部崩解或溶化。

（8）舌下片应在5分钟内全部崩解或溶化。

（9）可溶片，除另有规定外，水温为（20±5）℃，按上述装置和方法检查，各片均应在3分钟内全部崩解或溶化。

（10）泡腾片，取1片，置250mL烧杯［内有200mL温度为（20±5）℃的水］中，即有许多气泡放出，当片剂或碎片周围的气体停止逸出时，片剂应溶解或分散在水中，无聚集的颗粒剩留。同法检查6片，各片均应在5分钟内崩解。

（11）口崩片，除另有规定外，照下述方法检查。仪器装置主要结构为一能升降的支架与下端镶有筛网的不锈钢管。升降的支架上下移动距离为（10±1）mm，往返频率为每分钟30次。崩解篮不锈钢管，管长30mm，内径13.0mm，不锈钢筛网（镶在不锈钢管底部）筛孔内径710μm。检查法将不锈钢管固定于支架上，浸入1000mL杯中，杯内盛有温度为（37±1）℃的水约900mL，调节水位高度使不锈钢管最低位时筛网在水面下（15±1）mm启动仪器。取本品1片，置上述不锈钢管中进行检查，应在60秒内全部崩解并通过筛网，如有少量轻质上漂或黏附于不锈钢管内壁或筛网，但无硬心者，可作符合规定论。

2. 胶囊剂

（1）硬胶囊或软胶囊：硬胶囊应在30分钟内全部崩解；软胶囊应在30分钟内全部崩解；以明胶为基质的软胶囊可改在人工胃液中进行检查。

（2）肠溶胶囊，先在盐酸溶液（9→1000）中检查2小时，每粒的囊壳均不得有裂缝、崩解或软化现象；然后将吊篮取出，用少量水洗涤后，再按上述方法在人工肠液中进行检查，1小时内应全部崩解。

（3）结肠肠溶胶囊，各粒在盐酸溶液（9→1000）中检查2小时，及pH6.8以下的磷酸盐缓冲液中检查3小时，每粒的囊壳均不得有裂缝或崩解现象；在pH7.5～8.0的磷酸盐缓冲液中1小时内应完全崩解，用少量水洗涤后，改在磷酸盐缓冲液（pH7.8）中检查，1小时内应全部崩解。

3. 滴丸剂

按片剂的装置，但不锈钢丝网的筛孔内径应为0.42mm，按上述方法检查，应在30分钟内全部溶散，包衣滴丸应在1小时内全部溶散；以明胶为基质的滴丸，可改在人工胃液中进行检查。

除另有规定外，凡规定检查溶出度、释放度或分散均匀性的制剂，不再进行崩解时限检查。

一、任务描述

正确取待检片剂6片，按《中国药典》（2015年版）四部片剂崩解时限检测方法，置规定的崩解时限仪中测定，要求学生能按GMP要求和企业的操作规范，正确判断检查结果是否符合规定，在规定时间内独立完成，提交片剂崩解时限检查数据和判断结果。

二、操作步骤

预计完成时间为 30 分钟(准备时间＋制剂的崩解时间)。

1.操作前准备

准备好崩解时限测定仪,根据药物的剂型设定好仪器的崩解时限,设定好仪器使用温度(37±1)℃(接近人体体温)。

2.调节吊篮高度

吊篮通过上端的不锈钢轴悬挂于支架上,浸入装有约 900mL 崩解液的 1000mL 烧杯中,并调节吊篮不锈钢轴上螺丝的位置,使其下降至低点时筛网距烧杯底部 25mm,烧杯内液体的温度为(37±1)℃,调节液面高度使吊篮上升至高点时筛网在液面下 15mm 处,吊篮顶部不可浸没于溶液中。

3.取样

取具体药物 6 片,分别置六管吊篮的玻璃管中,每管各加 1 片。

4.检查

进行崩解测定,各片均应在规定时间内(如普通素片为 15 分钟)全部溶散或崩解成碎片粒,并通过筛网。

5.清场

操作完成后,将烧杯中液体倒掉,并和吊篮一起清洗干净,将所有仪器、配件归位。

三、操作注意事项

(1)如残存有小颗粒不能全部通过筛网时,应另取 6 片复试,并在每管加入药片后随即加入挡板各 1 块,按上述方法检查,应在规定时间内全部通过筛网。

(2)人工胃液:取稀盐酸 16.4mL,加水约 800mL 与胃蛋白酶 10g,摇匀后,加水稀释成1000mL,即得。

(3)人工肠液即磷酸盐缓冲液(含胰酶)(pH6.8):取磷酸二氢钾 6.8g,加水 500mL 使溶解,用 0.1mol/L 氢氧化钠溶液调节 pH 值至 6.8;另取胰酶 10g,加水适量使溶解,将两液混合后,加水稀释至 1000mL,即得。

四、实施条件

实施条件见表 1-3-31。

表 1-3-31　崩解时限的检查实施条件

项目	基本实施条件
场地	药物检验实训室
设备	崩解时限检测仪,分析天平(千分之一),温湿度表
物料	待检药物、电吹风、药匙、称量纸、烧杯、抹布、刷子、拖把等

五、评价标准

评价标准见表 1-3-32。

表 1-3-32 崩解时限的检查考核评价标准

评价内容		分值	考核点及评分细则
职业素养与操作规范 20分		5	工作服穿着规范,双手洁净,不染指甲,不留长指甲,不披发得5分
		5	工作态度认真,遵守纪律得5分
		5	实验完毕后将工具等清理复位得5分
		5	规范清场并清理干净得5分
技能 80分	操作前准备	20	崩解时限测定仪温度设定正确(37±1)℃得10分
			崩解时限测定仪时间设定正确(例如普通素片为15分钟)得10分
	调节吊篮高度	20	崩解时限测定仪吊篮高度设定正确,调节吊篮位置使其下降时筛网距烧杯底部25mm得10分
			上升时筛网在水面下15mm处得10分
	取样	10	普通片取样正确得10分
	检查	15	烧杯中选用溶液(水)正确得5分
			正确启动崩解时限测定仪得5分
			正确关闭崩解时限测定仪得5分
	结果判断	15	正确判定结果(15分钟内全部崩解即为此片剂崩解时限符合药典规定)得10分
			完成任务报告单得5分

六、任务报告单

根据给定的信息将任务报告单填写完整(表 1-3-33)。

表 1-3-33 崩解时限的检查任务报告单

制剂名称		制剂类型	
介质名称		介质温度	
是否加挡板			
药典规定的崩解时限			
检查结果			
结果判断			

任务二　融变时限的检查

【知识目标】

掌握药物制剂中各种剂型的融变时限;掌握药物制剂的融变时限检查方法。

【技能目标】

能熟练使用融变时限检查仪进行药物的融变时限检查;能根据《中国药典》(2015 年版)有关规定对融变时限做出正确判断;能规范清场。

本法是用于检查栓剂、阴道片等固体制剂在规定条件下的融化、软化或溶散情况。

栓剂或阴道片放入腔道后,在适宜的温度下应能融化、软化或溶散,与分泌液混合逐渐释放药物,才能产生局部或全身作用。为控制产品质量,保证疗效,药典规定检查本项目。

(1)栓剂:取具体药物 3 片(或粒),在室温放置 1 小时后,分别放在 3 个金属架的下层圆板上,装入各自的套筒内,并用挂钩固定。除另有规定外,将上述装置分别垂直浸入盛有不少于 4L 的(37±0.5)℃水的容器中,其上端位置应在水面下 90mm 处。容器中装一转动器,每隔 10 分钟在溶液中翻转该装置一次。

(2)阴道片:调节水液面至上层金属圆盘的孔恰为均匀的一层水覆盖。取供试品 3 片,分别置于上面的金属圆盘上,装置上盖一玻璃板,以保证空气潮湿。

一、任务描述

正确取马应龙麝香痔疮栓供试品 3 粒,按《中国药典》(2015 年版)四部融变时限检测方法,置规定的融变时限检查仪中测定,要求学生能按 GMP 要求和企业的操作规范,正确判断检查结果是否符合规定,在规定时间内独立完成,提交供试品融变时限检查数据和判断结果。

二、操作步骤

预计完成时间为 1 小时(准备时间+制剂的融变时限)。

1. 操作前准备

准备好融变时限检查仪,该装置由透明的套筒与金属架组成。

(1)透明套筒由玻璃或适宜的塑料材料制成,高 60mm,内径 52mm 及适当的壁厚。

(2)金属架由两片不锈钢的金属圆板及 3 个金属挂钩焊接而成。每个圆板直径为 50mm,具 39 个孔径为 4mm 的圆孔;两板相距 30mm,通过 3 个等距的挂钩焊接在一起。如测定阴道片,应将金属架挂钩的钩端向下,倒置于容器内。

2. 检查

取马应龙麝香痔疮栓 3 粒,在室温放置 1 小时后,分别放在 3 个金属架的下层圆板上,装入各自的套筒内,并用挂钩固定。将上述装置分别垂直浸入盛有不少于 4L 的(37±0.5)℃水的容器中,其上端位置应在水面下 90mm 处。容器中装一转动器,每隔 10 分钟在溶液中翻转该装置一次,测定时间为 30 分钟。

3. 结果判断

3 粒栓剂均应在 30 分钟内全部融化、软化或触压时无硬心,如有 1 粒不符合规定,应另取 3 粒复试,均应符合规定。

4. 清场

操作完成后,将烧杯中液体倒掉,并和金属架、透明套筒一起清洗干净,将所有仪器配件归位。

三、操作注意事项

(1)测试过程中,烧杯内的水温应保持在(37±0.5)℃。

(2)测试栓剂时,在放入供试品后,金属架上的挂钩必须紧密固定在透明套筒的上端,应注意防止挂钩松动和脱落。

(3)测试阴道片时,覆盖在上层金属圆板的水层应恰当,以使供试品的片面仅能与水层相接触,而不能全部浸没在水层中。

(4)每测试一次后,应清洗金属架和透明套筒,并重新更换介质(水)。

(5)记录结果时,如果初试不符合规定者,应记录不符合规定的粒数和现象以及复试结果等。

四、实施条件

实施条件见表 1-3-34。

表 1-3-34 融变时限的检查实施条件

项目	基本实施条件
场地	药物检验实训室
设备	融变时限检查仪,温湿度表
物料	待检药物、药匙、烧杯、抹布、刷子、拖把等

五、评价标准

评价标准见表 1-3-35。

表 1-3-35 融变时限的检查评价标准

评价内容	分值	考核点及评分细则
职业素养与操作规范 20 分	5	工作服穿着规范,双手洁净,不染指甲,不留长指甲,不披发得 5 分
	5	工作态度认真,遵守纪律得 5 分
	5	实验完毕后将工具等清理复位得 5 分
	5	规范清场并清理干净得 5 分

评价内容		分值	考核点及评分细则
技能 80分	操作前 准备	20	准备 4L 左右(37±0.5)℃的水得 10 分
			金属架和透明套筒洗净备用得 10 分
	检查	45	将供试品于室温放置 1 小时得 10 分
			将已于室温放置 1 小时的供试品分别放在 3 个金属架的下层圆板上,装入各自的套筒内,并用挂钩固定得 15 分
			将上述装置分别垂直浸入盛有(37±0.5)℃水的容器中,其上端位置应在水面下 90mm 处得 10 分
			每隔 10 分钟在溶液中翻转该装置一次得 10 分
	结果 判断	15	正确判定结果得 10 分
			完成任务报告单得 5 分

六、任务报告单

根据给定的信息将任务报告单填写完整(表 1-3-36)。

表 1-3-36 融变时限的检查任务报告单

测定样品			
介质名称		介质温度(℃)	
药典规定的 融变时限			
测定结果			
结果判断			

任务三 溶出度和释放度的检查

【知识目标】

掌握药物制剂中各种剂型的溶出度和释放度;掌握药物制剂的溶出度和释放度检查方法。

【技能目标】

能熟练使用溶出度检查仪进行药物的溶出度和释放度检查;能根据测定数据正确计算药物的溶出度和释放度,能根据《中国药典》(2015 年版)有关规定对溶出度和释放度做出正确判断;能规范清场。

溶出度是指活性药物从片剂、胶囊剂或颗粒剂等普通制剂在规定条件下溶出的速率和程度,在缓释制剂、控释制剂、肠溶制剂及透皮贴剂等制剂中也称释放度。

凡检查溶出度或释放度的制剂,不再进行崩解时限的检查。

《中国药典》(2015 年版)四部收载了五种测定方法,第一法为篮法,第二法为桨法,第三法为小杯法,第四法为桨碟法,第五法为转筒法。接下来以第一法——篮法为例讲述普通制剂溶出度的检查方法。其他参见《中国药典》。

一、任务描述

正确取对乙酰氨基酚供试品 6 片,按《中国药典》(2015 年版)第四部第一法篮法检测方法,置规定的溶出度检查仪中测定,要求学生能按 GMP 要求和企业的操作规范,正确记录、计算并判断检查结果是否符合规定,在规定时间内独立完成,提交供试品溶出度检查数据和判断结果。

二、操作步骤

预计完成时间约为 4 小时。

1.操作前准备

准备好溶出度仪,该装置主要由电动机、恒温水浴、篮体、篮轴、溶出杯及杯盖(6 套)等组成。

测定前,应对仪器装置进行必要的调试,使转篮底部距溶出杯的内底部(25±2)mm。以稀盐酸 24mL 加水至 1000mL 为溶出介质,分别量取经脱气处理的溶出介质置各溶出杯内,实际量取的体积与规定体积的偏差应在±1%范围之内,溶出介质温度设定为(37±0.5)℃。

2.检查

取对乙酰氨基酚 6 片,分别投入 6 个干燥的转篮内,将转篮降入溶出杯中,注意避免供试品表面产生气泡,立即按各品种项下规定的转速启动仪器,计时;经 30 分钟后取样(实际取样时间与规定时间的差异不得超过±2%,取样位置应在转篮顶端至液面的中点,距溶出杯内壁 10mm 处;需多次取样时,所量取溶出介质的体积之和应在溶出介质的 1%之内,如超过总体积的 1%时,应及时补充相同体积的温度为(37±0.5)℃的溶出介质,或在计算时加以校正,立即用适当的微孔滤膜滤过,自取样至滤过应在 30 秒内完成。

3.计算

精密量取续滤液 1mL,加 0.04%氢氧化钠溶液稀释至 50mL,摇匀,照紫外-可见分光光度法,在 257nm 的波长处测定吸光度,按对乙酰氨基酚的吸收系数($E_{1cm}^{1\%}$)为 715 计算每片的溶出量。

4.结果判断

对乙酰氨基酚片的限度为标示量的 80%。除另有规定外,应符合《中国药典》(2015 年版)第四部溶出度与释放度测定法项下的规定。对于普通制剂,符合下列条件之一者,可判为符合规定。

(1)6 片(粒、袋)中,每片(粒、袋)的溶出量按标示量计算,均不低于规定限度(Q)。

(2)6 片(粒、袋)中,如有 1～2 片(粒、袋)低于但不低于 Q－10%,且其平均溶出量不低于 Q。

（3）6 片（粒、袋）中，有 1～2 片（粒、袋）低于 Q，其中仅有 1 片（粒、袋）低于 Q－10％，但不低于 Q－20％，且其平均溶出量不低于 Q 时，应另取 6 片（粒、袋）复试；初、复试的 12 片（粒、袋）中有 1～3 片（粒、袋）低于 Q，其中仅有 1 片（粒、袋）低于 Q－10％，但不低于 Q－20％，且其平均溶出量不低于 Q。

以上结果判断中所示的 10％、20％是指相对于标示量的百分率（％）。

5.清场

操作完成后，将烧杯中液体倒掉，并和金属架、透明套筒一起清洗干净，将所有仪器配件归位。

三、操作注意事项

（1）除另有规定外，每个溶出杯中只允许投入供试品 1 片（粒、袋），不得多投，并应注意投入杯底中心位置。

（2）使用各品种项下规定的溶出介质，除另有规定外，室温下体积为 900mL，并应新鲜配制和经脱气处理；如果溶出介质为缓冲液，当需要调节 pH 值时，一般调节 pH 值至规定 pH 值 ±0.05 之内。

（3）在达到该品种规定的溶出时间时，应在仪器开动的情况下取样。自 6 杯中完成取样的时间应在 1 分钟内。测试栓剂时，在放入供试品后，金属架上的挂钩必须紧密固定在透明套筒的上端，应注意防止挂钩松动和脱落。

测试阴道片时，覆盖在上层金属圆板的水层应恰当，以使供试品的片面仅能与水层相接触，而不能全部浸没在水层中。

（4）试验结束后，应清洗篮轴、篮体等，必要时可用水或其他溶剂超声处理、洗净。

（5）其他测定方法详见《中国药典》（2015 年版）第四部溶出度与释放度测定法项下规定。

四、实施条件

实施条件见表 1－3－37。

表 1－3－37　溶出度和释放度的检查实施条件

项目	基本实施条件
场地	药物检验实训室
设备	溶出度仪、超声波清洗器，温湿度表等
物料	待检药物、微孔滤膜、药匙、烧杯、抹布、刷子、拖把等

五、评价标准

评价标准见表 1－3－38。

表 1-3-38　溶出度和释放度的检查考核评价标准

评价内容		分值	考核点及评分细则
职业素养与操作规范 20分		5	工作服穿着规范,双手洁净,不染指甲,不留长指甲,不披发得5分
		5	工作态度认真,遵守纪律得5分
		5	实验完毕后将工具等清理复位得5分
		5	规范清场并清理干净得5分
技能 80分	操作前准备	15	调试仪器,使转篮底部距溶出杯的内底部(25±2)mm得5分
			正确量取经脱气处理的溶出介质置各溶出杯内得5分
			设定溶出介质温度为(37±0.5)℃得5分
	检查	40	取供试品6片(粒、袋),分别投入6个干燥的转篮内得5分
			将转篮降入溶出杯中,注意避免供试品表面产生气泡得5分
			立即按各品种项下规定的转速启动仪器并计时得5分
			至规定的取样时间正确取样(实际取样时间与规定时间的差异不得过±2%,取样位置应在转篮顶端至液面的中点,距溶出杯内壁10mm处)得5分
			及时补充相同体积的温度为(37±0.5)℃的溶出介质得5分
			在规定时间内用适当的微孔滤膜滤过(自取样至滤过应在30秒内完成)得5分
	计算	10	照该品种项下规定的方法测定,计算每片(粒、袋)的溶出量得10分
	结果判断	15	正确判定结果得10分
			完成任务报告单得5分

六、任务报告单

根据给定的信息将任务报告单填写完整(表1-3-39)。

表 1-3-39　溶出度和释放度的检查任务报告单

测定样品						
溶出度仪及型号				转速		
介质名称及用量				介质温度		
取样时间				溶出度检测的仪器		
编号	1	2	3	4	5	6
6片的测定数据						
溶出度计算结果						
平均溶出度						
结果判断						

任务四 重量差异和装量差异的检查

【知识目标】

掌握药物制剂中各种剂型的重量差异和装量差异;掌握药物制剂的重量差异和装量差异检查方法。

【技能目标】

能根据药品质量标准的规定独立完成制剂的重量差异和装量差异检查;能根据《中国药典》(2015 年版)有关规定对制剂的重量差异和装量差异做出正确判断;能规范清场。

由于药品本身的性质,以及工艺、设备和管理方面的因素,药品的重(装)量在一定限度内允许存在偏差,为控制各片重量的一致性,保证临床用药剂量的准确,必须进行重(装)量差异检查。

凡规定检查含量均匀度的制剂,可不进行重(装)量差异检查。本部分介绍片剂的重(装)量差异检查方法,其他参见《中国药典》(2015 年版)第四部各制剂通则项下内容。

一、任务描述

正确取供试品 20 片,按《中国药典》(2015 年版)四部片剂制剂通则项下重量差异检查方法测定,要求学生能按 GMP 要求和企业的操作规范,正确判断检查结果是否符合规定,在规定时间内独立完成,提交供试品重量差异检查数据和判断结果。

二、操作步骤

预计完成时间为 20 分钟。

1.操作前准备

准备好分析天平。

2.检查

取供试品 20 片,精密称定总重量,求得平均片重后,再分别精密称定每片的重量。

3.记录和计算

(1)根据总重量求出平均片重 $\overline{m}$。

(2)记录每次称量数据。

(3)根据规定的片剂重量差异限度(见表 1-3-40),求算出允许片重范围($\overline{m}\pm\overline{m}\times$重量差异限度)。

表 1-3-40 片剂重量差异限度表

平均片重或标示片重	重量差异限度
0.30g 以下	±7.5%
0.30g 及 0.30g 以上	±5%

4. 结果判断

(1)每片重量与平均片重比较(凡无含量测定的片剂或有标示片重的中药片剂,每片重量应与标示片重比较),按上表中的规定,超出重量差异限度的不得多于 2 片,并不得有 1 片超出限度 1 倍,则判为符合规定。

(2)每片重量与平均片重相比较,超出重量差异限度的药片多于 2 片,或超出重量差异限度的药片虽不多于 2 片,但其中 1 片超出限度的 1 倍,则判为不符合规定。

5. 清场

操作完成后,将所有仪器配件归位,清场。

三、操作注意事项

(1)称量前后,均应仔细核查对药片数。称量过程中,应避免用手直接接触供试品。已取出的药片,不得再放回供试品原包装容器中。

(2)遇到超出重量差异限度的药片,宜另器保存,供必要时的复核用。

(3)糖衣片在包衣前检查片芯的重量差异,符合规定后方可包衣,包衣后不再检查重量差异。薄膜衣片在包衣后检查重量差异。

四、实施条件

实施条件见表 1-3-41。

表 1-3-41 重量差异和装量差异的检查实施条件

项目	基本实施条件
场地	药物检验实训室
设备	分析天平、温湿度表
物料	待检药物、称量纸、镊子、药匙、烧杯、抹布、刷子、拖把等

五、评价标准

评价标准见表 1-3-42。

表 1-3-42 重量差异和装量差异的检查评价标准

评价内容	分值	考核点及评分细则
职业素养与操作规范 20 分	5	工作服穿着规范,双手洁净,不染指甲,不留长指甲,不披发得 5 分
	5	工作态度认真,遵守纪律得 5 分
	5	实验完毕后将工具等清理复位得 5 分
	5	规范清场并清理干净得 5 分

评价内容		分值	考核点及评分细则
技能 80分	检查	50	正确取供试品 20 片得 10 分
			精密称定供试品总重量,求得平均片重 $\overline{m}$ 得 10 分
			分别精密称定每片的重量得 10 分
			正确记录每次称量数据得 10 分
			所有称量操作正确得 10 分
	计算	15	正确算出允许的片重范围:$\overline{m} \pm \overline{m} \times$ 重量差异限度得 15 分
	结果判断	15	每片重量与平均片重相比较,正确判定结果得 10 分
			完成任务报告单得 5 分

六、任务报告单

根据给定的信息将任务报告单填写完整(表 1-3-43)。

表 1-3-43　重量差异和装量差异的检查的任务报告单

测定样品										
20 片供试品总重						平均片重 $\overline{m}$				
药典规定的该片重量差异限度										
编号	1	2	3	4	5	6	7	8	9	10
每片重量										
编号	11	12	13	14	15	16	17	18	19	20
每片重量										
允许的片重范围($\overline{m} \pm \overline{m} \times$ 重量差异限度)										
检查结果										
结果判断										

任务五　含量均匀度的检查

【知识目标】

掌握药物制剂中各种剂型的含量均匀度;掌握药物制剂的含量均匀度检查方法。

【技能目标】

能熟练使用含量测定的仪器进行药物的含量测定;能根据测定数据正确计算药物的含量均匀度,能根据《中国药典》(2015 年版)有关规定对含量均匀度做出正确判断;能规范清场。

含量均匀度是指小剂量或单剂量的固体、半固体和非均相液体制剂每片（个）的含量符合标示量的程度。

除另有规定外，片剂、硬胶囊剂、颗粒剂或散剂等，每一个单剂标示量小于 25mg 或主药含量小于每一个单剂重量 25% 者；药物间或药物与辅料间采用混粉工艺制成的注射用无菌粉末；内充非均相溶液的软胶囊；单剂量包装的口服混悬液、透皮贴剂和栓剂等品种项下规定含量均匀度应符合要求的制剂，均应检查含量均匀度。复方制剂仅检查符合上述条件的组分，多种维生素或微量元素一般不检查含量均匀度。

凡检查含量均匀度的制剂，一般不再检查重（装）量差异；当全部主成分均进行含量均匀度检查时，复方制剂一般亦不再检查重（装）量差异。

其他参见《中国药典》。

一、任务描述

正确取艾司唑仑片供试品 10 片，按《中国药典》（2015 年版）四部含量均匀度检查法，分别测定每片的响应值（如吸光度或峰面积等）或含量，要求学生能按 GMP 要求和企业的操作规范，正确记录、计算并判断检查结果是否符合规定，在规定时间内独立完成，提交供试品含量均匀度检查数据和判断结果。

二、操作步骤

预计完成时间约为 2 小时。

1. 操作前准备

准备好测定每片响应值（如吸光度或峰面积等）的仪器。

2. 检查

正确取艾司唑仑片 10 片，置 100mL（1mg 规格）或 200mL（2mg 规格）量瓶中，加盐酸溶液（9→1000）适量，充分振摇使艾司唑仑溶解，用盐酸溶液（9→1000）稀释至刻度，摇匀，滤过，取续滤液作为供试品溶液，照紫外-可见分光光度法，在 268mn 的波长处测定吸光度，按 $C_{16}H_{11}ClN_4$ 的吸收系数（$E_{1cm}^{1\%}$）为 352 计算每片的含量。

3. 记录与计算

（1）记录所用检测方法，所用仪器型号或编号，以及每片测得的响应值等数据。

（2）根据测得的响应值，分别计算出每片以标示量为 100 的相对含量 x_i，求其均值 $\bar{X}$ 和标准差 $S\left[S = \sqrt{\dfrac{\sum (X - \bar{X})^2}{n-1}}\right]$ 以及标示量与均值之差的绝对值 $A(A = |100 - \bar{X}|)$。

4. 结果判断

若 $A + 2.2S \leqslant L$，则供试品的含量均匀度符合规定；

若 $A + SL$，则不符合规定；

若 $A + 2.2S > L$，且 $A + S \leqslant L$，则应另取供试品 20 个复试。

根据初、复试＞结果，计算 30 个单剂的均值 $\bar{X}$、标准差 S 和标示量与均值之差的绝对值 A。再按下述公式计算并判定。

当 $A \leqslant 0.25L$ 时，若 $A^2 + S^2 \leqslant 0.25L^2$，则供试品的含量均匀度符合规定；若 $A^2 + S^2 >$

$0.25L^2$,则不符合规定。

当 $A > 0.25L$ 时,若 $A+1.7S \leq L$,则供试品的含量均匀度符合规定;若 $A+1.7S > L$,则不符合规定。

上述公式中 L 为规定值。除另有规定外,$L=15.0$;单剂量包装的口服混悬液,内充非均相溶液的软胶囊,胶囊型或泡囊型粉雾剂,单剂量包装的眼用、耳用、鼻用混悬剂,固体或半固体制剂 $L=20.0$;透皮贴剂、栓剂 $L=25.0$。

如该品种项下规定含量均匀度的限度为 $\pm 20\%$ 或其他数值时,$L=20.0$ 或其他相应的数值。

当各品种正文项下含量限度规定的上下限的平均值（T）大于 $100.0(\%)$ 时,若 $\overline{X} < 100.0$,则 $A=100-\overline{X}$;若 $100.0 \leq \overline{X} \leq T$,则 $A=0$;若 $\overline{X} > T$,则 $A=\overline{X}-T$,同上法计算,判定结果,即得。当 $T < 100.0(\%)$ 时,应在各品种正文中规定 A 的计算方法。

当含量测定与含量均匀度检查所用检测方法不同时,而且含量均匀度未能从响应值求出每一个单剂含量情况下,可取供试品 10 个,照该品种含量均匀度项下规定的方法,分别测定,得仪器测得的响应值 Y_i（可为吸光度、峰面积等）,求其均值 $\overline{X}$。另由含量测定法测得以标示量为 100 的含量 X_A,由 X_A 除以响应值的均值 $\overline{Y}$,得比例系数 $K(K=X_A/\overline{Y})$。将上述诸响应值 Y_i 与 K 相乘,求得每一个单剂以标示量为 100 的相对含量（%）$x_i(x_i=KY_i)$,同上法求 $\overline{X}$ 和 S 以及 A,计算,判定结果,即得。如需复试,应另取供试品 20 个,按上述方法测定,计算 30 个单剂的均值 $\overline{Y}$、比例系数 K、相对含量（%）x_i、标准差 S 和 A,判定结果,即得。

5.清场

操作完成后,将烧杯中液体倒掉,并和金属架、透明套筒一起清洗干净,将所有仪器配件归位。

三、操作注意事项

(1)供试品应充分溶解,并定量转移至量瓶中。
(2)测定的样品必须澄清,必要时可离心或过滤。

四、实施条件

实施条件见表 1-3-44。

表 1-3-44　含量均匀度的检查实施条件

项目	基本实施条件
场地	药物检验实训室
设备	相关含量测定仪器、超声波清洗器、温湿度表等
物料	待检药物、量瓶、滴管、微孔滤膜、药匙、烧杯、抹布、刷子、拖把等

五、评价标准

评价标准见表 1-3-45。

表 1-3-45 含量均匀度的检查评价标准

评价内容		分值	考核点及评分细则
职业素养与操作规范 20分		5	工作服穿着规范,双手洁净,不染指甲,不留长指甲,不披发得5分
		5	工作态度认真,遵守纪律得5分
		5	实验完毕后将工具等清理复位得5分
		5	规范清场并清理干净得5分
技能 80分	操作前准备	10	调试仪器,准备含量测定的仪器得10分
	检查	20	正确取供试品10片(个)得5分
			照各品种项下规定的方法,分别测定每片(个)的响应值(如吸光度或峰面积等)或含量得15分
	计算	35	正确记录所用检测方法,所用仪器型号或编号得5分
			正确记录每片(个)得的响应值等数据得5分
			分别正确计算出每片(个)以标示量为100的相对含量 x_i 得10分
			正确计算出均值 $\bar{X}$ 和标准差 S $\left[S = \sqrt{\dfrac{\sum (X - \bar{X})^2}{n-1}} \right]$ 得10分
			正确计算出标示量与均值之差的绝对值 A ($A = \mid 100 - \bar{X} \mid$) 得5分
	结果判断	15	正确判定结果得10分
			完成任务报告单得5分

六、任务报告单

根据给定的信息将任务报告单填写完整(表 1-3-46)。

表 1-3-46 含量均匀度的检查任务报告单

测定样品										
检测方法					含量测定的仪器及型号					
编号	1	2	3	4	5	6	7	8	9	10
响应值数据										
相对含量 x_i										
平均值 $\bar{X}$				标准差 S						
标示量与均值之差的绝对值 A										
检查结果										
结果判断										

任务六 最低装量的检查

【知识目标】

掌握药物制剂中不同剂型的最低装量检查;掌握药物制剂的最低装量检查方法。

【技能目标】

能根据药品质量标准的规定独立完成制剂的最低装量检查;能根据《中国药典》(2015 年版)有关规定对制剂的最低装量做出正确判断;能规范清场。

最低装量检查法适用于固体、半固体和液体制剂。除制剂通则中规定检查重(装)量差异的制剂及放射性药品外,按下述方法检查,应符合规定。

其操作方法包括以下两种。

(1)重量法:适用于标示装量以重量计的制剂,除另有规定外,取供试品 5 个(50g 以上者 3 个),除去外盖和标签,容器外壁用适宜的方法清洁并干燥,分别精密称定重量,除去内容物,容器用适宜的溶剂洗净并干燥,再分别精密称定空容器的重量。

(2)容量法:适用于标示装童以容量计的制剂,除另有规定外,取供试品 5 个(50mL 以上者 3 个),开启时注意避免损失,将内容物转移至预经标化的干燥量入式量筒中(量具的大小应使待测体积至少占其额定体积的 40%),黏稠液体倾出后,除另有规定外,将容器倒置 15 分钟,尽量倾净。2mL 及以下者用预经标化的干燥量入式注射器抽尽。读出每个容器内容物的装量。

一、任务描述

正确取抗病毒口服液供试品 5 个,按《中国药典》(2015 年版)四部通则项下最低装量检查方法测定,要求学生能按 GMP 要求和企业的操作规范,正确判断检查结果是否符合规定,在规定时间内独立完成,提交供试品最低装量检查数据和判断结果。

二、操作步骤

预计完成时间为 20 分钟。

1.操作前准备

准备分析天平及其他玻璃仪器。

2.检查

取抗病毒口服液 5 个,开启时注意避免损失,将内容物转移至预经标化干燥的 15mL 量入式量筒中,液体倾出后,将容器倒置 15 分钟,尽量倾净。读出每个容器内容物的装量。

3.记录与计算

(1)记录室温、标示装量、仪器及其规格,每个供试品重量及其自身空容器重量,或每个容器内容物读数(mL),并求算其平均装量。

(2)求算每个容器允许的最低装量。

(3)求算黏稠液体允许的最低平均装量(保留三位有效数字)。

4.结果判断

每个容器的装量不少于允许的最低装量,且平均装量不少于标示装量(黏稠液体不少于允许最低平均装量),判为符合规定。如有 1 个容器装量不符合规定,则另取 5 个复试,应全部符合规定(见表 1-3-47)。

表 1-3-47　制剂平均装量结果判定表

标示装量	注射液及注射用浓溶液		口服及外用固体、半固体、液体;黏稠液体	
	平均装量	每个容器装量	平均装量	每个容器装量
20mg(mL)以下	/	/	不少于标示装量	不少于标示装量的 93%
20mg(mL)至 50mg(mL)	/	/	不少于标示装量	不少于标示装量的 95%
50mg(mL)以上	不少于标示装量	不少于标示装量的 97%	不少于标示装量	不少于标示装量的 97%

5.清场

操作完成后,将所有仪器、配件归位,清场。

三、操作注意事项

(1)开启瓶盖时,应注意避免损失。

(2)称量时,注意每个供试品与容器一一对应。

(3)对于以容量计的小规格标示装量剂,可改用重量法或按品种项下的规定方法检查。

(4)平均装量与每个容器装量(按标示装量计算百分率),取三位有效数字进行结果判断。

(5)所有注射器及量筒必须洁净、干燥并定期检定。

四、实施条件

实施条件见表 1-3-48。

表 1-3-48　最低装量的检查实施条件

项目	基本实施条件
场地	药物检验实训室
设备	分析天平、温湿度表
物料	待检药物、注射器、量筒、镊子、抹布、刷子、拖把等

五、评价标准

评价标准见表 1-3-49。

表 1-3-49 最低装量的检查评价标准

评价内容		分值	考核点及评分细则
职业素养与操作规范 20分		5	工作服穿着规范,双手洁净,不染指甲,不留长指甲,不披发得5分
		5	工作态度认真,遵守纪律得5分
		5	实验完毕后将工具等清理复位得5分
		5	规范清场并清理干净得5分
技能 80分	检查	35	正确取供试品5个得5分
			正确选择预经标化的15mL量入式量筒得5分
			洗净量筒并干燥得5分
			正确转移内容物置量筒中得10分
			正确读出内容物的体积得10分
	计算	30	平均装量计算准确得15分
			正确求算出每个容器允许的最低装量得15分
	结果判断	15	按照药典要求,正确判定结果得10分
			完成任务报告单得5分

六、任务报告单

根据给定的信息将任务报告单填写完整(表1-3-50)。

表 1-3-50 最低装量的检查任务报告单

测定样品			室温		
标示装量			规格		
药典的规定					
编号	1	2	3	4	5
每个供试品总重量					
每个空容器的重量					
平均装量					
每个容器允许的最低装量					
检查结果					
结果判断					

任务七 可见异物的检查

【知识目标】

掌握药物制剂中不同剂型的可见异物检查;掌握药物制剂的可见异物检查方法。

【技能目标】

能根据药品质量标准的规定独立完成制剂的可见异物检查;能根据《中国药典》(2015 年版)有关规定对制剂的可见异物做出正确判断;能规范清场。

可见异物系指存在于注射剂、眼用液体制剂和无菌原料药中,在规定条件下目视可以观测到的不溶性物质,其粒径或长度通常大于 $50\mu m$。

注射剂、眼用液体制剂应在符合药品生产质量管理规范(GMP)的条件下生产,产品在出厂前应采用适宜的方法逐一检查并同时剔除不合格产品。临用前,需在自然光下目视检查(避免阳光直射),如有可见异物,不得使用。

可见异物检查法有灯检法和光散射法。一般常用灯检法,也可采用光散射法。灯检法不适用的品种,如用深色透明容器包装或液体色泽较深(一般深于各标准比色液 7 号)的品种可选用光散射法;混悬型、乳状液型注射液和滴眼液不能使用光散射法。本部分介绍注射剂的可见异物检查方法,其他参见《中国药典》(2015 年版)四部通则项下内容。

一、任务描述

正确取盐酸普鲁卡因注射剂供试品 20 支,按《中国药典》(2015 年版)四部通则项下可见异物检查方法测定,要求学生能按 GMP 要求和企业的操作规范,正确判断检查结果是否符合规定,在规定时间内独立完成,提交供试品可见异物检查数据和判断结果。

二、操作步骤

预计完成时间为 20 分钟。

1. 操作前准备

准备可见异物检查装置,此外灯检操作应在暗室中进行。

2. 检查

取盐酸普鲁卡因注射剂 20 支,除去容器标签,擦净容器外壁,必要时将药液转移至洁净透明的适宜容器内,将供试品置遮光板边缘处,在明视距离(指供试品至人眼的清晰观测距离,通常为 25cm),手持容器颈部,轻轻旋转和翻转容器(但应避免产生气泡),使药液中可能存在的可见异物悬浮,分别在黑色和白色背景下目视检查,重复观察,总检查时限为 20 秒,每次检查可手持 2 支。

注:供试品装量每支(瓶)在 10mL 及 10mL 以下的,每次检查可手持 2 支(瓶)。50mL 或50mL 以上大容量注射液按直、横、倒三步法旋转检视。供试品溶液中有大量气泡产生影响观察时,需静置足够时间至气泡消失后检查。

3. 记录

(1)记录光照度。

（2）记录检查指数和含有异物支数。

4.结果判断

（1）供试品中不得检出金属屑、玻璃屑、长度超过 2mm 的纤维、最大粒径超过 2mm 的块状物以及静置一定时间后轻轻旋转时肉眼可见的烟雾状微粒沉积物、无法计数的微粒群或摇不散的沉淀，以及在规定时间内较难计数的蛋白质絮状物等明显可见异物。

（2）供试品中如检出点状物、2mm 以下的短纤维和块状物等微细可见异物，生化药品或生物制品若检出半透明的小于约 1mm 的细小蛋白质絮状物或蛋白质颗粒等微细可见异物，除另有规定外，应分别符合下列各表中的规定（表 1－3－51，表 1－3－52）。

表 1－3－51　生物制品注射剂、滴眼剂结果判定表

类别	微细可见异物限度	
	初试 20 支（瓶）	初、复试 40 支（瓶）
注射液	装量 50mL 及以下，每支（瓶）中微细可见异物不得超过 3 个 装量 50mL 以上，每支（瓶）中微细可见异物不得超过 5 个	2 支（瓶）以上超出，不符合规定
滴眼剂	如仅有 1 支（瓶）超过，符合规定 如检出 2 支（瓶）超出，复试 如检出 3 支（瓶）及以上超出，不符合规定	3 支（瓶）以上超出，不符合规定

表 1－3－52　非生物制品注射剂、滴眼剂结果判定表

类别		微细可见异物限度	
		初试 20 支（瓶）	初、复试 40 支（瓶）
注射剂	静脉用	如 1 支（瓶）检出，复试 如 2 支（瓶）或以上检出，不符合规定	超过 1 支（瓶）检出，不符合规定
	非静脉用	如 1～2 支（瓶）检出，复试 如 2 支（瓶）以上检出，不符合规定	超过 2 支（瓶）检出，不符合规定
滴眼剂		如 1 支（瓶）检出，符合规定 如 2～3 支（瓶）检出，复试 如 3 支（瓶）以上检出，不符合规定	超过 3 支（瓶）检出，不符合规定

既可静脉用也可非静脉用的注射液，以及脑池内、硬膜外、椎管内用的注射液应执行静脉用注射液的标准，混悬液与乳状液仅对明显可见异物进行检查。

5.清场

操作完成后，将所有仪器、配件归位，清场。

三、操作注意事项

（1）光源：用无色透明容器包装的无色供试品溶液，检查时被观察供试品所在处的光照度应为 1000～1500lx；用透明塑料容器包装、棕色透明容器包装的供试品或有色供试品溶液，光

照度应为 2000～3000lx;混悬型供试品或乳状液,光照度应增加至约 4000lx。

(2)背景:不反光的黑色面作为检查无色或白色异物的背景;不反光的白色面作为检查有色异物的背景。

(3)检查人员条件:远距离和近距离视力测验,均应为 4.9 及以上(矫正后视力应为 5.0 及以上);应无色盲。

(4)用目检视均不得少于 5 秒。

(5)采用灯检法应注意避免人为因素的影响,难以判断的情况宜采用光散射法辅助判定。

四、实施条件

实施条件见表 1 - 3 - 53。

表 1 - 3 - 53　可见异物的检查实施条件

项目	基本实施条件
场地	药物检验实训室
设备	可见异物检查装置、温湿度表
物料	待检药物、镊子、抹布、刷子、拖把等

五、评价标准

评价标准见表 1 - 3 - 54。

表 1 - 3 - 54　可见异物的检查评价标准

评价内容		分值	考核点及评分细则
职业素养与操作规范 20 分		5	工作服穿着规范,双手洁净,不染指甲,不留长指甲,不披发得 5 分
		5	工作态度认真,遵守纪律得 5 分
		5	实验完毕后将工具等清理复位得 5 分
		5	规范清场并清理干净得 5 分
技能 80 分	检查	60	正确取供试品 20 支(瓶)得 10 分
			除去容器标签,擦净容器外壁得 10 分
			每次手持 2 支,置遮光板边缘处,距离人眼 25cm 得 10 分
			手持容器颈部,轻轻旋转和翻转容器,避免产生气泡得 10 分
			分别在黑色和白色背景下目视检查得 10 分
			重复观察,总检查时限不超过 20 秒得 10 分
	结果判断	20	按照药典要求,正确判定结果得 15 分
			完成任务报告单得 5 分

六、任务报告单

根据给定的信息将任务报告单填写完整(表1-3-55)。

表1-3-55　可见异物的检查任务报告单

测定样品			
光照度		检查支数	
含有异物支数			
检查结果			
结果判断			

模块四　药物含量测定技术

　　药物的含量测定是指用适当的化学分析方法、仪器分析方法或生物测定方法对药物中的有效成分或指标性成分进行定量分析,以确定药物的含量是否符合质量标准的规定。含量测定是判断药物优劣、评价药物质量和保证药物疗效的重要手段。

　　药物含量测定的方法主要采用化学分析法和仪器分析法。化学分析法中的容器分析法(滴定分析法)的准确度和精密度较高、仪器设备简单、易于操作等优点广泛应用于药物检验,但不适用于对药品中的微量成分的定量分析。随着科学技术的发展,传统检测分析方法的局限性日渐凸显,仪器分析法具有灵敏、快速、准确、专属性高等特点,在药物检测中使用频率、应用范围等都得到不断提高。

项目一　容量分析

　　容量分析是将一种已知准确浓度的试剂溶液(《中国药典》中称滴定液)准确地滴加到待测物质的溶液中,根据所消耗的溶液体积和浓度,计算待测物质的含量。本项主要介绍酸碱滴定法、非水滴定法、亚硝酸钠法、碘量法以及配位滴定法。整个检查过程符合《中国药典》(2015年版)规定,操作规范,工作服穿戴整齐,爱护仪器,不浪费试剂,保证环境和仪器干净整洁。

任务一　酸碱滴定法测定药物的含量

【知识目标】

掌握酸碱滴定法的基本原理、方法及其在药物含量测定中的应用;掌握含量计算方法。

【技能目标】

能规范熟练使用滴定管进行酸碱滴定;能正确选用指示剂;能根据药品质量标准的规定独立完成药品的含量测定,准确记录、处理分析数据,评价药物质量。

　　酸碱滴定法系以酸(碱)滴定液滴定被测物质,以指示剂或仪器指示终点,根据消耗滴定液的浓度和毫升数,可计算出被测药物的含量。

　　酸碱滴定法一般方法分为直接滴定法和间接滴定法。直接滴定法指用滴定液直接滴定待测物质,根据滴定液的消耗量,计算供试品的含量。间接滴定法指用定量的滴定液和被测物反应完全后,再用另一种滴定液来滴定剩余的前一种滴定液。此法适用于难溶于水的酸性或碱性物质,化学反应较慢或与滴定液作用时不易选择指示剂的物质。

一、任务描述

取水杨酸约 0.3g,精密称定,加中性稀乙醇 25mL 溶解后,加酚酞指示液 3 滴,用氢氧化钠滴定液(0.1mol/L)滴定。每毫升氢氧化钠滴定液(0.1mol/L)相当于 13.81mg 的 $C_7H_6O_3$。本品含水杨酸($C_7H_6O_3$)不得少于 99.5%。按《中国药典》(2015 年版)规定,操作规范、独立完成含量测定的任务。

二、操作步骤

预计完成时间为 40 分钟。

1.实验前准备

准备好正确的滴定管,清查实验所需的药品、试剂、仪器等,将实验所需的仪器清洗干净。

2.样品制备

取水杨酸 Wg(约 0.3g),精密称定置于锥形瓶中,加中性乙醇(对酚酞指示液显中性)20mL,振摇使水杨酸溶解,加酚酞指示液 3 滴。

3.装滴定液

将氢氧化钠(0.1mol/L)滴定液转移至对应的滴定管中,再进行除气泡、调零。

4.滴定

用调零好的氢氧化钠(0.1mol/L)滴定液对制备好的水杨酸溶液进行滴定,滴定过程中控制好滴定速度,右手均匀震摇锥形瓶,至溶液显粉红色,并将滴定结果用空白试验校正。每毫升氢氧化钠滴定液(0.1mol/L)相当于 13.81mg 的 $C_7H_6O_3$。

5.读数

测定中进行二次滴定,故进行两次读数。滴加氢氧化钠(0.1mol/L)滴定液至溶液显粉红,记录氢氧化钠(0.1mol/L)滴定液的消耗量 V,空白校正氢氧化钠(0.1mol/L)滴定液的消耗量 V_0。

6.数据处理

$$水杨酸(\%) = \frac{F \times T \times V}{W} \times 100\%$$

$$= \frac{\dfrac{C_{标定 NaOH}}{0.1} \times 13.81 \times (V - V_0) \times 10^{-3}}{W} \times 100\%$$

7.清场

实验操作完成后,将试剂倒入废液回收处,所用仪器清洗干净放回原处。

三、操作注意事项

(1)使用浓硫酸配制各种不同浓度的硫酸滴定液时,不能将蒸馏水倒入浓硫酸中,而应将浓硫酸慢慢倒入水中,并且边倒边搅拌,整个操作过程应在通风橱内进行。

（2）在酸碱中和滴定操作中，不能忽略 CO_2 的影响，因为溶液中的 CO_2 与碱发生中和反应，增加碱的消耗量，从而影响滴定结果。所以用基准物碳酸钠标定硫酸或盐酸滴定液时，近终点时应加热 2 分钟，以除去溶液中的 CO_2。

（3）氢氧化钠溶液侵蚀玻璃，应用塑料瓶贮存；如存储于玻璃瓶中，应使用橡皮塞。

（4）因指示剂本身具酸碱性，所以要按规定量加入，否则影响指示剂的灵敏度。

（5）应同时做平行试验，相对平均偏差应在 0.2% 以内。

（6）常用指示剂的 pH 变色范围：甲基红 4.4～6.2、中性红 6.8～8.0、酚酞 8.3～10.0、百里酚酞 8.0～9.6、石蕊 5.0～8.0、甲基橙 3.1～4.4，可根据各类滴定终点的突跃范围选择上述不同的指示剂或混合指示剂。

四、实施条件

实施条件见表 1-4-1。

表 1-4-1　酸碱滴定法测定药物的含量实施条件

项目	基本实施条件
场地	药物检验实训室
设备	分析天平（万分之一）
物料	锥形瓶、量筒、洗瓶、胶头滴管、滤纸、研钵、滴定台、滴定管夹、碱式滴定管、凡士林、水杨酸、滴定液、指示剂等

五、评价标准

评价标准见表 1-4-2。

表 1-4-2　酸碱滴定法测定药物的含量评价标准

考核内容	分值	考核点及评分细则
职业素养与操作规范 20分	5	工作服穿着规范，双手洁净，不染指甲，不留长指甲，不披发得 5 分
	5	清查给定的药品、试剂、仪器、药典、检验报告单等得 5 分
	5	爱护仪器，不浪费药品、试剂，及时记录实验数据得 5 分
	5	检测完毕后按要求将仪器、药品、试剂等清理复位得 5 分

考核内容		分值	考核点及评分细则
技能80分	滴定前操作	26	药品转移至锥形瓶中得 4 分
			量筒使用规范得 3 分
			溶解药品得 5 分
			加入指示剂得 3 分
			装滴定液得 5 分
			赶气泡、调零得 6 分
	滴定	24	滴定时左手控制滴定管阀门规范得 3 分
			滴定过程中右手均匀震摇锥形瓶得 3 分
			控制滴定速度得 5 分
			判断滴定终点得 5 分
			终点读数得 3 分
			操作连贯得 5 分
	计算	15	代入公式正确得 6 分
			结果计算准确得 9 分
	结果判断	15	测定结果与药典标准比较,结论正确得 5 分
			准确度(与实际值比较):$\leqslant\pm0.2\%$ 得 10 分;$>\pm0.2\%\sim\leqslant\pm0.4\%$ 得 8 分;$>\pm0.4\%\sim\leqslant\pm0.6\%$ 得 5 分;$>\pm0.6\%\sim\leqslant\pm1.0\%$ 得 2 分;$>\pm1.0\%$ 以上得 0 分

六、任务报告单

根据给定的信息将任务报告单填写完整(表 1－4－3)。

表 1－4－3　酸碱滴定法测定药物的含量任务报告单

测定样品		
氢氧化钠标定浓度($C_{标定\,NaOH}$)		
空白消耗滴定液体积 V_0		
平行次数	第一次	第二次
水杨酸质量 W(g)		
消耗滴定液体积 V(mL)		
水杨酸含量(%)		
水杨酸平均含量(%)		
相对平均偏差(%)		
结果判断		

任务二　非水滴定法测定药物的含量

【知识目标】

掌握非水滴定法的基本原理、方法及其在药物含量测定中的应用;掌握含量计算方法。

【技能目标】

能规范熟练掌握非水滴定法中的非水碱量法;能根据药品质量标准的规定独立完成药品的含量测定,准确记录、处理分析数据,评价药物质量。

非水溶液滴定法系在非水溶剂中进行的、以质子传递反应为基础的滴定方法,主要用来测定难溶于水的有机物、在水中不能直接被滴定的弱酸或弱碱、在水中不能被分步滴定的强酸或强碱。

《中国药典》(2015 年版)收载有两种不同的测定方法:非水碱量法(高氯酸滴定法)和非水酸量法。在药物检验中主要用非水溶液滴定法测定有机碱及其氢卤酸盐、硫酸盐、磷酸盐或有机酸盐,以及有机酸的碱金属盐类药物的含量。本节重点介绍非水碱量法。

非水碱量法是以冰醋酸(或其他溶剂)为溶剂、高氯酸为滴定液、结晶紫为指示剂测定弱酸性或弱酸性盐药物的滴定方法。凡具有碱性基团的药物如氨基酸类、胺类、含氮杂环、有机碱及其盐类均用此法测定。其滴定过程实际是高氯酸置换出与有机碱结合的较弱的酸的置换反应。

一、任务描述

取盐酸异丙嗪约 0.3g,精密称定,加冰醋酸 10mL 与醋酸汞试液 4mL,温热至完全溶解,放冷至室温,加结晶紫指示液 1 滴,用高氯酸滴定液(0.1mol/L)滴定。每毫升高氯酸滴定液(0.1mol/L)相当于 32.09mg 的 $C_{17}H_{20}N_2 \cdot HCl$。

二、操作步骤

预计完成时间为 40 分钟。

1.实验前准备
准备好正确的滴定管,清查实验所需的药品、试剂、仪器等,将实验所需的仪器清洗干净。

2.样品制备
取盐酸异丙嗪 Wg(约 0.3g),精密称定置于锥形瓶中,加冰醋酸 10mL 与醋酸汞试液 4mL,温热至完全溶解,放冷至室温,加结晶紫指示液 1 滴。

3.装滴定液
将高氯酸滴定液(0.1mol/L)滴定液转移至对应的滴定管中,再进行除气泡、调零。

4.滴定
用调零好的高氯酸滴定液(0.1mol/L)滴定液对制备好的盐酸异丙嗪溶液进行滴定,滴定过程中控制好滴定速度,右手均匀震摇锥形瓶,至溶液显紫色,并将滴定结果用空白试验校正。每毫升高氯酸滴定液(0.1mol/L)相当于 32.09mg 的 $C_{17}H_{20}N_2 \cdot HCl$。

5. **读数**

滴加高氯酸滴定液(0.1mol/L)至溶液显粉红,记录高氯酸(0.1mol/L)滴定液的消耗量 V,空白滴定消耗量 V_0。

6. **数据处理**

$$盐酸异丙嗪(\%) = \frac{F \times T \times V}{W} \times 100\% = \frac{\dfrac{C_{标定HClO_4}}{0.1} \times 32.09 \times (V-V_0) \times 10^{-3}}{W} \times 100\%$$

7. **清场**

实验操作完成后,将试剂倒入废液回收处,所用仪器清洗干净放回原处。

三、操作注意事项

(1)所用的仪器用具均应干燥,试剂的含水量应在 0.2% 以下。

(2)在所有的滴定液中,均需同时另做空白试验,以消除试剂引入的误差,尤其是在加醋酸汞试液的情况下。

(3)供试品一般宜用干燥样品,含水分较少的样品也可采用在最后计算中除去水分的方法。对含水量高的碱性样品,应干燥后测定,必要时亦可加适量醋酐脱水,但应注意试样的乙酰化。

(4)指示剂不宜多加,以 1～2 滴为宜。由于非水滴定法滴定终点的颜色变化复杂,对不同颜色的描述和感受也因人而异,因此终点判定以电位法为准,同时采用指示液以对照观察终点颜色的变化,待熟练掌握其颜色变化后,即可不必每次用电位法测定。

(5)滴定操作应在 18℃ 以上室温进行,因冰醋酸流动较慢,滴定到终点后应稍待一会再读数。

四、实施条件

实施条件见表 1-4-4。

表 1-4-4 非水滴定法测定药物的含量实施条件

项目	基本实施条件
场地	药物检验实训室
设备	分析天平(万分之一)
物料	锥形瓶、量筒、洗瓶、胶头滴管、滤纸、研钵、滴定台、滴定管夹、酸式滴定管、凡士林、盐酸异丙嗪、滴定液、指示剂等

五、评价标准

评价标准见表 1-4-5。

表 1-4-5　非水滴定法测定药物的含量评价标准

考核内容		分值	考核点及评分细则
职业素养与操作规范 20分		5	工作服穿着规范,双手洁净,不染指甲,不留长指甲,不披发得5分
		5	清查给定的药品、试剂、仪器、药典、检验报告单等得5分
		5	爱护仪器,不浪费药品、试剂,及时记录实验数据得5分
		5	检测完毕后按要求将仪器、药品、试剂等清理复位得5分
技能 80分	滴定前操作	26	药品转移至锥形瓶中得4分
			量筒使用规范得3分
			溶解药品得5分
			加入指示剂得3分
			装滴定液得5分
			赶气泡、调零得6分
	滴定	24	滴定时左手控制滴定管阀门规范得3分
			滴定过程中右手均匀震摇锥形瓶得3分
			控制滴定速度得5分
			判断滴定终点得5分
			终点读数得3分
			操作连贯得5分
	计算	15	代入公式正确得6分
			结果计算准确得9分
	结果判断	15	测定结果与药典标准比较,结论正确得5分
			准确度(与实际值比较):≤±0.2%得10分;>±0.2%~≤±0.4%得8分;>±0.4%~≤±0.6%得5分;>±0.6%~≤±1.0%得2分;>±1.0%以上得0分

六、任务报告单

根据给定的信息将任务报告单填写完整(表 1-4-6)。

表 1-4-6　非水滴定法测定药物的含量任务报告单

测定样品		
高氯酸标定浓度($C_{标定\ HClO_4}$)		
空白消耗滴定液体积 V_0		
平行次数	第一次	第二次

盐酸异丙嗪质量 $W(g)$		
消耗滴定液体积 $V(mL)$		
盐酸异丙嗪含量(%)		
盐酸异丙嗪平均含量(%)		
相对平均偏差(%)		
结果判断		

任务三　亚硝酸钠法测定药物的含量

【知识目标】

掌握亚硝酸钠滴定法的基本原理、方法及其在药物含量测定中的应用;掌握含量计算方法。

【技能目标】

能规范熟练使用滴定管进行滴定;能正确选用指示剂;能正确操作永停滴定法;能根据药品质量标准的规定独立完成药品的含量测定,准确记录、处理分析数据,评价药物质量。

本法适用于芳香第一胺类药物,或者水解、还原后具有芳香第一胺结构药物的测定。

芳香伯胺类药物,在盐酸存在下,能定量地与亚硝酸钠产生重氮化反应(氧化还原)。依此,用已知浓度的亚硝酸钠滴定液滴定(用永停法指示终点),根据消耗的亚硝酸钠滴定液的浓度和毫升数,计算出药物含量。

一、任务描述

取磺胺嘧啶片 10 片(标示量为 0.5g)精密称定,研细,精密称取适量(约相当于磺胺嘧啶0.5g),照永停滴定法[《中国药典》(2015 年版)二部中附录ⅦA],用亚硝酸钠滴定液(0.1mol/L)滴定。每毫升亚硝酸钠滴定液(0.1mol/L)相当于 25.03mg 的 $C_{10}H_{10}N_4O_2S$。本品含磺胺嘧啶钠应为标示量的 95.0%～105.0%。按《中国药典》(2015 年版)规定,操作规范、独立完成含量测定的任务。

二、操作步骤

预计完成时间为 40 分钟。

1. 实验前准备

准备好正确的滴定管,清查实验所需的药品、试剂、仪器等,将实验所需的仪器清洗干净。

2. 样品制备

取磺胺嘧啶 10 片(标示量为 0.5g),精密称定 W_0g,研细,精密称取适量(约相当于磺胺嘧啶 0.5g)Wg,转移置烧杯中,加水 40mL 与盐酸试液 15mL,而后置于电磁搅拌器上,再加溴化钾 2g,加转子搅拌使溶解。

3. 装滴定液

将亚硝酸钠滴定液(0.1mol/L)滴定液转移至对应的滴定管中,再进行除气泡、调零。

4.仪器连接

在待滴定溶液中插入铂-铂电极,连接好永停滴定仪参数并启动搅拌器。

5.滴定

将滴定管的尖端插入液面下约 2/3 处,调零好的亚硝酸钠滴定液(0.1mol/L)迅速滴定,随滴随搅拌,至近终点时,将滴定管的尖端提出液面,用少量水淋洗尖端,洗液并入溶液中,继续缓缓滴定至终点。每毫升亚硝酸钠滴定液(0.1mol/L)相当于 25.03mg 的 $C_{10}H_{10}N_4O_2S$。

6.读数

当电流计指针突然偏转,不再回复即为终点,记录亚硝酸钠(0.1mol/L)滴定液的消耗量 V。

7.数据处理

$$磺胺嘧啶(\%) = \frac{\dfrac{F \times T \times V}{W} \times \overline{W}}{标示量} \times 100\% = \frac{\dfrac{\dfrac{C_{标定NaNO_2}}{0.1} 25.03 \times V}{W}}{0.5} \times \frac{W_0}{10} \times 100\%$$

8.清场

实验操作完成后,将试剂倒入废液回收处,所用仪器清洗干净放回原处。

三、操作注意事项

(1)电极的清洁状态是滴定成功与否的关键,污染的电极在滴定时指示迟钝,终点时电流变小,此时应重新处理电极。处理方法:可将电极插入 10mL 浓硝酸和一滴三氯化铁的溶液内,煮沸数分钟,或用洗液浸泡数分钟取出后用水洗干净。

(2)滴定时是否已邻近终点,可由指针的回零速度得到启示,若回零速度越来越慢,就表示已接近终点。

(3)近终点时,芳伯胺浓度较稀,反应速度减慢,应缓缓滴定,并不断搅拌。

(4)催化剂、温度、搅拌速度对测定结果均有影响,测定时均应按照规定进行。

(5)亚硝酸钠滴定液应于具玻璃塞棕色瓶中避光保存。

四、实施条件

实施条件见表 1-4-7。

表 1-4-7 亚硝酸钠法测定药物的含量实施条件

项 目	基本实施条件
场地	药物检验实训室
设备	永停滴定仪、分析天平(万分之一)
物料	计算器(自带)、研钵、量筒、烧杯、棕色酸式滴定管、洗瓶、磺胺嘧啶片、滴定液、其他试剂等

五、评价标准

评价标准见表 1-4-8。

表 1 - 4 - 8 亚硝酸钠法测定药物的含量评价标准

考核内容		分值	考核点及评分细则
职业素养与操作规范 20分		5	工作服穿着规范,双手洁净,不染指甲,不留长指甲,不披发得5分
		5	清查给定的药品、试剂、仪器、药典、检验报告单等得5分
		5	爱护仪器,不浪费药品、试剂,及时记录实验数据得5分
		5	检测完毕后按要求将仪器、药品、试剂等清理复位得5分
技能 80分	滴定前操作	34	称量、研磨得3分
			取样得3分
			转移得3分
			加水得3分
			加盐酸得3分
			加溴化钾得3分
			加转子得2分
			装滴定液得4分
			仪器的连接得2分
			赶气泡、调零得4分
			设定永停滴定仪参数并启动搅拌器得4分
	滴定	16	手动快滴定得3分
			近终点时将细玻璃管尖端提出液面并冲洗得5分
			终点读数得3分
			操作连贯得5分
	计算	15	代入公式正确得6分
			结果计算准确得9分
	结果判断	15	测定结果与药典标准比较,结论正确得5分
			准确度(与规定的标示量范围比较):在规定范围内得10分;>±1%～≤±2%得5分;>±2%～≤±5%得2分;>±5%以上得0分

六、任务报告单

根据给定的信息将任务报告单填写完整(表 1 - 4 - 9)。

表 1 - 4 - 9　亚硝酸钠法测定药物的含量任务报告单

测定样品		
亚硝酸钠标定浓度($C_{标定 NaNO_2}$)		
磺胺嘧啶片的总重量 $W_0(g)$		
空白消耗滴定液体积 V_0		
平行次数	第一次	第二次
磺胺嘧啶质量 $W(g)$		
消耗滴定液体积 $V(mL)$		
磺胺嘧啶含量(％)		
磺胺嘧啶平均含量(％)		
相对平均偏差(％)		
结果判断		

任务四　碘量法测定药物的含量

【知识目标】

掌握碘量法滴定的基本原理、方法及其在药物含量测定中的应用;掌握含量计算方法。

【技能目标】

能规范熟练使用滴定管进行滴定;能正确选用指示剂;能根据药品质量标准的规定独立完成药品的含量测定,准确记录、处理分析数据,评价药物质量。

碘量法是利用碘分子或碘离子进行氧化还原滴定的容量分析法。在药物检验中,主要用于测定具有氧化性或还原性的药物的含量。

碘量法主要分为直接碘量法和间接碘量法,间接碘量法又包括剩余滴定法和置换滴定法。凡能被碘直接氧化的药物,均可用直接碘量法。凡需在过量的碘液中和碘定量反应,剩余的碘用硫代硫酸钠回滴,都可用剩余滴定法。凡被测药物能直接或间接定量地将碘化钾氧化成碘,用硫代硫酸钠液滴定生成的碘,均可间接测出其含量。

一、任务描述

精密量取维生素 C 注射液(规格 2mL:0.5g)适量(约相当于维生素 C 0.2g),加水 15mL与丙酮 2mL,摇匀,放置 5 分钟,加稀醋酸 4mL 与淀粉指示液 1mL,用碘滴定液(0.05mol/L)滴定,至溶液显蓝色并持续 30 秒不褪。每毫升碘滴定液(0.05mol/L)相当于 8.806mg 的$C_6H_8O_6$。本品含维生素 C($C_6H_8O_6$)应为标示量的 90.0％~110.0％。按《中国药典》(2015 年版)规定,操作规范、独立完成含量测定的任务。

二、操作步骤

预计完成时间为 40 分钟。

1.实验前准备

准备好正确的滴定管,清查实验所需的药品、试剂、仪器等,将实验所需的仪器清洗干净。

2. 样品制备

精密量取维生素 C 注射液（规格 2mL：0.5g）适量（约相当于维生素 C 0.2g），加水 15mL 与丙酮 2mL，摇匀，放置 5 分钟，加稀醋酸 4mL 与淀粉指示液 1mL。

3. 装滴定液

将碘滴定液（0.05mol/L）转移至对应的滴定管中，再进行除气泡、调零。

4. 滴定

用调零好的碘滴定液（0.05mol/L）对制备好的维生素 C 溶液进行滴定，滴定过程中控制好滴定速度，右手均匀震摇锥形瓶，至溶液显蓝色并持续 30 秒不褪，并将滴定结果用空白试验校正。每毫升碘滴定液（0.05mol/L）相当于 8.806mg 的 $C_6H_8O_6$。本品含维生素 C（$C_6H_8O_6$）应为标示量的 90.0%～110.0%。

5. 读数

滴加碘滴定液（0.05mol/L）至溶液显蓝色，记录碘滴定液（0.05mol/L）的消耗量 V，空白滴定碘滴定液（0.05mol/L）消耗量为 V_0。

6. 数据处理

$$维生素\ C(\%) = \frac{F \times T \times V}{V_S \times C_{标示}} \times 100\% = \frac{\dfrac{C_{标定碘}}{0.05} \times 8.806 \times (V - V_0) \times 10^{-3}}{V_S \times 0.5/2} \times 100\%$$

7. 清场

实验操作完成后，将试剂倒入废液回收处，所用仪器清洗干净放回原处。

三、操作注意事项

（1）碘在水中很难溶解，加入碘化钾不但能增加其溶解度，而且能降低其挥发性。实践证明，碘滴定液中含有 2%～4% 的碘化钾，即可达到助溶和稳定的目的。

（2）碘滴定液应贮存于棕色具塞玻璃瓶中，在暗凉处避光保存。碘滴定液不可与软木塞、橡胶管或其他有机物接触，以防碘浓度改变。

（3）由于碘离子易被空气氧化，故凡是含有过量 I^- 和较高酸度的溶液在滴定碘前不可放置过久，且应密塞避光。

（4）间接碘量法时淀粉指示剂须在临近终点时加入，因为当溶液中有大量碘存在时，碘被淀粉表面牢固地吸附，不易与 $Na_2S_2O_3$ 立即作用，致使颜色变化迟钝，影响终点判断。

四、实施条件

实施条件见表 1-4-10。

表 1-4-10 碘量法测定药物的含量实施条件

项目	基本实施条件
场地	药物检验实训室
设备	分析天平（万分之一）
物料	锥形瓶、量筒、洗瓶、胶头滴管、移液管、洗球、注射器、滴定台、滴定管夹、棕色酸式滴定管、凡士林、注射液 C 注射液、滴定液、指示剂等

五、评价标准

评价标准见表 1-4-11。

表 1-4-11　碘量法测定药物的含量评价标准

评价内容		分值	考核点及评分细则
职业素养与操作规范 20 分		5	工作服穿着规范,双手洁净,不染指甲,不留长指甲,不披发得 5 分
		5	清查给定的药品、试剂、仪器、药典、检验报告单等得 5 分
		5	爱护仪器,不浪费药品、试剂,及时记录实验数据得 5 分
		5	检测完毕后按要求将仪器、药品、试剂等清理复位得 5 分
技能 80 分	滴定前操作	37	安瓿瓶切割、开启得 5 分
			取样、定容、转移得 8 分
			量筒使用规范得 5 分
			加溶剂得 4 分
			加入指示剂得 3 分;操作过程中每错 1 处扣 2 分,扣完为止
			滴定管的检漏、清洗、润洗得 6 分
			装滴定液得 2 分
			赶气泡、调零得 4 分
	滴定	13	滴定时左手控制滴定管阀门规范得 2 分
			滴定速度控制正确得 3 分
			终点读数得 3 分
			操作连贯得 5 分
	计算	15	代入公式正确得 6 分
			结果计算准确得 9 分
	结果判断	15	测定结果与药典标准比较,结论正确得 5 分
			准确度(与规定的标示量范围比较):在规定范围内得 10 分;$>\pm 1\% \sim \leqslant \pm 2\%$ 得 5 分;$>\pm 2\% \sim \leqslant \pm 5\%$ 得 2 分;$>\pm 5\%$ 以上得 0 分

六、任务报告单

根据给定的信息将任务报告单填写完整(表 1-4-12)。

表 1-4-12 碘量法测定药物含量任务报告单

测定样品		
碘溶液标定浓度($C_{标定I_2}$)		
空白消耗滴定液体积 V_0		
平行次数	第一次	第二次
维生素 C 取样量 V_S(mL)		
消耗滴定液体积 V(mL)		
维生素 C 含量(%)		
维生素 C 平均含量(%)		
相对平均偏差(%)		
结果判断		

任务五 配位滴定法测定药物的含量

【知识目标】

掌握配位滴定法的基本原理、方法及其在药物含量测定中的应用;掌握含量计算方法。

【技能目标】

能规范熟练使用滴定管进行滴定;能正确选用指示剂;能根据药品质量标准的规定独立完成药品的含量测定,准确记录、处理分析数据,评价药物质量。

配位滴定法以络合反应为基础的容量分析法,也称为络合滴定法。例如 EDTA 可直接或间接测定 40 多种金属离子的含量,也可间接测定一些阴离子的含量。在药物检测中,主要用于测定无机和有机金属盐类药物。一般用金属指示剂指示终点,不同的金属离子指示终点的金属指示剂不同(表 1-4-13)。

表 1-4-13 常用金属指示剂终点前后颜色变化

指示剂	使用 pH 范围	终点颜色	滴定前颜色	直接滴定 M
铬黑 T(EBT)	7~10	蓝	红	Mg^{2+}、Zn^{2+}
二甲酚橙(XO)(六元酸)	<6	黄	红	Bi^{3+}、Pb^{2+}、Zn^{2+}
磺基水杨酸(SSal)	2	无	紫红	Fe^{3+}
钙指示剂	10~13	蓝	红	Ca^{2+}
PAN(Cu-PAN) [1-(2-吡啶偶氮)-2-萘酚]	2~12	黄	红	Cu^{2+}、Co^{2+}、Ni^{2+}

一、任务描述

精密称取活性钙片(标示量为 0.025g)20 片,研细,精密称取适量(约相当于 Ca 50mg),加稀盐酸 2mL 溶解后,加水 90mL 与三乙醇胺溶液(1→3)5mL,摇匀,再加氢氧化钠试液 15mL,钙紫红素指示液 0.1mL,用 EDTA 滴定液(0.05mol/L)滴定至溶液由紫红色转变为纯蓝色。每毫升 EDTA 滴定液(0.05mol/L)相当于 2.004mg 的 Ca。按《中国药典》(2015 年版)规定,操作规范、独立完成含量测定的任务。

二、操作步骤

预计完成时间为 40 分钟。

1.实验前准备

精密称取活性钙片(标示量为 0.025g)20 片,研细,精密称取适量(约相当于 Ca 50mg),加稀盐酸 2mL 溶解后,加水 90mL 与三乙醇胺溶液(1→3)5mL,摇匀,再加氢氧化钠试液 15mL,钙紫红素指示液 0.1mL。

2.样品制备

精密称取 20 片活性钙片(标示量为 0.025g)W_0g,研细,精密称取 Wg,加稀盐酸 2mL 溶解后,加水 90mL 与三乙醇胺溶液(1→3)5mL,摇匀,再加氢氧化钠试液 15mL,钙紫红素指示液 0.1mL。

3.装滴定液

将 EDTA 滴定液(0.05mol/L)转移至对应的滴定管中,再进行除气泡、调零。

4.滴定

用调零好的 EDTA 滴定液(0.05mol/L)对制备好的活性钙片溶液进行滴定,滴定过程中控制好滴定速度,右手均匀震摇锥形瓶,至溶液由紫红色转变为纯蓝色。每毫升 EDTA 滴定液(0.05mol/L)相当于 2.004mg 的 Ca。

5.读数

滴加 EDTA 滴定液(0.05mol/L)至溶液显蓝色,记录碘滴定液(0.05mol/L)的消耗量 V。

6.数据处理

$$钙(\%) = \frac{\dfrac{F \times T \times V}{W} \times \overline{W}}{标示量} \times 100\% = \frac{\dfrac{C_{标定EDTA}}{0.05} \times \dfrac{2.004 \times V}{W} \times \dfrac{W_0}{20}}{0.025} \times 100\%$$

7.清场

实验操作完成后,将试剂倒入废液回收处,所用仪器清洗干净放回原处。

三、操作注意事项

(1)在络合滴定中不仅在滴定前要调节好溶液的酸度,在整个滴定过程都应控制在一定酸度范围内进行,因为 EDTA 滴定过程中不断有 H^+ 释放出来,使溶液的酸度升高。因此,在络合滴定中常需加入一定量的缓冲溶液以控制溶液的酸度。

(2)酸度对金属离子也有影响,酸度太低,金属离子会水解生成氢氧化物沉淀,使金属离子浓度降低,同样也降低了络合能力。

(3)由于在加入的试剂中可能含有其他金属离子杂质,从而消耗一定量的滴定液。通常需将滴定的结果用空白试验校正。

四、实施条件

实施条件见表1-4-14。

表1-4-14 配位滴定法测定药物的含量实施条件

项目	基本实施条件
场地	药物检验实训室
设备	分析天平(万分之一)
物料	计算器(自带)、研钵、量筒、烧杯、酸式滴定管、洗瓶、活性钙片、滴定液、其他试剂等

五、评价标准

评价标准见表1-4-15。

表1-4-15 配位滴定法测定药物的含量评价标准

考核内容		分值	考核点及评分细则
职业素养与操作规范 20分		5	工作服穿着规范,双手洁净,不染指甲,不留长指甲,不披发得5分
		5	清查给定的药品、试剂、仪器、药典、检验报告单等得5分
		5	爱护仪器,不浪费药品、试剂,及时记录实验数据得5分
		5	检测完毕后按要求将仪器、药品、试剂等清理复位得5分
技能 80分	滴定前操作	26	称量、研磨得4分
			取样得3分
			转移、溶解得5分
			加入指示剂得3分
			装滴定液得5分
			赶气泡、调零得6分
	滴定	24	滴定时左手控制滴定管阀门规范得3分
			滴定过程中右手均匀震摇锥形瓶得3分
			控制滴定速度得5分
			判断滴定终点得5分
			终点读数得3分
			操作连贯得5分
	计算	15	代入公式正确得6分
			结果计算准确得9分

考核内容	分值	考核点及评分细则
结果判断	15	测定结果与药典标准比较,结论正确得 5 分
		准确度(与实际值比较):≤±0.2%得 10 分;>±0.2%～≤±0.4%得 8 分;>±0.4%～≤±0.6%得 5 分;>±0.6%～≤±1.0%得 2 分;>±1.0%以上得 0 分

六、任务报告单

根据给定的信息将任务报告单填写完整(表 1－4－16)。

表 1－4－16　配位滴定法测定药物的含量任务报告单

测定样品		
EDTA 标定浓度($C_{标定\ EDTA}$)		
活性钙片的总重量 W_0(g)		
空白消耗滴定液体积 V_0		
平行次数	第一次	第二次
活性钙质量 W(g)		
消耗滴定液体积 V(mL)		
钙含量(%)		
钙平均含量(%)		
相对平均偏差(%)		
结果判断		

项目二　仪器分析

仪器分析法是指利用精密仪器对被测物质的某种物理性质或物理化学性质进行测定,并根据所产生的测试信号与被测物质的内在关系,对其进行定性定量分析的一类分析方法。目前常用的仪器分析方法包括光分析法、电化学分析法和色谱分析法。整个检查过程符合《中国药典》(2015 年版)规定,操作规范,工作服穿戴整齐,爱护仪器,不浪费试剂,保证环境和仪器干净整洁。

任务一 紫外-可见分光光度法测定药物的含量

【知识目标】

掌握紫外-可见分光光度法的仪器结构特点、基本原理、方法及其在药物含量测定中的应用；掌握含量计算方法。

【技能目标】

能规范熟练使用紫外-可见分光光度计；能正确选用指示剂；能根据药品质量标准的规定独立完成药品的含量测定，准确记录、处理分析数据，评价药物质量。

紫外-可见分光光度法是通过被测物质在紫外-可见区的特定波长处或一定波长范围内的吸光度，对该物质进行定性和定量分析的方法。

紫外-可见吸收光谱为物质对紫外-可见区辐射的能量吸收光谱，符合光的吸收定律（朗伯-比尔定律），即在一定实验条件下，供试品溶液的吸光度与其浓度和液层的厚度成正比。其数学表达式为：

$$A = \lg \frac{1}{T} = ECL$$

式中，A 为吸光度；T 为透光率；L 为液层厚度；C 为溶液浓度；E 为吸收系数，即单位浓度、单位液层厚度时的吸光度。

吸收系数有两种表示方式：①摩尔吸收系数（ε），指在一定波长下，溶液浓度为 1mol/L、液层厚度为 1cm 时的吸光度；②百分吸收系数（$E_{1cm}^{1\%}$），指在一定波长下，溶液浓度为 1%（g/mL）、液层厚度为 1cm 时的吸光度。

紫外-可见分光光度法在进行定量分析时，常用对照品比较法和吸收系数法。

1.对照品比较法

按各品种项下的方法，分别配制供试品溶液和对照品溶液，对照品溶液中所含被测成分的量应为供试品溶液中被测成分标示量的 100%±10%，所用溶剂也应完全一致，在规定的波长测定供试品溶液和对照品溶液的吸光度后，按下式计算供试品的百分含量：

$$含量（\%） = \frac{\dfrac{C_R \times \dfrac{A_X}{A_R} \times D \times V}{W} \times \overline{W}}{标示量} \times 100\%$$

2.吸收系数法

按各项下的方法配制供试品溶液，在规定的波长下测定其吸光度，再以该品种在规定条件下的吸收系数计算含量，公式如下：

$$含量（\%） = \frac{\dfrac{\dfrac{A \times 1\%}{E_{1cm}^{1\%} \times L} \times D \times V}{W} \times \overline{W}}{标示量} \times 100\%$$

一、任务描述

取甲硝唑片(标示量:0.1g)10 片,除去包衣后,精密称定,研细,精密称取适量(约相当于甲硝唑 50mg)置于 100mL 容量瓶中,加溶剂盐酸溶液(9→1000)约 70mL,振摇使甲硝唑溶解,加溶剂稀释至刻度,摇匀,滤过,精密量取续滤液 5mL,置于 200mL 容量瓶中,用溶剂稀释至刻度,摇匀。照紫外-可见分光光度法[《中国药典》(2015 年版)四部通则 0401],在 277nm 的波长处测定吸收度,按甲硝唑($C_6H_9N_3O_3$)的吸收系数为 377 计算。《中国药典》规定本品含甲硝唑应为标示量的 93.0%～107.0%。按《中国药典》(2015 年版)规定,操作规范、独立完成含量测定的任务。

二、操作步骤

预计完成时间为 40 分钟。

1.实验前准备

清查实验所需的药品、试剂、仪器等,将实验所需的仪器清洗干净,打开紫外-可见分光光度计预热。

2.样品制备

取甲硝唑片(标示量:0.1g)10 片,除去包衣后,精密称定 W_0 g,研细,精密称取置 Wg(约相当于甲硝唑 50mg)。

3.定容

将精密称取甲硝唑置于 100mL 容量瓶中,加溶剂盐酸溶液(9→1000)约 70mL,振摇使甲硝唑溶解,加溶剂稀释至刻度,摇匀。

4.稀释

精密量取定容过滤后的滤液 5mL,置于 200mL 容量瓶中,用溶剂稀释至刻度,摇匀。

5.读数

照紫外-可见分光光度法,在 277nm 的波长处用溶剂进行空白校正,再在相同条件下测定供试品的吸收度,按 $C_6H_9N_3O_3$ 的吸收系数为 377 计算。

6.数据处理

甲硝唑的计算公式如下:

$$甲硝唑(\%) = \frac{\dfrac{A \times 1\%}{E_{1cm}^{1\%} \times L} \times D \times V}{标示量} \times \frac{W_0}{10} \times 100\%$$

式中:D 为供试品的稀释倍数,L 为吸收池的厚度。

7.清场

实验操作完成后,将试剂倒入废液回收处,所用仪器清洗干净放回原处。

三、操作注意事项

(1)对于紫外-可见分光光度法,所有溶液在进行检测时都需要是澄清的,否则会影响结果的准确性。所以一些混浊的或者溶解不完全的样品需要测定前过滤。

（2）试验中所用的容量瓶和移液管均应经检定校正、洗净后使用。

（3）使用的石英吸收池必须洁净。当吸收池中装入同一溶剂，在规定波长测定各吸收池的透光率，如透光率相差在0.3%以下者可配对使用，否则必须加以校正。

（4）取吸收池时，手指拿毛玻璃面的两侧。装样品溶液的体积以池体积的4/5为度，使用挥发性溶液时应加盖，透光面要用擦镜纸由上而下擦拭干净，检视应无残留溶剂，为防止溶剂挥发后溶质残留在池子的透光面，可先用蘸有空白溶剂的擦镜纸擦拭，然后再用干擦镜纸拭净。吸收池放入样品室时应注意每次放入方向相同。使用后用溶剂及水冲洗干净，晾干防尘保存，吸收池如污染不易洗净时可用硫酸-发烟硝酸[1：3(V/V)]混合液稍加浸泡后，洗净备用。如用铬酸钾清洗液清洗时，吸收池不宜在清洁液中长时间浸泡，否则清洁液中的铬酸钾结晶会损坏吸收池的光学表面，并应充分用水冲洗，以防铬酸钾吸附于吸收池表面。

（5）称量应符合药典规定要求，配制测定溶液时稀释转移次数应尽可能少，转移稀释时所取容积一般应不少于5mL。含量测定时供试品应称取2份，如为对照品比较法，对照品一般也应称取2份。吸收系数法也应称取供试品2份，平行操作，每份结果对平均值的偏差应在±0.5%以内。

（6）一般供试品溶液的吸光度读数以在0.3～0.7之间误差最小，结果最佳。

四、实施条件

实施条件见表1-4-17。

表1-4-17 紫外-可见分光光度法测定药物的含量实施条件

项目	基本实施条件
场地	药物检验实训室
设备	紫外-可见分光光度计、分析天平（万分之一）
物料	容量瓶、移液管、洗耳球、烧杯、研钵、玻璃棒、称量纸、药匙、洗瓶、胶头滴管、石英比色皿、玻璃比色皿、甲硝唑片、其他试剂等

五、评价标准

评价标准见表1-4-18。

表1-4-18 紫外-可见分光光度法测定药物的含量评价标准

评价内容	分值	考核点及评分细则
职业素养与操作规范20分	5	工作服穿着规范，双手洁净，不染指甲，不留长指甲，不披发得5分
	5	清查给定的药品、试剂、仪器、药典、检验报告单得5分
	5	爱护仪器，不浪费药品、试剂，及时记录实验数据得5分
	5	检查完毕后按要求将仪器、药品、试剂等清理复位得5分

评价内容		分值	考核点及评分细则
技能 80 分	配制 溶液	24	清洗容量仪器得 3 分
			取样、称量得 5 分
			溶解得 3 分
			转移得 3 分
			定容得 3 分
			过滤得 3 分
			移液、稀释得 4 分
	测定	26	选择光源与比色皿得 4 分
			设定参数得 2 分
			使用比色皿得 6 分
			空白校正得 3 分
			测量供试品溶液得 3 分
			读取数据得 3 分
			操作连贯得 5 分
	计算	15	代入公式得 6 分
			结果计算得 9 分
	结果 判断	15	测定结果与药典标准比较得 5 分
			准确度(与实际值比较):$\leq \pm 0.2\%$ 得 10 分;$> \pm 0.2\% \sim \leq \pm 0.4\%$ 得 8 分;$> \pm 0.4\% \sim \leq \pm 0.6\%$ 得 5 分;$> \pm 0.6\% \sim \leq \pm 1.0\%$ 得 2 分;$> \pm 1.0\%$ 以上得 0 分

六、任务报告单

根据给定的信息将任务报告单填写完整(表 1 - 4 - 19)。

表 1 - 4 - 19   紫外-可见分光光度法测定药物的含量任务报告单

测定样品			
仪器型号			
测定条件			
样品的总质量 W_0(g)			
稀释倍数 D		吸收池厚度 L	
次数	第一次		第二次
样品质量 W(g)			
吸光度 A			
样品含量(%)			
样品平均含量(%)			
结果判断			

任务二 荧光分析法测定药物的含量

【知识目标】

掌握荧光分光光度法的仪器结构特点、基本原理、方法及其在药物含量测定中的应用;掌握含量计算方法。

【技能目标】

能规范熟练使用荧光分光光度计;能根据药品质量标准的规定独立完成药品的含量测定,准确记录、处理分析数据,评价药物质量。

某些物质(分子结构常常具有共轭结构、刚性和共平面性)受紫外或可见光照射激发后,它会在极短的时间内发射出较照射光波长长的光,这种光称为荧光。

荧光光谱包括激发光谱和发射光谱,激发光谱是指不同激发波长的光引起物质发射某一波长荧光的相对频率,即发射波长不变,将激发波长进行扫描。发射光谱是指某一激发波长的光引起物质发射不同波长荧光的相对频率,即激发波长不变,将发射波长进行扫描。

荧光分光光度法具有灵敏度高、选择性强、试样量少和方法简便等优点。

其数学表达式为:

$$C_x = \frac{R_x - R_{xb}}{R_r - R_{rb}} \times C_r$$

式中,C_x 为供试品溶液浓度;C_r 为对照品溶液浓度;R_x 为供试品溶液的荧光读数;R_{xb} 为供试品溶液试剂的空白荧光读数;R_r 为供试品溶液的荧光读数;R_{rb} 为供试品溶液试剂的空白荧光读数。

一、任务描述

取洋地黄毒苷片(标示量:0.1mg)20 片,精密称定,研细,精密称取适量(约相当于洋地黄毒苷 0.4mg)置于 100mL 量瓶中,加甲醇-水(1∶1)60mL,振摇 1 小时,使洋地黄毒苷溶解,加甲醇-水(1∶1)稀释至刻度,摇匀,经滤膜(孔径不得大于 0.8μm)滤过,取续滤液作为供试品溶液,另取洋地黄毒苷对照品适量,精密称定,加甲醇-水(1∶1)溶解并定量稀释制成 1mL 中约含有 4μg 的溶液,作为对照品溶液。按药典方法进行处理后,照荧光分析法[《中国药典》(2015 年版)四部通则 0405],在激发波长 400nm 与发射波长 565nm 处测定荧光强度,计算,即得。本品含洋地黄毒苷($C_{41}H_{64}O_{13}$)应为标示量的 90.0%～110.0%。按《中国药典》(2015 年版)规定,操作规范、独立完成含量测定的任务。

二、操作步骤

预计完成时间为 40 分钟。

1. 实验前准备

清查实验所需的药品、试剂、仪器等,将实验所需的仪器清洗干净,打开荧光分光光度计预热。

2. 样品制备

避光操作。取洋地黄毒苷(标示量:0.1mg)20 片,精密称定 W_0 g,研细,精密称取置 W g(约相当于洋地黄毒苷 10mg)。

3. 定容

将精密称取洋地黄毒苷置于 100mL 容量瓶中,加甲醇-水(1:1)60mL,振摇 1 小时,使洋地黄毒苷溶解,加甲醇-水(1:1)稀释至刻度,摇匀,经滤膜(孔径不得大于 0.8μm)滤过,取续滤液。

4. 制对照品

取洋地黄毒苷对照品适量,精密称定,加甲醇-水(1:1)溶解并定量稀释制成 1mL 中约含有 4μg 的溶液,作为对照品溶液。

5. 读数

按药典方法进行处理后,照荧光分析法,在激发波长 400nm 与发射波长 565nm 处测定荧光强度,计算,即得。本品含洋地黄毒苷($C_{41}H_{64}O_{13}$)应为标示量的 90.0%~110.0%。

6. 数据处理

洋地黄毒苷的计算公式如下:

$$洋地黄毒苷(\%) = \frac{\dfrac{\dfrac{R_x - R_{xb}}{R_r - R_{rb}} \times C_r \times V}{W} \times \dfrac{W_0}{20}}{标示量} \times 100\%$$

7. 清场

实验操作完成后,将试剂倒入废液回收处,所用仪器清洗干净放回原处。

三、操作注意事项

(1)荧光分析法的灵敏度一般较紫外分光光度法或比色法高,浓度太大的溶液会有"自熄灭"作用,以及由于在液面附近溶液会吸收激发光,使发射光强度下降,导致发射光强度与浓度不成正比,故荧光分析法在低浓度溶液中进行。

(2)荧光分析法因灵敏度高,故干扰因素也多。溶剂不纯会带入较大误差,应先做空白检查,必要时,应用玻璃磨口蒸馏器蒸馏后再用。溶液中的悬浮物对光有散射作用,必要时,应用垂熔玻璃滤器过滤或用离心法除去。所用的玻璃仪器与测定池等也必须保持高度洁净。

(3)温度对荧光强度有较大的影响,测定时应控制温度一致。溶液中的溶氧有降低荧光作用,必要时可在测定前通入惰性气体除氧。测定时要注意溶液的 pH 值及试剂的纯度对荧光强度的影响。

(4)由于荧光测定的是发射光谱,所以检测器的方向与入射光垂直,测定荧光用的样品池必须用低荧光的玻璃或石英材料制成,样品池的形状以方形为宜,且四面透光。

四、实施条件

实施条件见表 1-4-20。

表1-4-20 荧光分析法测定药物的含量实施条件

项目	基本实施条件
场地	药物检验实训室
设备	荧光分光光度计、分析天平(万分之一)
物料	容量瓶、移液管、洗耳球、烧杯、研钵、玻璃棒、称量纸、药匙、洗瓶、胶头滴管、石英比色皿、玻璃比色皿、洋地黄毒苷片、其他试剂等

五、评价标准

评价标准见表1-4-21。

表1-4-21 荧光分析法测定药物的含量评价标准

评价内容		分值	考核点及评分细则
职业素养与操作规范20分		5	工作服穿着规范,双手洁净,不染指甲,不留长指甲,不披发得5分
		5	清查给定的药品、试剂、仪器、药典、检验报告单得5分
		5	爱护仪器,不浪费药品、试剂,及时记录实验数据得5分
		5	检查完毕后按要求将仪器、药品、试剂等清理复位得5分
技能80分	配制溶液	24	清洗容量仪器得3分
			取样、称量得5分
			溶解得3分
			转移得3分
			定容得3分
			过滤得3分
			移液、稀释得4分
	测定	26	选择光源与比色皿得4分
			设定参数得2分
			使用比色皿得6分
			空白校正得3分
			测量供试品溶液得3分
			读取数据得3分
			操作连贯得5分
	计算	15	代入公式得6分
			结果计算得9分
	结果判断	15	测定结果与药典标准比较得5分
			准确度(与实际值比较):≤±0.2%得10分;>±0.2%~≤±0.4%得8分;>±0.4%~≤±0.6%得5分;>±0.6%~≤±1.0%得2分;>±1.0%以上得0分

六、任务报告单

根据给定的信息将任务报告单填写完整(表1-4-22)。

表 1 - 4 - 22　荧光分析法测定药物的含量任务报告单

测定样品				
仪器型号				
测定条件				
样品的总质量 W_0(g)				
稀释倍数 D		吸收池厚度 L		
对照品浓度				
空白溶剂荧光读数 R		对照品溶液荧光读数 R		
次数	第一次		第二次	
样品质量 W(g)				
试样	空白溶剂	样品溶液	空白溶剂	样品溶液
荧光读数 R				
样品含量(%)				
样品平均含量(%)				
结果判断				

任务三　高效液相色谱法测定药物的含量

【知识目标】

掌握高效液相色谱仪结构特点、基本原理、方法及其在药物含量测定中的应用;掌握含量计算方法。

【技能目标】

能规范熟练使用高效液相色谱仪;能正确进行样品前处理;能根据药品质量标准的规定独立完成药品的含量测定,准确记录、处理分析数据,评价药物质量。

高效液相色谱法是一种以高压液体为流动相的现代液相色谱法。其基本方法是用高压输液泵将具有不同极性的单一溶剂或不同比例的混合溶剂、缓冲液等流动相泵入装有固定相的色谱柱,经进样阀注入供试品,由流动相带入柱内,在柱内各成分被分离后,依次进入检测器,色谱信号由记录仪或积分仪记录,进行数据处理后,得到测定结果。

高效液相色谱法具有高柱效、高选择性、分析速度快、灵敏度高、重复性好、应用范围广等优点。主要是用于分子量较大、难气化、不易挥发或对热敏感的物质。

高效液相色谱法在进行定量分析时,常用内标法加校正因子和外标法。

1. 内标法加校正因子

按各品种项下的规定,精密称取对照品和内标物质,分别配成溶液,精密量取各溶液,配成校正因子测定用的对照溶液。取一定量注入仪器,记录色谱图。按下式计算校正因子:

$$校正因子(f) = \frac{A_S/C_S}{A_R/C_R}$$

式中,A_S 为内标溶液的峰面积或峰高,A_R 为对照品溶液的峰面积或峰高,C_S 内标物质的浓度,C_R 为对照品溶液的浓度。

再取各品种项下含有内标物质的供试品溶液,注入仪器,记录色谱图,再按下式计算含量:

$$含量(\%) = \frac{\dfrac{f \times \dfrac{A_X}{A'_S} \times C'_S}{C_X} \times \bar{W}}{标示量} \times 100\%$$

式中,A_X 为供试品溶液的峰面积或峰高,A'_S 为内标物质的峰面积或峰高,C'_S 为内标物质的浓度,C_X 为供试品的浓度。

2. 外标法

按各项下的规定,精密称取对照品和供试品,分别配成对照品溶液和供试品溶液,分别精密量取一定量,注入仪器,记录色谱图,按下式计算含量:

$$含量(\%) = \frac{\dfrac{C_R \times \dfrac{A_X}{A_R}}{C_X} \times \bar{W}}{标示量} \times 100\%$$

式中各符号意义同前。

一、任务描述

取三唑仑片(规格为 0.25mg)50 片,精密称定,研细,精密称取适量(约相当于三唑仑6mg)置于 100mL 量瓶中,加甲醇-水(1:1)50mL,微热,振摇使三唑仑溶解,放冷,加甲醇-水(1:1)稀释至刻度,摇匀,经滤膜(孔径不得大于 0.45μm)滤过,取续滤液作为供试品溶液,另取三唑仑对照品适量,精密称定,加甲醇-水(1:1)溶解并定量稀释制成 1mL 中约含有0.12mg的溶液,作为对照品溶液。照高效液相色谱法[《中国药典》(2015 年版)四部通则0512]测定三唑仑片的含量,按外标法以峰面积计算。本品含三唑仑应为标示量的 90.0%～110.0%。按《中国药典》(2015 年版)规定,操作规范、独立完成含量测定的任务。

二、操作步骤

预计完成时间为 40 分钟。

1. 实验前准备

清查实验所需的药品、试剂、仪器等,将实验所需的仪器清洗干净,检查仪器各部件,配制好实验所需流动相,检查色谱柱,打开高效液相色谱仪,用流动相冲洗色谱柱。

2. 供试品制备

取三唑仑片(规格为 0.25mg)50 片,精密称定,研细,精密称取适量(约相当于三唑仑

6mg)置于 100mL 量瓶中,加甲醇-水(1∶1)50mL,微热,振摇使三唑仑溶解,放冷,加甲醇-水(1∶1)稀释至刻度,摇匀,经滤膜(孔径不得大于 0.45μm)滤过,取续滤液作为供试品溶液。

3. 对照品制备

精密称取三唑仑对照品适量,精密称定,加甲醇-水(1∶1)溶解并定量稀释制成 1mL 中约含有 0.12mg 的溶液,作为对照品溶液。

4. 进样

分别取供试品溶液和对照品溶液各 20μL,注入高效液相色谱仪。

5. 读取相关数据

记录色谱图,读取峰高、峰宽及峰面积等相关参数。

6. 含量测定

照高效液相色谱法外标法计算:

$$三唑仑(\%) = \frac{\dfrac{C_R \times \dfrac{A_X}{A_R}}{C_X}}{标示量} \times 100\%$$

7. 清场

实验操作完成后,将试剂倒入废液回收处,所用仪器清洗干净放回原处。

三、操作注意事项

(1)色谱柱与进样器及其出口端与检测器之间为无死体积连接,以免试样扩散影响分离。

(2)新柱或被污染柱用适当溶剂冲洗时,应将其出口端与检测器脱开,避免污染。

(3)使用的流动相应与仪器系统的原保存溶剂能互溶,如不互溶,则先取下上次的色谱柱,用异丙醇溶液过滤,进样器和检测器的流通池也注入异丙醇进行过滤,过滤完毕后,接上相应的色谱柱,换上本次使用的流动相。

(4)压力表无压力显示或压力波动时不能进行分析,应检查泵中气泡是否已排除,各连接处有无漏液,排除故障后方能进行操作。如压力升高,甚至自动停泵,应检查柱端有无污染堵塞,可小心卸开柱的进口端螺帽,挖出被污染填充剂后,补入同类填充剂,仔细安装后,再进行操作。

(5)发现记录基线波动,出现毛刺等现象,首先应检查检测器流通池中是否有气泡或污染,如不是流通池引起,可等待氘灯稳定,同时检查仪器的接地是否良好,必要时,换上新的氘灯,仪器稳定后方能进行操作。

(6)进样前,色谱柱应用流动相充分冲洗平衡,如系统适用性不符合规定,或填充剂已损坏,则应更换新的同类色谱柱进行分析,由于同类填充剂的化学键合相的键合度及性能等存在一定差异,往往依法操作达不到预定的分离时,可更换另一牌号的色谱柱进行试验。

(7)以硅胶作载体的化学键合相填充剂的稳定性受流动相 pH 值的影响,使用时,应详细参阅该柱的说明书,在规定的 pH 值范围内选用流动相,一般的 pH 范围为 2.5~7.5。使用高pH 值下的使用时间,用后立即冲洗。

(8)各色谱柱的使用应予登记,以方便选择和更新。

(9)色谱流路系统,从泵、进样器、色谱柱到检测器流通池,在分析完毕后,均应充分冲洗,特别是用过含盐流动相的,更应注意先用水,再用甲醇-水,充分冲洗。如发现泵漏液等较严重的情况,应请有经验的维修人员进行检查,维修。

四、实施条件

实施条件见表1-4-23。

表1-4-23 高效液相色谱法测定药物的含量实施条件

项目	基本实施条件
场地	药物检验实训室
设备	高效液相色谱仪
物料	笔、纸、量具、计算器等

五、评价标准

评价标准见表1-4-24。

表1-4-24 高效液相色谱法测定药物的含量评价标准

评价内容		分值	考核点及评分细则
职业素养与操作规范 20分		5	工作服穿着规范,双手洁净,不染指甲,不留长指甲,不披发得5分
		5	遵守考场纪律得5分
		5	回答问题沉着、冷静得5分
		5	答卷整洁、字迹工整得5分
技能 80分	实验前准备	13	准备流动相,检查仪器和色谱柱型号得8分
			正确打开高效液相色谱仪得5分
	供试品准备	15	精密称取供试品,研细后,精密称取适量得8分
			正确配置供试品溶液得7分
	对照品制备	12	精密称取对照品得5分
			正确配置对照品溶液得7分
	进样	10	正确进样、记录色谱图并正确读取峰面积等参数得10分
	计算	20	正确列出含量计算公式得10分
			正确计算含量得10分
	结果判断	10	检查结果与药典标准比较判断正确得5分
			按时完成任务报告单得5分

六、任务报告单

根据给定的信息将任务报告单填写完整(表1-4-25)。

表 1 - 4 - 25　高效液相色谱法测定药物的含量任务报告单

测定样品		
仪器型号		
色谱柱型号		
流动相		
对照品的浓度		
样品质量 W(g)	(1)	
	(2)	
参数	t_R/分钟	A(峰面积)
对照品		
样品(1)		
样品(2)		
样品含量(%)		
样品平均含量(%)		
结果判断		

任务四　气相色谱法测定药物的含量

【知识目标】

掌握气相色谱仪结构特点、基本原理、方法及其在药物含量测定中的应用;掌握含量计算方法。

【技能目标】

能规范熟练使用气相色谱仪;能正确进行样品前处理;能根据药品质量标准的规定独立完成药品的含量测定,准确记录、处理分析数据,评价药物质量。

气相色谱法是一种以气体为流动相,以液体或固体为固定相的色谱分析方法,主要用于气体和易挥发物或可转化物的液体和固体药物的测定。

气相色谱法具有高选择性、高效、高灵敏度、分析速度快等优点。

气相色谱法在进行定量分析时,也常用内标法加校正因子和外标法,其含量计算公式同高效液相色谱法。

一、任务描述

取维生素 E 软胶囊(规格为 0.1g)10 粒,精密称定,研细,精密称取适量(约相当于维生素 E 20mg)置于棕色具塞锥形瓶中,精密加入内标溶液 10mL,密闭振摇使溶解,分别取内标溶液和供试品溶液 1μL 注入气相色谱仪中,照高效液相色谱法[《中国药典》(2015 年版)四部通则 0521]测定维生素 E 软胶囊的含量,按内标法加校正因子以峰面积计算。本品含维生素 E 应为标示量的 90.0%～110.0%。按《中国药典》(2015 年版)规定,操作规范、独立完成含量测定的任务。

二、操作步骤

预计完成时间为 40 分钟。

1. 实验前准备

清查实验所需的药品、试剂、仪器等,将实验所需的仪器清洗干净,检查仪器各部件,检查色谱柱,打开气相色谱仪,预热仪器。

2. 对照品制备

精密称取正三十二烷适量,加正己烷溶解,稀释成每毫升中含有 1mg 的溶液,摇匀作为内标溶液。

精密称取维生素 E 对照品适量(约 20mg),置于棕色具塞锥形瓶中,精密加入内标溶液 10mL,密塞,振摇使溶解,得对照品溶液。

3. 样品制备

精密称取维生素 E 软胶囊内容物适量(约含维生素 E 20mg),置于棕色具塞锥形瓶中,精密加入内标溶液 10mL,密塞,振摇使溶解,得供试品溶液。

4. 进样

分别取供试品溶液和对照品溶液各 $1\mu L$,注入气相色谱仪。

5. 读取相关数据

记录色谱图,读取峰高、峰宽及峰面积等相关参数。

6. 含量测定

照气相色谱法内标法加校正因子计算:

$$维生素\ E(\%) = \frac{f \times \frac{A_x}{A_s} \times C'_s}{C_x} \times \overline{W}}{标示量} \times 100\%$$

7. 清场

实验操作完成后,将试剂倒入废液回收处,所用仪器清洗干净放回原处。

三、操作注意事项

(1)干燥剂硅胶、分子筛以及活性炭在使用一段时间后,其净化效果降低,需要及时更换或烘干、再生后重新使用。

(2)在使用稳流阀时,应使其针形阀处于"开"的状态,从大流量调到小流量,气体的进、出口不要反接,以免损坏流量控制器。

(3)用微量注射器手动进样时,注射速度要快,注射速度慢时会使样品的气化过程变长,导致样品进入色谱柱的初始谱带变宽。正确的注射方法应当是:取样后,一手持注射器(注意防止气化室的高气压将针芯吹出),另一只手保护针尖(防止插入隔垫时弯曲),先小心地将注射针头穿过隔垫,随即以最快的速度将注射器插到底,与此同时迅速将样品注射入气化室(注意不要使针芯弯曲),然后快速拔出注射器。推注样品所用时间越短越好,注射器在气化室中停留的时间不宜长,而最重要的是留针时间应严格控制前后一致。

(4)避免样品之间的相互干扰,取样之前先用样品溶剂洗针至少 3 次(抽满针管的三分之二,再排出),要用再分析的样品溶液洗针至少 3 次,然后取样(多次上下抽动),这样基本上可以取消样品之间的相互干扰(记忆效应)。

(5)FID检测器离子头内的喷嘴和收集极,在使用一定时间后应进行清洗,否则燃烧后的灰烬会污染喷嘴和收集极,从而降低灵敏度。方法是卸下喷嘴和收集极清洗,先用通针通喷嘴,必要时用金相砂纸打磨,然后将喷嘴用5%硝酸再用水超声1~2小时,清洗。在100~120℃烘干。收集极同法处理。

四、实施条件

实施条件见表1-4-26。

表1-4-26 气相色谱法测定药物的含量实施条件

项目	基本实施条件
场地	药物检验实训室
设备	气相色谱仪
物料	笔、纸、量具、计算器等

五、评价标准

评价标准见表1-4-27。

表1-4-27 气相色谱法测定药物的含量评价标准

评价内容		分值	考核点及评分细则
职业素养与操作规范 20分		5	工作服穿着规范,双手洁净,不染指甲,不留长指甲,不披发得5分
		5	遵守考场纪律得5分
		5	回答问题沉着、冷静得5分
		5	答卷整洁、字迹工整得5分
技能 80分	实验前准备	13	准备流动相,检查仪器和色谱柱型号得8分
			正确打开高效液相色谱仪得5分
	对照品制备	15	精密称取内标物质和对照品得5分
			正确配置内标溶液和对照品溶液得7分
	供试品准备	12	精密称取供试品,混合内容物后,精密称取适量得8分
			正确配置供试品溶液得7分
	进样	10	正确进样、记录色谱图并正确读取峰面积等参数得10分
	计算	20	正确列出含量计算公式得10分
			正确计算含量得10分
	结果判断	10	检查结果与药典标准比较判断正确得5分
			按时完成任务报告单得5分

六、任务报告单

根据给定的信息将任务报告单填写完整(表1-4-28)。

表1-4-28　气相色谱法测定药物的含量任务报告单

测定样品		
仪器型号		
色谱柱型号		
测定条件		
内标物的浓度		
对照品的浓度		
样品质量 W(g)	(1)	
	(2)	
参数	t_R/分钟	A(峰面积)
对照品		
内标物		
样品(1)		
样品(2)		
样品含量(%)		
样品平均含量(%)		
结果判断		

下篇

药物检验技术综合技能训练

模块一　原料药综合检验训练

原料药指用于生产各类制剂的原料药物,是制剂中的有效成分,由化学合成、植物提取或者生物技术所制备的各种用来作为药用的粉末、结晶、浸膏等,但患者无法直接服用的物质。原料药只有加工成为药物制剂,才能成为可供临床应用的医药,所以原料药的杂质水平(有关物质、残留有机溶剂、无机杂质)、相关理化性质(晶形、粒度等)、原料药的稳定性和可能的污染和交叉污染等因素,直接会影响其制剂的质量、安全性和有效性,因此要严格控制其质量。本模块主要包括阿司匹林原料药的综合检验训练和维生素C原料药的综合检验训练两个项目。

项目一　阿司匹林原料药的综合检验训练

阿司匹林原料药的综合检验训练是指依据相关检验标准和规定,采用各种有效的检验技术或方法对阿司匹林原料药的质量进行检验,并将检查结果与质量标准规定相比较,最终判断被检验的阿司匹林原料药是否符合质量标准的一系列质量控制活动。

阿司匹林原料药的综合检验训练是一项专业性、技术性、综合性、全面性很强的业务工作,其质量指标包括性状、鉴别、杂质检查与含量测定。

此项目下主要包括阿司匹林原料药的性状检查、鉴别、杂质检查、含量测定、检验报告书五个任务。

阿司匹林的质量标准[《中国药典》(2015 年版)]

阿司匹林

Asipilin

Aspirin

本品为 2-(乙酰氧基)苯甲酸。按干燥品计算,含 $C_9H_8O<$不得少于 99.5%。

【性状】本品为白色结晶或结晶性粉末;无臭或微带醋酸臭;遇湿气即缓缓水解。本品在乙醇中易溶,在三氯甲烷或乙醚中溶解,在水或无水乙醚中微溶;在氢氧化钠溶液或碳酸钠溶液中溶解,但同时分解。

【鉴别】

(1)取本品约 0.1g,加水 10mL,煮沸,放冷,加三氯化铁试液 1 滴,即显紫堇色。

(2)取本品约 0.5g,加碳酸钠试液 10mL,煮沸 2 分钟后,放冷,加过量的稀硫酸,即析出白色沉淀,并发生醋酸的气味。

(3)本品的红外光吸收图谱应与对照的图谱一致。

【检查】

溶液的澄清度　取本品 0.50g,加入温热至约 45℃的碳酸钠试液 10mL 溶解后,溶液应澄清。

游离水杨酸检查　临用新制。取本品约 0.1g,精密称定,置 10mL 量瓶中,加 1‰冰醋酸的甲醇溶液适量,振摇使溶解,并稀释至刻度,摇匀,作为供试品溶液;取水杨酸对照品约 10mg,精密称定,置 100mL 量瓶中,加 1‰冰醋酸的甲醇溶液适量使溶解并稀释至刻度,摇匀,精密量取 5mL,置 50mL 量瓶中,用 1‰冰醋酸的甲醇溶液稀释至刻度,摇匀,作为对照品溶液。照高效液相色谱法(通则 0512)试验。用十八烷基硅烷键合硅胶为填充剂;以乙腈-四氢呋喃-冰醋酸-水(20∶5∶5∶70)为流动相;检测波长为 303nm。理论板数按水杨酸峰计算不低于 5000,阿司匹林峰与水杨酸峰的分离度应符合要求,立即精密量取对照品溶液与供试品溶液各 10μL 分别注入液相色谱仪,记录色谱图。供试品溶液色谱图中如有与水杨酸峰保留时间一致的色谱峰,按外标法以峰面积计算,不得过 0.1‰。

易炭化物检查　取本品 0.5g,依法检查(通则 0842),与对照液(取比色用氯化钴液0.25mL、比色用重铬酸钾液 0.25mL、比色用硫酸铜液 0.40mL,加水使成 5mL)比较,不得更深。

有关物质检查　取本品约 0.1g,精密称定,置 10mL 量瓶中,加 1‰冰醋酸的甲醇溶液适量,振摇,使溶解并稀释至刻度,摇匀,作为供试品溶液,精密量取 1mL,置 200mL 量瓶中,用 1‰冰醋酸的甲醇溶液稀释至刻度,摇匀,作为对照溶液;精密量取对照溶液 1mL,置 10mL 量瓶中,用 1‰冰醋酸的甲醇溶液稀释至刻度,摇匀,作为灵敏度溶液。照高效液相色谱法(通则 0512)试验。用十八烷基硅烷键合硅胶为填充剂;以乙腈-四氢呋喃-冰醋酸-水(20∶5∶5∶70)为流动相 A,乙腈为流动相 B,按表 2-1-1 进行梯度洗脱,检测波长为 276nm。阿司匹林峰的保留时间约为 8 分钟,阿司匹林峰与水杨酸峰的分离度应符合要求。分别精密量取供试品溶液、对照溶液、灵敏度溶液与游离水杨酸检查项下的水杨酸对照品溶液各 10μL,注入液相色谱仪,记录色谱图。供试品溶液色谱图中如有杂质峰,除水杨酸峰外,其他各杂质峰面积的和不得大于对照溶液主峰面积(0.5‰)。供试品溶液色谱图中小于灵敏度溶液主峰面积的色谱峰忽略不计。

表 2-1-1　梯度洗脱

时间(分钟)	流动相 A%	流动相 B%
0.0	100	0
60.0	20	80

干燥失重检查　取本品,置五氧化二磷为干燥剂的干燥器中,在 60℃减压干燥至恒重,减失重量不得过 0.5‰(通则 0831)。

炽灼残渣检查　本法［《中国药典》(2015 年版)四部附录通则 0841］中所称"炽灼残渣",系指将药品(多为有机化合物)经加热灼烧至完全灰化,再加硫酸 0.5～1.0mL 并炽灼(700～800℃)至恒重后遗留的金属氧化物或其硫酸盐,不得过 0.1‰。

重金属检查　取本品 1.0g,加乙醇 23mL 溶解后,加醋酸盐缓冲液(pH 3.5)2mL 依法检查(通则 0821 第一法),含重金属不得过百万分之十。

【含量测定】取本品约 0.4g,精密称定,加中性乙醇(对酚酞指示液显中性)20mL 溶解后,加酚酞指示液 3 滴,用氢氧化钠滴定液(0.1mol/L)滴定。每毫升氢氧化钠滴定液(0.1mol/L)相当于 18.02mg 的 $C_9H_8O_4$。

【类别】解热镇痛、非甾体抗炎药,抗血小板聚集药。

【贮藏】密封,在干燥处保存。

【制剂】阿司匹林片;阿司匹林肠溶片;阿司匹林肠溶胶囊;阿司匹林泡腾片;阿司匹林栓。

任务一 阿司匹林原料药的性状检查

【知识目标】

掌握易溶、溶解、微溶的概念;掌握阿司匹林与碱性溶液反应的原理。

【技能目标】

能熟练地查阅《中国药典》凡例关于溶解度的概念及试验方法;能独立、规范、熟练地完成溶解度试验;能正确记录实验现象与结果;能将其结果与《中国药典》比较,得出客观的结论。

阿司匹林,化学名称乙酰水杨酸,是日常生活中最熟悉的一种解热镇痛药。在一个阿司匹林分子中,有一个苯环,一个羧基,一个酯基,并且羧基和酯基连接在苯环的相邻的两个碳原子上。阿司匹林结构中含有羧基,因此阿司匹林具有酸的通性,能与碱发生中和反应。

一、任务描述

按《中国药典》(2015年版)规定,操作规范、独立完成阿司匹林原料药的性状检查的任务:
①本品为白色结晶或结晶性粉末;无臭或微带醋酸臭;遇湿气即缓缓水解。②本品在乙醇中易溶,在三氯甲烷或乙醚中溶解,在水或无水乙醚中微溶。在氢氧化钠溶液或碳酸钠溶液中溶解,但同时分解。

二、操作步骤

要求在100分钟内完成如下操作步骤。

1.操作前准备

准备好阿司匹林原料药、溶液试验所需各种溶剂、玻璃仪器等。

2.性状观察

根据《中国药典》(2015年版),对照准备好的阿司匹林原料药,准确客观描述阿司匹林原料药的颜色、形态、气味等物理性质。

3.溶解度试验

阿司匹林原料药的溶解度试验见表2-1-2。

表2-1-2 阿司匹林原料药的溶解度试验

溶剂	溶解度定义	溶解	所加溶剂量(mL)
乙醇	易溶:系指溶质1g(mL)能在溶剂1~10mL中溶解	称量1.0g原料药,先加乙醇1mL溶解,然后每次加2mL溶剂,观察溶解情况	

溶剂	溶解度定义	溶解	所加溶剂量(mL)
三氯甲烷	溶解:系指溶质 1g(mL) 能在溶剂 10~30mL 中溶解	称量 1.0g 原料药,先加三氯甲烷(乙醚)10mL 溶解,然后每次加 5mL 溶剂,观察溶解情况	
乙醚			
水	微溶:系指溶质 1g(mL) 能在溶剂 100~1000mL 中溶解	称量 1.0g 原料药,先加水(无水乙醚)100mL 溶解,然后每次加 100mL 溶剂,观察溶解情况	
无水乙醚			
氢氧化钠溶液	溶解:系指溶质 1g(mL) 能在溶剂 10~30mL 中溶解	称量 1.0g 原料药,先加氢氧化钠溶液(碳酸钠溶液)10mL 溶解,然后每次加 5mL 溶剂,观察溶解情况	
碳酸钠溶液			

4.填写检验报告单

完成阿司匹林原料药性状检查的原始记录,并准确完成阿司匹林原料药检验报告单性状栏中的标准规定与检验结果的填写。

5.清场

操作完成后,清理实验台,并将相关物品归位。

6.操作注意事项

溶解度试验在室温下进行试验,每次加入溶剂量间隔 5 分钟,并振摇 30 秒,30 分钟后再观察溶解情况。

溶解度试验针对的供试品必须是原料药,否则制剂中添加的辅料对溶解度观察有干扰。

三、实施条件

实施条件见表 2-1-3。

表 2-1-3　阿司匹林原料药的性状检查实施条件

项目	基本实施条件
场地	药物检验实训室
设备	分析天平(千分之一)
物料	阿司匹林原料药、乙醇、三氯甲烷、乙醚、水、无水乙醚、氢氧化钠溶液、碳酸钠溶液、量筒(5mL、20mL、100mL)、胶头滴管、烧杯 7 个、玻璃棒等

四、评价标准

评价标准见表 2-1-4。

表 2-1-4 阿司匹林原料药的性状检查评价标准

评价内容		分值	评分细则
职业素养与操作规范 20分		5	工作服穿着规范,双手洁净,不染指甲,不留长指甲,不披发得5分
		5	爱护仪器,不浪费药品、试剂,及时记录实验数据得5分
		5	操作完毕后将仪器、药品、试剂等清理复位得5分
		5	清场得5分
技能 80分	性状检查操作	45	准备检查所需仪器得5分
			规范取药得10分
			描述药品颜色、气味、状态正确得20分
			溶解度试验操作规范、有条理得10分
	性状检查结果	35	检测结果与药典标准比较得15分
			完成药品原始记录得10分
			在规定时间内完成任务得10分

五、原始记录

原始记录见表2-1-5。

表 2-1-5 阿司匹林原料药的性状检查原始记录

编码:

物料名称		物料编码		检验单号	
批/编号		规 格		检验目的	
来 源		数 量		检验日期	
检验依据		取样量		报告日期	
【性状】					
结论					

复核人: 　　　　　　　　检验人:

任务二　阿司匹林原料药的鉴别

【知识目标】

掌握阿司匹林的化学结构；掌握阿司匹林的化学性质；了解红外仪器的原理。

【技能目标】

能熟练地查阅《中国药典》关于阿司匹林原料药的化学鉴别方法与相关试剂溶液的配制方法；能独立、规范、熟练地配制有关试剂溶液；能正确记录化学反应现象与结果，并将其结果与《中国药典》比较，得出客观的结论；掌握溴化钾压片法制备固体样品的方法；掌握红外光谱仪的使用方法；初步学会对红外吸收光谱图的解析，并将其结果与《药品红外光谱集》比较，得出客观的结论。

阿司匹林原料药的鉴别主要包括化学鉴别和红外鉴别。

阿司匹林结构中含有羧基，因此阿司匹林具有酸的通性。阿司匹林分子中又有一个酯基，因而它又可以在无机酸或碱的催化并微热（水浴）条件下，水解生成水杨酸和乙酸。生成的水杨酸结构中由于有游离的酚羟基，因而可以和起显色反应。有的阿司匹林片有醋酸臭味，就是因为阿司匹林在保存过程中，贮存不当，与空气中的水蒸气接触，缓慢发生水解作用，生成了醋酸。

阿司匹林的红外特征峰在 2800 左右是苯环 CH 伸缩振动和 1600～1800 左右的是两种 C＝O 伸缩振动，1400～1600 左右是苯环骨架振动。

一、任务描述

按《中国药典》（2015 年版）规定，操作规范、独立完成阿司匹林原料药的鉴别。

（1）化学鉴别的任务：①取本品约 0.1g，加水 10mL，煮沸，放冷，加三氯化铁试液 1 滴，即显紫堇色；②取本品约 0.5g，加碳酸钠试液 10mL，煮沸 2 分钟后，放冷，加过量的稀硫酸，即析出白色沉淀，并发出醋酸的气味。

（2）红外鉴别任务：本品的红外光吸收图谱应与对照的图谱一致。

二、操作步骤

（一）化学鉴别

要求在 60 分钟内完成如下操作步骤。

1. 操作前准备

准备好称量相关物品、配制试液所需实验试剂品、酒精灯、火柴、洁净的试管、试管夹等，分析天平开机预热。

2. 配制试液

根据《中国药典》（2015 年版），配制三氯化铁试液、碳酸钠试液和稀硫酸试液，装入试剂瓶，并贴上标签。

3. 称量药品

计算称量范围,规范、正确地使用分析天平称量药品,并装入试管中。

4. 鉴别

按要求完成阿司匹林原料药的化学鉴别反应,并能显示出正确的实验现象。完成检验报告书的相关内容。

5. 清场

操作完成后,将相关物品归位。

6. 操作注意事项

在使用酒精灯煮沸阿司匹林原料药溶液时,试管口不要朝向有人的地方,且边加热边摇晃试管,以免受热不均匀试管破裂。

阿司匹林水解产生醋酸臭气的现象,容易被忽略,要认真观察。

(二)红外鉴别

要求在 90 分钟内完成如下操作步骤。

1. 操作前准备

红外仪器开机预热,将研磨装置、压片装置及相关物品准备好。

2. KBr 空白样的压片

取 0.2～0.4g KBr,在玛瑙研钵中充分研细。

在底座上先放一个样品底座(硅碳钢圆柱,光滑干净面向上),再将压片框架平稳地套在样品底座露出部分上。

将充分研磨的空白样粉末倒入样品框架中(注意尽量不要散落到侧壁上),用药匙柄将粉末铺平后放上第二个样品底座,此时光滑面向下。套上保护外套,放上弹簧,最后插入模压杆。

用手掌按紧模压杆,放在手动液压机上,打开液压机油阀,关闭气阀(顺时针到转不动),用压杆增压,直到表头示数达 80KN,稳定 5 分钟左右。

打开气阀,从液压机上取下制片模具,将样品底座和样品框架一同取出,放在模压底座上,套上保护外套,插入模压冲杆,整个装置再放到液压机上轻压,听到"铛"的响声即停。此时空白样完成压片。

3. 阿司匹林原料药样品的压片

取 0.2～0.4g KBr,在玛瑙研钵中充分研细,然后取 2～4mg 阿司匹林,即样品的量约为 KBr 的 1％,充分研磨细,混合均匀。余下步骤同上。

4. 红外扫描

分别将制的空白片和样品片,用镊子轻轻夹起放入样品架的样品腔中,用磁片固定好,插入到仪器的样品槽中。

先检测空白片,除去空白干扰;再测样品片,得到阿司匹林原料药的红外谱图,保存并标峰,打印出红外谱图。

5. 谱图对照

将所得到的红外谱图与对照的图谱进行对照。

6. 填写检验报告书

给出化学鉴别和红外鉴别结论,完成检验报告书的相关内容。

7. 清场

操作完成后,洗净所有玻璃仪器设备,并将相关物品归位。

8. 操作注意事项

KBr 不纯时,则要做空白样,如 KBr 为高纯时,用空气做空白样即可。

三、实施条件

实施条件见表 2-1-6,2-1-7。

表 2-1-6　阿司匹林原料药的化学鉴别实施条件

项目	基本实施条件
场地	药物检验实训室
设备	分析天平(千分之一)
物料	阿司匹林原料药、药匙、10mL 量筒、酒精灯、火柴、试剂瓶、三氯化铁、碳酸钠、硫酸、容量瓶、试管、胶头滴管等

表 2-1-7　阿司匹林原料药的红外鉴别实施条件

项目	基本实施条件
场地	药物检验实训室
设备	红外光谱仪
物料	阿司匹林原料药、高纯 KBr、玛瑙研钵、制片装置等

四、评价标准

评价标准见表 2-1-8。

表 2-1-8　阿司匹林原料药的鉴别评价标准

评价内容	分值	评分细则
职业素养与操作规范 20分	5	工作服穿着规范,双手洁净,不染指甲,不留长指甲,不披发得 5 分
	5	爱护仪器,不浪费药品、试剂,及时记录实验数据得 5 分
	5	操作完毕后将仪器、药品、试剂等清理复位得 5 分
	5	清场得 5 分

评价内容		分值	评分细则
技能 80分	化学鉴别操作	20	仪器、试剂准备得3分
			试液的配制得9分
			药品的称量得3分
			得出并记录药品鉴别结果得5分
	红外鉴别操作	30	红外开机预热,玛瑙研钵、压片装置准备得5分
			KBr压片操作正确得5分
			KBr压片符合要求得5分
			样品压片操作正确得5分
			样品压片符合要求得5分
			电脑扫描操作正确并记录红外扫描图得5分
	鉴别结果	30	检测结果与药典标准比较得10分
			完成药品原始记录得10分
			在规定时间内完成任务得10分

五、原始记录

原始记录见表2-1-9。

表2-1-9 阿司匹林原料药的鉴别原始记录

编码:

物料名称		物料编码		检验单号	
批/编号		规　格		检验目的	
来　源		数　量		检验日期	
检验依据		取样量		报告日期	

【鉴别】

结论	

复核人:　　　　　　　　　　检验人:

任务三　阿司匹林原料药的检查

【知识目标】

掌握阿司匹林的化学结构与化学性质及澄清度检查原理;掌握阿司匹林原料药的特殊杂质来源,了解高效液相色谱仪的原理;掌握易炭化物的定义与杂质限量的定义;掌握杂质限量的计算;掌握有关物质的来源,了解高效液相色谱仪的原理;掌握干燥失重的定义、分类与原理;掌握炽灼残渣的定义;掌握重金属的定义及检查原理。

【技能目标】

掌握澄清度的检查方法;能熟练地按《中国药典》要求配制供试品溶液、对照品溶液以及流动相;能熟练操作高效液相色谱仪;能熟练处理实验数据;能熟练地用对照法对杂质进行检查;能熟练地按《中国药典》要求配制供试品溶液、对照品溶液、灵敏度溶液以及流动相 A 和 B;能熟练操作高效液相色谱仪;能熟练处理实验数据;掌握干燥失重的操作方法;掌握干燥失重的计算;掌握炽灼残渣的操作和计算;掌握重金属检查方法及标准铅溶液的浓度计算。

阿司匹林原料药的制备是以水杨酸为原料,醋酸为溶剂,醋酐为酰化剂,在 70～80℃进行乙酰化反应制得。根据其合成工艺,阿司匹林中可能引入未完全反应的原料、中间体及副产物,在贮藏过程中还可能产生水解产物,因此《中国药典》(2015 年版)在阿司匹林项下规定了溶液的澄清度检查、游离水杨酸检查、易炭化物检查、有关物质检查、干燥失重检查、炽灼残渣检查、重金属检查。

澄清度检查:该项检查系控制阿司匹林原料药中无羧基的特殊杂质的量。其原理是基于阿司匹林分子结构中含羧基,可溶于碳酸钠试液;而苯酚、醋酸苯酯、水杨酸苯酯及乙酰水杨酸苯酯等杂质不溶的特性。

游离水杨酸检查:阿司匹林生产过程中乙酰化不完全或贮藏过程中水解产生水杨酸,水杨酸对人体有毒,而且已被空气氧化成一系列红棕色甚至深棕色醌型有色物质,使阿司匹林成品变色。利用阿司匹林无酚羟基,不能直接与高铁盐作用,而水杨酸则可与高铁盐反应生成紫堇色配合物的原理进行。

易炭化物检查:检查能被硫酸炭化呈色的低分子有机杂质。

有关物质检查:阿司匹林中的有关物质系指除游离水杨酸外的合成原料药苯酚及其他合成副产物,如醋酸苯酯、水杨酸苯酯、水杨酸水杨酸、水杨酸酐、乙酰水杨酸苯酯等杂质。2015版药典利用了 HPLC 量化了杂质的限量。色谱条件与系统适用性试验用十八烷基硅烷键合硅胶为填充剂,以乙腈-四氢呋喃-冰醋酸-水(20∶5∶5∶70)为流动相 A,乙腈为流动相 B,按表 2-1-10 进行线性梯度洗脱;检测波长为 276nm。阿司匹林峰的保留时间约为 8 分钟,理论板数按阿司匹林峰计算不低于 5000,阿司匹林峰与水杨酸峰分离度应符合要求。

表 2-1-10　线性梯度洗脱

时间(分钟)	流动相 A%	流动相 B%
0.0	100	0
60.0	20	80

方法——HPLC 梯度洗脱,主成分自身对照法(0.5%)

色谱柱——ODS

流动相——A:乙腈-四氢呋喃-冰醋酸-水(20:5:5:70)

　　　　　B:乙腈

检测波长——276nm

原料药——阿司匹林

供试品溶液——0.01g/mL

对照溶液——0.05mg/mL

灵敏度试验溶液——0.005mg/mL

干燥失重检查:干燥失重系指待测物品在规定的条件下,经干燥至恒重后所减少的重量,通常以百分率表示。干燥失重测定法分为常压恒温干燥法、减压干燥法及干燥剂干燥法。阿司匹林原料药用到的是减压干燥法,其操作方法:按常压恒温干燥法处理供试品,采用减压干燥器或恒温减压干燥箱时,除另有规定外,压力应在 2.67kPa(20mmHg)以下。干燥器中常用的干燥剂为五氧化二磷、无水氯化钙或硅胶。

炽灼残渣检查:有机药物经炭化或无机药物加热分解后,加硫酸湿润,先低温再高温(700~800℃)炽灼,使完全灰化,有机物分解挥发,残留的非挥发性无机杂质(多为金属的氧化物或无机盐类)成为硫酸盐,称为炽灼残渣(BP 称硫酸灰分),称重,判断是否符合限量规定。

重金属检查:重金属系指在实验条件下能与硫代乙酰胺或硫化钠作用显色的金属杂质。因其能使蛋白质变性而危害人体健康,所以检测就显得很有必要。阿司匹林原料药重金属检查用的是第一法。

一、任务描述

(1)澄清度检查:取本品 0.50g,加温热至约 45℃的碳酸钠试液 10mL 溶解后,溶液应澄清。

(2)游离水杨酸检查:临用新制。取本品约 0.1g,精密称定,置 10mL 量瓶中,加 1% 冰醋酸的甲醇溶液适量,振摇使溶解,并稀释至刻度,摇匀,作为供试品溶液;取水杨酸对照品约 10mg,精密称定,置 100mL 量瓶中,加 1% 冰醋酸的甲醇溶液适量使溶解并稀释至刻度,摇匀,精密量取 5mL,置 50mL 量瓶中,用 1% 冰醋酸的甲醇溶液稀释至刻度,摇匀,作为对照品溶液。照高效液相色谱法(通则 0512)试验。用十八烷基硅烷键合硅胶为填充剂;以乙腈-四氢呋喃-冰醋酸-水(20:5:5:70)为流动相;检测波长为 303nm。理论板数按水杨酸峰计算不低于 5000,阿司匹林峰与水杨酸峰的分离度应符合要求,立即精密量取对照品溶液与供试品溶液各 10μL 分别注入液相色谱仪,记录色谱图。供试品溶液色谱图中如有与水杨酸峰保留时间一致的色谱峰,按外标法以峰面积计算,不得过 0.1%。

(3)易炭化物检查：取本品 0.5g，依法检查（通则 0842），与对照液（取比色用氯化钴液 0.25mL、比色用重铬酸钾液 0.25mL、比色用硫酸铜液 0.40mL，加水使成 5mL）比较，不得更深。

(4)有关物质检查：取本品约 0.1g，精密称定，置 10mL 量瓶中，加 1%冰醋酸的甲醇溶液适量，振摇，使溶解并稀释至刻度，摇匀，作为供试品溶液，精密量取 1mL，置 200mL 量瓶中，用 1%冰醋酸的甲醇溶液稀释至刻度，摇匀，作为对照溶液；精密量取对照溶液 1mL，置 10mL 量瓶中，用 1%冰醋酸的甲醇溶液稀释至刻度，摇匀，作为灵敏度溶液。照高效液相色谱法（通则 0512）试验。用十八烷基硅烷键合硅胶为填充剂；以乙腈-四氢呋喃-冰醋酸-水（20：5：5：70）为流动相 A，乙腈为流动相 B，按下表进行梯度洗脱，检测波长为 276nm。阿司匹林峰的保留时间约为 8 分钟，阿司匹林峰与水杨酸峰的分离度应符合要求。分别精密量取供试品溶液、对照溶液、灵敏度溶液与游离水杨酸检查项下的水杨酸对照品溶液各 10μL，注入液相色谱仪，记录色谱图。供试品溶液色谱图中如有杂质峰，除水杨酸峰外，其他各杂质峰面积的和不得大于对照溶液主峰面积（0.5%）。供试品溶液色谱图中小于灵敏度溶液主峰面积的色谱峰忽略不计。

(5)干燥失重检查：取本品，置五氧化二磷为干燥剂的干燥器中，在 60℃减压干燥至恒重，减失重量不得过 0.5%（通则 0831）。

(6)炽灼残渣检查：本法［《中国药典》（2015 年版）四部附录通则 0841]中所称"炽灼残渣"，系指将药品（多为有机化合物）经加热灼烧至完全灰化，再加硫酸 0.5～1.0mL 并炽灼（700～800℃）至恒重后遗留的金属氧化物或其硫酸盐，不得过 0.1%。

(7)重金属检查：取本品 1.0g，加乙醇 23mL 溶解后，加醋酸盐缓冲液（pH 3.5）2mL 依法检查（通则 0821 第一法），含重金属不得过百万分之十。

二、操作步骤

(一)澄清度检查

要求在 45 分钟内完成如下操作步骤。

1.操作前准备

准备好称量相关物品、配制试液所需实验试剂品、烧杯、洗瓶、蒸馏水、玻璃棒等，水浴锅和分析天平开机预热。

2.配制试液并加热

根据《中国药典》（2015 年版），配制碳酸钠试液，装入试剂瓶，并贴上标签。取 10mL 碳酸钠试液，并水浴加热至 45℃。

3.称量药品

计算称量范围，规范、正确地使用分析天平称量药品，并装入烧杯中。

4.溶解

在烧杯中，加入已温热至 45℃的 10mL 碳酸钠溶液，溶解阿司匹林原料药。

5.结果判定

实验结果与药典对比，并完成药品检验报告书的相关内容。

6.清场

操作完成后，将相关物品归位。

（二）游离水杨酸检查

要求在180分钟内完成如下操作步骤。

1. 操作前准备

准备好称量相关物品、配制试液所需实验试剂品、对照品、分析天平开机预热和高效液相色谱仪调试平衡等。

2. 配制溶剂与流动相

根据《中国药典》（2015年版），配制1‰冰醋酸的甲醇溶液和乙腈-四氢呋喃-冰醋酸-水（20：5：5：70）的流动相，流动相配制完成后需要减压抽滤再做脱气处理。

3. 配制供试品溶液与对照品溶液

取本品约0.1g，精密称定，置10mL量瓶中，加1‰冰醋酸的甲醇溶液适量，振摇使溶解，并稀释至刻度，摇匀，作为供试品溶液。

取水杨酸对照品约10mg，精密称定，置100mL量瓶中，加1‰冰醋酸的甲醇溶液适量使溶解并稀释至刻度，摇匀，精密量取5mL，置50mL量瓶中，用1‰冰醋酸的甲醇溶液稀释至刻度，摇匀，作为对照品溶液。

4. 高效液相色谱仪的操作

按要求设定高效液相色谱仪参数，精密量取对照品溶液与供试品溶液各$10\mu L$分别注入液相色谱仪，记录色谱图。

5. 数据处理与结果判定

供试品溶液色谱图中如有与水杨酸峰保留时间一致的色谱峰，按外标法以峰面积计算。结果与药典对比，并给出结论。完成检查报告书的相关内容。

$$含量(C_x) = C_R \times \frac{A_x}{A_R}$$

其中，C_X为供试品的浓度；C_R为对照品的浓度；A_R为对照品的峰面积或峰高；A_X为供试品的峰面积或峰高。

6. 清场

操作完成后，关闭仪器和电脑，将相关物品归位。

7. 操作注意事项

由于仪器内部压力的变化可以引起基线的不断波动，因此，需等待压力稳定后，基线平稳才能进行进样。

分析工作结束后，要清洗进样阀中的残留样品，也要用适当的液体来清洗色谱柱。

（三）易炭化物检查

要求在180分钟内完成如下操作步骤。

1. 操作前准备

准备好称量相关物品、配制对照液所需实验试剂品、已标定的乙二胺四醋酸二钠滴定液（0.05mol/L）和硫代硫酸钠滴定液（0.1mol/L）、醋酸-醋酸钠缓冲液（pH6.0）、二甲酚橙指示液、淀粉指示液、盐酸溶液（1→40），分析天平开机预热、比色管配对等。

2. 配制比色用溶液

根据《中国药典》（2015年版），配制以下比色用溶液。

比色用氯化钴液:取氯化钴约 32.5g,加适量的盐酸溶液(1→40)使溶解成 500mL,精密量取 2mL,置锥形瓶中,加水 200mL,摇匀,加氨试液至溶液由浅红色转变至绿色后,加醋酸-醋酸钠缓冲液(pH6.0)10mL,加热至 60℃,再加二甲酚橙指示液 5 滴,用乙二胺四醋酸二钠滴定液(0.05mol/L)滴定至溶液显黄色。每毫升乙二胺四醋酸二钠滴定液(0.05mol/L)相当于 11.90mg 的 $CoCl_2 \cdot 6H_2O$。根据上述测定结果,在剩余的原溶液中加适量的盐酸溶液(1→40),使每毫升溶液中适含 59.5mg 的 $CoCl_2 \cdot 6H_2O$ 即得。

比色用重铬酸钾液:取重铬酸钾,研细后,在 120℃ 干燥至恒重,精密称取 0.4g,置 500mL 量瓶中,加适量水溶解后并稀释至刻度,摇匀,即得。每毫升溶液中含 0.8mg 的重铬酸钾。

比色用硫酸铜液:取硫酸铜约 32.5g,加适量盐酸溶液(1→40)使溶解成 500mL,精密量取 10mL 置碘量瓶中,加水 50mL、醋酸 4mL 与碘化钾 2g,用硫代硫酸钠滴定液(0.1mol/L)滴定,至近终点时,加淀粉指示液 2mL,继续滴定至蓝色消失。每毫升硫代硫酸钠滴定液(0.1mol/L)相当于 24.97mg 的 $CuSO_4 \cdot 5H_2O$,即得。根据上述测定结果,在剩余的原溶液中加适量的盐酸溶液(1→40),使每毫升溶液中含 62.4mg $CuSO_4 \cdot 5H_2O$,即得。

3. 配制样品溶液与对照品溶液

取已配对好的两支比色管,贴上甲、乙标签。

甲管(对照管),取比色用氯化钴液 0.25mL、比色用重铬酸钾液 0.25mL、比色用硫酸铜液 0.40mL,加水使成 5mL;乙管(样品管),加硫酸[含 H_2SO_4 94.5%~95.5%(g/g)]5mL 后,分次缓缓加入阿司匹林原料药 0.5g,振摇使溶解。

4. 结果判定

静置 15 分钟后,将甲乙两管同置白色背景前,平视观察两者颜色,给出正确结论。完成检查报告书相关内容。

5. 操作注意事项

具塞比色管要求内径、标线刻度一致,玻璃无色,用前洗净,干燥。

样品管必须先加硫酸而后再加样品,以防供试品粘结在管底,不易溶解完全。

必须分次向样品管缓缓加入样品,边加边振摇,使溶解完全,避免因一次加入量过多而导致样品晶结成团,被硫酸炭化液包裹后溶解很困难。

易炭化物与硫酸呈现的颜色,硫酸浓度、温度和放置时间有关,操作中应对实验条件严格控制。

(四)有关物质检查

要求在 180 分钟内完成如下操作步骤。

1. 操作前准备

准备称量相关物品、清点配制试液所需实验试剂品、对照品、分析天平开机预热和高效液相色谱仪调试等。

2. 配制溶液

根据《中国药典》(2015 年版)要求,配制 1% 冰醋酸溶液、供试品溶液、对照溶液、灵敏度溶液。

1% 冰醋酸溶液:精密量取纯度 98% 以上的冰乙酸 1mL,放入 100mL 量瓶中,并用蒸馏水稀释至刻度。

供试品溶液:精密称定阿司匹林原料药约 0.1g,置 10mL 量瓶中,加 1% 冰醋酸的甲醇溶液适量,振摇,使溶解并稀释至刻度,摇匀,即为供试品溶液。

对照溶液:精密量取供试品溶液 1mL,置 200mL 量瓶中,用 1% 冰醋酸的甲醇溶液稀释至刻度,摇匀,即为对照溶液。

灵敏度溶液:精密量取对照溶液 1mL,置 10mL 量瓶中,用 1% 冰醋酸的甲醇溶液稀释至刻度,摇匀,即为灵敏度溶液。

3. 配制流动相溶液

根据《中国药典》(2015 年版),配制 1% 冰醋酸的甲醇溶液和乙腈-四氢呋喃-冰醋酸-水(20:5:5:70)的流动相,流动相配制完成后需要减压抽滤再做脱气处理。

4. 高效液相色谱仪的操作

按要求设定高效液相色谱仪各项参数,分别精密量取供试品溶液、对照溶液、灵敏度溶液与游离水杨酸检查项下的水杨酸对照品溶液各 10μL 分别注入液相色谱仪,记录色谱图。

5. 结果判定

实验谱图与药典要求对比,并完成药品检验报告书的相关内容。

6. 清场

操作完成后,将相关物品归位。

7. 操作注意事项

游离水杨酸检查和有关物质检查由于实验条件相同,可以一起完成。

(五)干燥失重检查

要求在 180 分钟内完成如下操作步骤。

1. 操作前准备

准备称量相关物品、分析天平预热;恒温减压干燥器中装入有效的五氧化二磷干燥剂;扁形称量瓶在 60℃减压干燥至恒重。

2. 样品处理与装样

样品研磨成 2mm 以下的小粒,取约 1g 置于已干燥好的扁形称量瓶中,精密称定。样品干燥时,厚度不可超过 5mm;放入恒温减压干燥器中进行干燥时,应将瓶盖取下,置称量瓶旁,或将瓶盖半开进行干燥;取出时,需将称量瓶盖盖好。供试品在干燥后取出置于干燥器中放冷,然后称定重量。

3. 数据记录、处理与结果判定

数据记录、处理与结果判定见表 2-1-11,表 2-1-12。

表 2-1-11 称量瓶和样品称重记录

称量瓶编号	初次称量	第一次恒重	第二次恒重	第三次恒重	第四次恒重
瓶 1	免称				
瓶 2	免称				
瓶 1+样 1					
瓶 2+样 2					

表 2－1－12　称量瓶和样品恒重记录

称量瓶编号	重量（g）	称量瓶编号	重量（g）
瓶 1 恒重（W_{01}）		瓶 2 恒重（W_{02}）	
瓶 1＋样 1（W_{11}）		瓶 2＋样 2（W_{12}）	
瓶 1＋样 1 恒重（W_{21}）		瓶 2＋样 2 恒重（W_{22}）	

$$样品 1 干燥失重 D_1 = \frac{W_{11}-W_{21}}{W_{11}-W_{01}} \times 100\%$$

$$样品 2 干燥失重 D_2 = \frac{W_{12}-W_{22}}{W_{12}-W_{02}} \times 100\%$$

结果取两次干燥失重平均值，并完成检查原始记录和检验报告书的相关内容。

4. 操作注意事项

（1）由于原料药的含量测定应取未经干燥的供试品进行试验，测定后再按干燥品（或无水物）计算，因而干燥失重的数据将直接影响含量测定，当供试品有吸湿性时，宜将含量测定与干燥失重的取样放在同一时间进行。

（2）置烘箱内干燥的供试品，应在干燥后取出置干燥器中放冷至室温，然后称定重量。

（3）减压干燥，宜选用单层玻璃盖的称量瓶，如用玻璃盖为双层中空，减压时，称量瓶盖切勿放入减压干燥箱（器）内，应放在另一个普通干燥器内。减压干燥箱（器）内部为负压，开启前应注意缓缓旋开进气阀，使干燥空气进入，并避免气流吹散供试品。

（4）恒温减压干燥时，除另外规定外，温度应为 60℃。装有供试品的称量瓶应尽量置于温度计附近，以免因箱内温度不均匀产生温度误差。

（5）测定干燥失重时，常遇有几个供试品同时进行，因此称量瓶（包括瓶盖）宜先用适宜的方法编码标记，以免混淆；称量瓶放入烘箱内的位置，以及取出放冷，称量的顺序，应先后一致，则较易获得恒重。

（六）炽灼残渣检查

要求在 180 分钟内完成如下操作步骤。

1. 操作前准备

准备称量相关物品、坩埚及盖高温至恒重、马弗炉、电炉、分析天平预热等。

2. 空坩埚恒重

取洁净坩埚置于高温炉内，将坩埚盖斜盖于坩埚上，经加热至 700～800℃ 炽灼 30～60 分钟，停止加热，待高温炉温度冷却至约 300℃，取出坩埚，置适宜的干燥器内，盖好坩埚上盖，放冷至室温（一般约需 60 分钟），精密称定坩埚重量（准确至 0.1mg），记下 m_0。再以同样条件重复操作，直至恒重，备用。

3. 称取供试品

取供试品 1.0～2.0g 或各品种项下规定的重量，置已炽灼至恒重的坩埚内，精密称定，记下 m_1。

4. 炭化

将盛有供试品的坩埚斜置电炉上缓缓灼烧（应避免供试品受热骤然膨胀或燃烧而逸出），

炽灼至供试品全部炭化呈黑色,并不冒浓烟,放冷至室温(以上操作应在通风柜内进行)。

5.灰化

除另有规定外,滴加硫酸0.5~1mL,使炭化物全部湿润,继续在电炉上加热至硫酸蒸气除尽,白烟完全消失(以上操作应在通风柜内进行)。将坩埚置高温炉内,坩埚盖斜盖于坩埚上,在700~800℃炽灼约60分钟,使供试品完全灰化恒重后,精密称量残渣及坩埚重量m_2。

6.计算结果与判定

计算结果按"有效数字和数值的修约及其运算"修约,使其与标准中规定限度的有效数位一致。其数值小于或等于限度时,判为符合规定(当限度规定为≤0.1%,而实验结果符合规定时,报告数据应为"小于0.1%"或"为0.1%");其数值大于限度时,则判为不符合规定。

$$炽灼残渣\% = \frac{残渣及坩埚重量 - 空坩埚重量}{供试品重量} \times 100\%$$

即:

$$炽灼残渣\% = \frac{m_2 - m_0}{m_1} \times 100\%$$

7.清场

操作完成后,将相关物品归位。

8.操作注意事项

(1)炭化与灰化的前一段操作应在通风柜内进行。供试品放入高温炉前,务必完成炭化并除尽硫酸蒸气。必要时,高温炉应加装排气管道。

(2)供试品的取用量,除另有规定外,一般1.0~2.0g(炽灼残渣限度为0.1%~0.2%)。如有限度较高的品种,可调整供试品的取用量,使炽灼残渣的量为1~2mg。

(3)坩埚应编码标记,盖子与坩埚应编码一致。从高温炉中取出时的温度、先后次序、在干燥器内的放冷时间以及称量顺序,均应前后一致;同一干燥器内同时放置的坩埚最好不超过4个,否则不易达到恒重。

(4)坩埚放冷后干燥器内易形成负压,应小心开启干燥器,以免吹散坩埚内的轻质残渣。

(5)炽灼残渣如需留作重金属检查,炽灼温度必须控制在500~600℃。

(6)如供试品中含有碱金属或氟元素时,可腐蚀坩埚,应使用铂坩埚。在高温条件下夹取热铂坩埚时,宜用钳头包有铂层的坩埚钳。

(7)开关炉门时,应注意勿损坏高质耐火绝缘层。

(七)重金属检查

要求在90分钟内完成如下操作步骤。

1.操作前准备

准备称量相关物品、清点配制标准溶液所需实验试剂品、烧杯、洗瓶、容量瓶、蒸馏水、玻璃棒等,比色管配对、分析天平开机预热。

2.配制溶液

根据《中国药典》(2015年版),配制相关溶液。

标准铅溶液:精密称取硝酸铅0.1599g,置1000mL量瓶中,加硝酸5mL与水50mL溶解后,用水稀释至刻度,摇匀,作为贮备液。临用前,精密量取贮备液10mL,置100mL量瓶中,加水稀释至刻度,摇匀,即得(每毫升相当于10μg的Pb)。本液仅供当日使用。

硫代乙酰胺试液:取硫代乙酰胺4g,加水使溶解成100mL,置冰箱中保存。临用前取混合液(由 1mol/L 氢氧化钠溶液 15mL、水 5.0mL 及甘油 20mL 组成)5.0mL,加上述硫代乙酰胺溶液 1.0mL,置水浴上加热 20 秒,冷却,立即使用。

硫化钠试液:取硫化钠 1g,加水使溶解成 10mL,即得。本液应临用新制。

醋酸盐缓冲液(pH 3.5):取醋酸铵 25g,加水 25mL 溶解后,加 7mol/L 盐酸溶液 38mL,用 2mol/盐酸溶液或 5mol/L 氨溶液准确调节 pH 值至 3.5(电位法指示),用水稀释至 100mL,即得。

稀焦糖溶液:取蔗糖或葡萄糖约 5g,置磁坩埚中,在玻璃棒不断搅拌下,加热至呈棕色糊状,放冷,用水溶解成约 25mL,滤过,贮于滴瓶中备用,临用时,根据供试液色泽深浅,取适当量调节使用。

3. 重金属检查第一法

(1)取 25mL 纳氏比色管三支,编号为甲、乙、丙。

(2)甲管中加标准铅溶液一定量与醋酸盐缓冲液(pH 3.5)2mL,加水或各品种项下规定的溶剂稀释成 25mL。

(3)乙管中加入按各品种项下规定的方法制成的供试液 25mL。

(4)丙管中加入与乙管相同量的供试品,加配制供试品溶液的溶剂适量使溶解,再加与甲管相同量的标准铅溶液与醋酸盐缓冲液(pH 3.5)2mL 后,用溶剂稀释成 25mL;若供试品溶液带颜色,可在甲管中滴加少量稀焦糖溶液或其他无干扰的有色溶液,使之与乙管、丙管一致。

(5)在甲、乙、丙三管中分别加硫代乙酰胺试液各 2.0mL,摇匀,放置 2 分钟,同置白色衬板上,自上向下透视,当丙管中显出的颜色不浅于甲管时,乙管中显示的颜色与甲管比较,不得更深。如丙管中显示的颜色浅于甲管,应取样按第二法重新检查。

4. 结果判定

将甲、乙、丙同置白色衬板上,自上向下透视,当丙管中显出的颜色不浅于甲管时,乙管中显示的颜色与甲管比较,不得更深。完成药品检验报告书的相关内容。

5. 清场

操作完成后,将相关物品归位。

6. 操作注意事项

(1)标准铅溶液应在临用前精密量取标准铅贮备液新鲜配制,以防止硝酸铅水解而造成误差;配制与贮存标准铅溶液使用的玻璃容器,均不得含有铅。

(2)硫代乙酰胺试液与重金属反应的最佳 pH 值是 3.5,故配制醋酸盐缓冲液(pH 3.5)时,要用 pH 计调节,硫代乙酰胺试液加入量以 2.0mL 时呈色最深。

(3)供试品如含高铁盐而影响重金属检查时,可在甲、乙、丙三管中分别加入相同量的维生素 C 0.5～1.0g,再照上述方法检查。

(4)配制供试品溶液时,如使用的盐酸超过 1mL,氨试液超过 2mL,或加入其他试剂进行处理者,除另有规定外,甲管溶液应取同样同量的试剂置瓷皿中蒸干后,加醋酸盐缓冲液(pH 3.5)2.0mL 与水 15mL 微热溶解后,移置钠氏比色管中,加标准铅溶液一定量,再用水或各品种项下规定的溶剂稀释成 25mL。

三、实施条件

实施条件见表 2-1-13 至表 2-1-19。

表 2-1-13 阿司匹林原料药的澄清度检查实施条件

项目	基本实施条件
场地	药物检验实训室
设备	分析天平(千分之一)、水浴锅
物料	阿司匹林原料药、药匙、10mL 量筒、试剂瓶、碳酸钠、试管、烧杯、玻璃棒、胶头滴管等

表 2-1-14 阿司匹林原料药的游离水杨酸检查实施条件

项目	基本实施条件
场地	药物检验实训室
设备	分析天平(万分之一)、高效液相色谱仪
物料	阿司匹林原料药、药匙、10mL 量瓶、50mL 量瓶、100mL 量瓶、冰醋酸、甲醇、乙腈、四氢呋喃、水杨酸对照品、微量注射器等

表 2-1-15 阿司匹林原料药的易炭化物检查实施条件

项目	基本实施条件
场地	药物检验实训室
设备	分析天平(万分之一)、恒温水浴锅、pH 计
物料	阿司匹林原料药、药匙、100mL 量筒、5mL 移液管、10mL 碘量瓶、500mL 量瓶 2 个、锥形瓶、碘化钾、硫酸、硫酸铜、重铬酸钾、氯化钴、微量注射器、乙二胺四醋酸二钠滴定液(0.05mol/L)和硫代硫酸钠滴定液(0.1/mol/L)、醋酸—醋酸钠缓冲液(pH 6.0)、二甲酚橙指示液、淀粉指示液、盐酸溶液(1→40)等

表 2-1-16 阿司匹林原料药的有关物质检查实施条件

项目	基本实施条件
场地	药物检验实训室
设备	分析天平(万分之一)、高效液相色谱仪
物料	阿司匹林原料药、药匙、10mL 量瓶 2 个、200mL 量瓶、98%冰醋酸、甲醇、乙腈、四氢呋喃、微量注射器等

表 2-1-17 阿司匹林原料药的干燥失重检查实施条件

项目	基本实施条件
场地	药物检验实训室
设备	分析天平(万分之一)、恒温减压干燥器
物料	阿司匹林原料药、药匙、研钵、五氧化二磷干燥剂、扁形称量瓶、干燥器、真空循环水泵、温度计等

表 2－1－18　阿司匹林原料药的炽灼残渣检查实施条件

项目	基本实施条件
场地	药物检验实训室
设备	分析天平(万分之一)、马弗炉、电炉、通风柜
物料	阿司匹林原料药、药匙、坩埚、坩埚钳、浓硫酸等

表 2－1－19　阿司匹林原料药的重金属检查实施条件

项目	基本实施条件
场地	药物检验实训室
设备	分析天平(万分之一)、水浴锅、pH 计
物料	阿司匹林原料药、药匙、硝酸铅、硫代乙酰胺、氢氧化钠、甘油、醋酸铵、盐酸、氨水、乙醇、移液管 10mL、容量瓶(10mL、3 个 100mL、1000mL)、硝酸、量筒(10mL、100mL)等

四、评价标准

评价标准见表 2－1－20。

表 2－1－20　阿司匹林原料药的检查评价标准

评价内容		分值	评分细则
职业素养与操作规范 20 分		5	工作服穿着规范,双手洁净,不染指甲,不留长指甲,不披发得 5 分
		5	爱护仪器,不浪费药品、试剂,及时记录实验数据得 5 分
		5	操作完毕后将仪器、药品、试剂等清理复位得 5 分
		5	清场得 5 分
技能 80 分	溶液的澄清度检查	5	分析天平开机预热、实验器材清点无误得 1 分
			配制试液并水浴加热所配试液得 1 分
			称量药品在规定范围内且称量操作无误得 1 分
			溶解阿司匹林原料药得 1 分
			记录结果得 1 分
	游离水杨酸检查	12	分析天平开机预热和高效液相色谱仪调试平衡、实验器材清点无误得 3 分
			配制供试品溶液和对照品溶液得 3 分
			高效液相色谱仪操作正确得 3 分
			谱图处理与数据计算得 3 分

评价内容		分值	评分细则
技能 80 分	易炭化物 检查	10	分析天平开机预热、比色管配对,清点实验所需器材和各种试剂试液得2分
			配制比色用各种溶液得3分
			配制样品溶液和对照溶液得3分
			记录结果得2分
	有关物质 检查	15	分析天平开机预热和高效液相色谱仪调试平衡、实验器材清点无误得3分
			配制供试品溶液、对照品溶液、灵敏度溶液得4分
			配制流动相溶液得2分
			高效液相色谱仪操作正确得3分
			记录结果得3分
	干燥失重 检查	5	分析天平预热,恒温减压干燥器中装入五氧化二磷,扁形称量瓶恒重等得1分
			样品处理与装样得2分
			数据处理得2分
	炽灼残渣 检查	8	分析天平预热,实验器材清点无误得2分
			空坩埚恒重,称取供试品得2分
			炭化与灰化得2分
			数据处理得2分
	重金属 检查	10	分析天平预热,比色管配对,实验器材清点无误得2分
			配制溶液3分
			按重金属检查第一法操作得3分
			记录结果得2分
	检查 结果	15	检测结果与药典标准比较得8分
			完成药品原始记录得4分
			在规定时间内完成任务得3分

五、原始记录

评价标准见表 2 - 1 - 21。

表 2 - 1 - 21   阿司匹林原料药的检查原始记录

编码：

物料名称		物料编码		检验单号	
批/编号		规　格		检验目的	
来　源		数　量		检验日期	
检验依据		取样量		报告日期	
【检查】					
结论					

复核人：　　　　　　　　　　　　　检验人：

任务四　阿司匹林原料药的含量测定

【知识目标】

掌握阿司匹林的化学结构；掌握阿司匹林的化学性质；掌握酸碱滴定原理；掌握滴定度的概念；掌握滴定的计算方法。

【技能目标】

能熟练地查阅《中国药典》关于阿司匹林原料药的含量测定方法与相关试剂溶液的配制方法；能独立、规范、熟练地配制和标定氢氧化钠滴定液；掌握碱式滴定管的使用；掌握酸碱滴定的操作方法；掌握滴定的数据处理。

阿司匹林中具有羧基，显酸性，可用氢氧化钠中和，利用此中和反应测定其含量，《中国药典》（2015 年版）采取的直接滴定法来测定阿司匹林原料药的含量。

一、任务描述

按《中国药典》（2015 年版）规定，操作规范、独立完成阿司匹林原料药的含量测定的任务：取本品约 0.4g，精密称定，加中性乙醇（对酚酞指示液显中性）20mL 溶解后，加酚酞指示液 3 滴，用氢氧化钠滴定液（0.1mol/L）滴定。每毫升氢氧化钠滴定液（0.1mol/L）相当于 18.02mg 的 $C_9H_8O_4$。

二、操作步骤

要求在 240 分钟内完成如下操作步骤。

1. 操作前准备

准备好阿司匹林原料药、配制酚酞指示液、碱式滴定管检漏与清洗、分析天平开机预热等。

2. 配制与标定氢氧化钠滴定液

根据《中国药典》(2015年版),取氢氧化钠适量,加水振摇使溶解成饱和溶液,冷却后,置聚乙烯塑料瓶中,静置数日,澄清后备用。

氢氧化钠滴定液(0.1mol/L):取澄清的氢氧化钠饱和溶液5.6mL,加新沸过的冷水使成1000mL,摇匀。

氢氧化钠滴定液(0.1mol/L):取在105℃干燥至恒重的基准邻苯二甲酸氢钾约0.6g,精密称定,加新沸过的冷水50mL,振摇,使其尽量溶解;加酚酞指示液2滴,用本液滴定;在接近终点时,应使邻苯二甲酸氢钾完全溶解,滴定至溶液显粉红色。每毫升氢氧化钠滴定液(0.1mol/L)相当于20.42mg的邻苯二甲酸氢钾。根据本液的消耗量与邻苯二甲酸氢钾的取用量,算出本液的浓度,即得(表2-1-22)。

表2-1-22 氢氧化钠滴定液的标定

	1	2	3
$M_{称量瓶+邻苯二甲酸氢钾}$（倾倒前）/g			
$M_{称量瓶+邻苯二甲酸氢钾}$（倾倒后）/g			
$M_{邻苯二甲酸氢钾}$/g			
V_{NaOH}/mL			
C_{NaOH}/(mol/L)			
平均 C_{NaOH}/(mol/L)			

3. 配制样品溶液

取阿司匹林原料药约0.4g,精密称定,并记下数据,加中性乙醇(对酚酞指示液显中性)20mL溶解后,加酚酞指示液3滴。依此操作,共准备三份样品溶液。

4. 滴定操作

先用氢氧化钠滴定液润洗滴定管,然后滴定样品溶液显微粉红色,并保持30秒不褪色即为终点,记下消耗氢氧化钠滴定液体积。平行标定三次,再根据消耗量算出阿司匹林原料药的含量(表2-1-23)。

表2-1-23 阿司匹林原料药的含量测定

	1	2	3
$m_{阿司匹林原料药}$/g			
V_{NaOH}/mL			
阿司匹林含量%			
平均含量			

5.清场

操作完成后,清理实验台,并将相关物品归位。

6.操作注意事项

(1)适用范围:不能用于含水杨酸过高或制剂分析,只能用于合格原料药的含量测定。

(2)乙醇的作用:(阿司匹林在水中微溶,但易溶于乙醇)乙醇溶解阿司匹林;防止阿司匹林在水溶液中滴定过程易水解。

(3)溶剂用中性乙醇的原因:乙醇对酚酞指示剂显酸性,可消耗 NaOH 而使结果偏高,故在使用前需用氢氧化钠中和至对酚酞指示剂显中性[中性乙醇:对指示剂(酚酞)而言为中性,可消除滴定误差]。

(4)滴定应在不断振荡下稍快进行,以防止局部浓度过大,致使阿司匹林酯水解。

(5)温度在 0~40℃对测定结果无显著影响。

(6)指示剂(酚酞):阿司匹林与氢氧化钠形成强碱弱酸盐,碱性区显色,pH=8.2。

三、实施条件

实施条件见表 2-1-24。

表 2-1-24　阿司匹林原料药的含量测定实施条件

项目	基本实施条件
场地	药物检验实训室
设备	分析天平(千分之一)
物料	阿司匹林原料药、乙醇、碱式滴定管(50mL)锥形瓶(3 只)、酚酞指示剂、邻苯二甲酸氢钾基准试剂、称量瓶、氢氧化钠、铬酸洗液等

四、评价标准

评价标准见表 2-1-25。

表 2-1-25　阿司匹林原料药的含量测定评价标准

评价内容	分值	评分细则
职业素养与操作规范20 分	5	工作服穿着规范,双手洁净,不染指甲,不留长指甲,不披发得 5 分
	5	爱护仪器,不浪费药品、试剂,及时记录实验数据得 5 分
	5	操作完毕后将仪器、药品、试剂等清理复位得 5 分
	5	清场得 5 分

评价内容		分值	评分细则
技能 80分	含量测定操作	50	碱式滴定管检漏与清洗、分析天平开机预热得 4 分
			指示剂的配制得 4 分
			滴定液的配制得 4 分
			滴定液的标定得 8 分
			样品溶液的配制得 3 分
			平行滴定三次,操作规范得 12 分
			含量计算得 10 分
			滴定结果重复性好得 5 分
	鉴别结果	30	检测结果与药典标准比较得 15 分
			完成药品原始记录得 10 分
			在规定时间内完成任务得 5 分

五、原始记录

原始记录见表 2－1－26。

表 2－1－26　阿司匹林原料药的含量测定原始记录

编码：

物料名称		物料编码		检验单号	
批/编号		规 格		检验目的	
来 源		数 量		检验日期	
检验依据		取样量		报告日期	

【含量测定】

结论	

复核人：　　　　　　　　　　检验人：

任务五　阿司匹林原料药的检验报告书

【知识目标】

掌握药品检验报告书的内容;掌握药品检验报告书的书写格式和要求。

【技能目标】

能正确阅读药品检验原始记录与报告书,能规范熟练地根据药品检验原始记录填写药品检验报告书;能解释表中各栏内容的含义。

药品检验报告书是药品检验机构对药品质量做出的技术鉴定,是具有法律效力的技术文件。药品检验人员应本着严肃认真、实事求是的态度,根据检验原始记录认真、公正地填写药品检验报告书,做到数据完整、字迹清晰、用语规范、结论明确。

一、任务描述

根据阿司匹林原料药分项检验的原始记录填写检验报告书(表2-1-27)。

表2-1-27　阿司匹林原料药的检验报告书

编码:

物料名称		物料编码		检验单号	
批/编号		规　格		检验目的	
来　源		数　量		检验日期	
检验依据		取样量		报告日期	

检验任务	标准规定	检验结果
【性状】		
【化学鉴别】		
【红外鉴别】		
【溶液的澄清度】		
【游离水杨酸】		
【易炭化物】		
【有关物质】		
【干燥失重】		
【炽灼残渣】		
【重金属】		
【含量测定】		
结论		

负责人:　　　　　　　　复核人:　　　　　　　　检验人:

三、评价标准

评价标准见表 2 - 1 - 28。

表 2 - 1 - 28 阿司匹林原料药的检验报告书评价标准

评价内容		分值	评分细则
职业素养与操作规范20分		5	工作服穿着规范,双手洁净,不染指甲,不留长指甲,不披发得5分
		5	爱护仪器,不浪费药品、试剂,及时记录实验数据得5分
		5	操作完毕后将仪器、药品、试剂等清理复位得5分
		5	清场得5分
技能80分	表头	15	表头填写正确得15分
	性状	5	性状填写正确得5分
	鉴别	10	化学鉴别填写正确得5分
			红外鉴别填写正确得5分
	检查	35	溶液的澄清度检查填写正确得5分
			游离水杨酸检查填写正确得5分
			易炭化物检查填写正确得5分
			有关物质检查填写正确得5分
			干燥失重检查填写正确得5分
			炽灼残渣检查填写正确得5分
			重金属检查填写正确得5分
	含量测定	5	含量测定填写正确得5分
	结论	10	结论正确得10分

项目二 维生素 C 原料药的综合检验训练

维生素 C 原料药的综合检验训练是指依据相关检验标准和规定,采用各种有效的检验技术或方法对维生素 C 原料药的质量进行检验,并将检查结果与质量标准规定相比较,最终判断被检验的维生素 C 原料药是否符合质量标准的一系列质量控制活动。

维生素 C 原料药的综合检验训练是一项专业性、技术性、综合性、全面性很强的业务工作,其质量指标包括性状、鉴别、杂质检查与含量测定。

此项目下主要包括维生素 C 原料药的性状检查、鉴别、杂质检查、含量测定四个任务。

维生素 C 的质量标准[《中国药典》(2015 年版)]

维生素 C

Weishengsu C

Vitamin C

本品为 L-抗坏血酸。含 $C_6H_8O_6$ 不得少于 99.0%。

【性状】本品为白色结晶或结晶性粉末;无臭,味酸;久置色渐变微黄;水溶液显酸性反应。本品在水中易溶,在乙醇中略溶,在三氯甲烷或乙醚中不溶。

熔点 本品的熔点(通则 0612)为 190～192℃,熔融时同时分解。

比旋度 取本品,精密称定,加水溶解并定量稀释制成每毫升中约含 0.10g 的溶液,依法测定(通则 0621),比旋度为+20.5°至+21.5°。

【鉴别】

(1)取本品 0.2g,加水 10mL 溶解后,分成二等份,在一份中加硝酸银试液 0.5mL,即生成银的黑色沉淀;在另一份中,加二氯靛酚钠试液 1～2 滴,试液的颜色即消失。

(2)本品的红外光吸收图谱应与对照的图谱一致。

【检查】

溶液的澄清度与颜色 取本品 3.0g,加水 15mL,振摇使溶解,溶液应澄清无色;如显色,将溶液经 4 号垂熔玻璃漏斗滤过,取滤液,照紫外-可见分光光度法(通则 0401),在 420nm 的波长处测定吸光度,不得过 0.03。

草酸 取本品 0.25g,加水 4.5mL,振摇使维生素 C 溶解,加氢氧化钠试液 0.5mL、稀醋酸 1mL 与氯化钙试液 0.5mL,摇匀,放置 1 小时,作为供试品溶液;另精密称取草酸 75mg,置 500mL 量瓶中,加水溶解并稀释至刻度,摇匀,精密量取 5mL,加稀醋酸 1mL 与氯化钙试液 0.5mL,摇匀,放置 1 小时,作为对照溶液。供试品溶液产生的浑浊不得浓于对照溶液(0.3%)。

炽灼残渣 不得超过 0.1%(通则 0841)。

铁 取本品 5.0g 两份,分别置 25mL 量瓶中,一份中加 0.1mol/L 硝酸溶液溶解并稀释至刻度,摇匀,作为供试品溶液(B);另一份中加标准铁溶液(精密称取硫酸铁铵 863mg,置 1000mL 量瓶中,加 1mol/L 硫酸溶液 25mL,用水稀释至刻度,摇匀,精密量取 10mL,置 100mL 量瓶中,用水稀释至刻度,摇匀)1.0mL,加 0.1mol/L 硝酸溶液溶解并稀释至刻度,摇匀,作为对照溶液(A)。照原子吸收分光光度法(通则 0406),在 248.3nm 的波长处分别测定,应符合规定。

铜 取本品 2.0g 两份,分别置 25mL 量瓶中,一份中加 0.1mol/L 硝酸溶液溶解并稀释至刻度,摇匀,作为供试品溶液(B);另一份中加标准铜溶液(精密称取硫酸铜 393mg,置 1000mL 量瓶中,加水溶解并稀释至刻度,摇匀,精密量取 10mL,置 100mL 量瓶中,用水稀释至刻度,摇匀)1.0mL,加 0.1mol/L 硝酸溶液溶解并稀释至刻度,摇匀,作为对照溶液(A)。照原子吸收分光光度法(通则 0406),在 324.8nm 的波长处分别测定,应符合规定。

重金属 取本品 1.0g,加水溶解成 25mL,依法检查(通则 0821 第一法),含重金属不得过百万分之十。

细菌内毒素检查 取本品,加碳酸钠(170℃加热 4 小时以上)适量,使混合,依法检查(通则 1143),每 1 毫克维生素 C 中含内毒素的量应小于 0.020EU(供注射用)。

【含量测定】取本品约 0.2g,精密称定,加新沸过的冷水 100mL 与稀醋酸 10mL 使溶解,加淀粉指示液 1mL,立即用碘滴定液(0.05mol/L)滴定,至溶液显蓝色并在 30 秒钟内不褪。每毫升碘滴定液(0.05mol/L)相当于 8.806mg 的 $C_6H_8O_6$。

【类别】维生素类药。

【贮藏】遮光、密封保存。

【制剂】维生素 C 片;维生素 C 泡腾片;维生素 C 泡腾颗粒;维生素 C 注射液;维生素 C 颗粒。

任务一　维生素C原料药的性状检查

【知识目标】

掌握易溶、略溶、不溶的概念;掌握熔点的概念;掌握比旋度的概念。

【技能目标】

能熟练地查阅《中国药典》凡例关于溶解度的概念及试验方法;能独立、规范、熟练地完成溶解度试验;能熟练操作熔点仪;能熟练操作旋光仪,计算比旋度;能正确记录实验现象与结果;能将其结果与《中国药典》比较,得出客观的结论。

维生素 C 存在于植物的细胞壁中,植物的叶子水果中都含有一定量的维生素 C。维生素 C 是植物的一种抗氧化剂,能帮助植物抵抗干旱、臭氧和紫外线,它还能保护植物免受光合作用中有害物的侵害。维生素 C 又称抗坏血酸,是一种含有 6 个碳原子的酸性多羟基化合物,分子式为 $C_6H_8O_6$,化学式如下图所示。分子结构中的烯二醇基,尤其是 C_3 位 OH 由于受共轭效应的影响,酸性较强($pK=4.17$);C_2 位 OH 由于形成分子内氢键,酸性极弱($pK=11.75$),故维生素 C 一般表现为一元酸,可与碳酸氢钠作用生成钠盐。天然存在的抗坏血酸有 L 型和 D 型 2 种,后者无生物活性。维生素 C 是呈无色无臭的片状晶体,易溶于水,不溶于有机溶剂。在酸性环境中稳定,遇空气中氧、热、光、碱性物质,特别是由氧化酶及痕量铜、铁等金属离子存在时,可促进其氧化破坏。

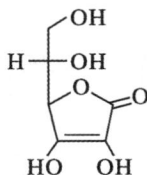

每一个晶体有机化合物都具有一定的熔点,熔点就是化合物熔化时固液两态在大气压下成平衡的温度。一个纯化合物从始熔到全熔的温度范围称为熔距(熔点范围或熔程),一般为 0.5～1℃。若含有杂质则熔点下降,熔距增大。大多数有机化合物的熔点都在 300℃以下,较易测定。

维生素 C 分子结构中含有光学活动的手性碳原子。直线偏振光通过含有某些光学活性的药物液体(或溶液)时,能引起旋光现象,使偏振光的平面向左或向右旋转,旋转的度数称为旋光度 α。

在一定温度和一定波长下,偏振光透过长 1dm,每毫升中含有旋光物质 1g 的溶液时的旋光度。也就是管长为 1dm、浓度为 1g/mL 时测得的旋光度 $[\alpha]_D^{20}$。

$$[\alpha]_D^t = \frac{\alpha}{lc}$$

一、任务描述

按《中国药典》(2015年版)规定,操作规范、独立完成维生素C原料药的性状检查的任务。

(1)本品为白色结晶或结晶性粉末;无臭,味酸;久置色渐变微黄;水溶液显酸性反应。

(2)本品在水中易溶,在乙醇中略溶,在三氯甲烷或乙醚中不溶。

(3)熔点:本品的熔点(通则0612)为190～192℃,熔融时同时分解。

(4)比旋度:取本品,精密称定,加水溶解并定量稀释制成每毫升中约含0.10g的溶液,依法测定(通则0621),比旋度为+20.5°至+21.5°。

二、操作步骤

(一)性状检查

要求在20分钟内完成如下操作步骤。

1.操作前准备

准备好维生素C原料药等。

2.性状观察

根据《中国药典》(2015年版),对照准备好的维生素C原料药,准确客观描述维生素C原料药的颜色、形态、气味等物理性质及验证其酸性反应。

3.填写检验报告单

完成检验报告单关于维生素C原料药性状栏的标准规定与检验结果的填写。

4.清场

操作完成后,清理实验台,并将相关物品归位。

(二)溶解度

要求在60分钟内完成如下操作步骤。

1.操作前准备

准备好维生素C原料药、量筒、蒸馏水、乙醇、三氯甲烷、乙醚溶剂等。

2.溶解度试验

溶解度试验见表2-1-29。

表2-1-29 维生素C原料药的溶解度试验

溶剂	溶解度定义	溶解	所加溶剂量(mL)
水	易溶:系指溶质1g(mL)能在溶剂1～10mL中溶解	称量1.0g原料药,先加水1mL溶解,然后每次加2mL溶剂,观察溶解情况	
乙醇	略溶:系指溶质1g(mL)能在溶剂30～100mL中溶解	称量1.0g原料药,先加乙醇30mL溶解,然后每次加10mL溶剂,观察溶解情况	

溶剂	溶解度定义	溶解	所加溶剂量(mL)
三氯甲烷	不溶:系指溶质 1g(mL) 在溶剂 10000mL 中不能完全溶解	称量 1.0g 原料药,加三氯甲烷(无水乙醚)10000mL,观察溶解情况	消耗溶剂太多,可以不做
无水乙醚			

3.填写检验报告单

完成检验报告单关于维生素 C 原料药性状栏的标准规定与检验结果的填写。

4.清场

操作完成后,清理实验台,并将相关物品归位。

5.操作注意事项

溶解度试验在室温下进行试验,每次加入溶剂量间隔 5 分钟,并振摇 30 秒,30 分钟后再观察溶解情况。

溶解度试验针对的供试品必须是原料药,否则制剂中添加的辅料对溶解度观察有干扰。

(三)熔点

要求在 90 分钟内完成如下操作步骤。

1.操作前准备

准备维生素 C 原料药、熔点仪等。

2.样品的填装

取 0.1～0.2g 样品,放在干净的表面皿上,用玻棒研成粉末,集成一堆,将毛细管的开口端插入样品堆中,使样品挤入管内,把开口一端向上竖立,轻敲毛细管使样品落在管底;至高度 2～3mm。

3.温度控制,粗测熔点

熔点测定的关键操作之一就是控制加热速度,使热能透过毛细管,样品受热熔化,令熔化温度与温度计所示温度一致,一般方法是先在快速加热下,粗测化合物的熔点,再做第二次测定。

4.测定初熔、全熔温度

测定前,先待热浴温度降至熔点约 30℃以下,换一根样品管,慢慢加热,一开始 5℃/分钟,当达到熔点下约 15℃时,以 1～2℃/分钟升温,接近熔点时,以 0.2～0.3℃/分钟升温,当毛细管中样品开始塌落和有湿润现象,出现第一滴液体时,表明样品已开始熔化,为初熔,记下温度,继续微热,至成透明液体,记下温度为全熔。

熔点测定,至少有两次重复的数据(表 2－1－30)。

表 2－1－30 维生素 C 原料药的熔点试验

	第一次	第二次
初　熔		
全　熔		
维生素 C 熔点		

5.填写检验报告单

完成维生素 C 原料药性状检查的原始记录,并完成检验报告单关于维生素 C 原料药性状栏检验结果的填写。

6.清场

操作完成后,清理实验台,并将相关物品归位。

7.操作注意事项

(1)样品研得很细。

(2)装样品要迅速。

(3)样品结实均匀无空隙。

(4)每一次测定都必须更换新的毛细管,用过的毛细管不能重复使用。

(四)旋光度

要求在 90 分钟内完成如下操作步骤。

1.操作前准备

准备好维生素 C 原料药、100mL 容量瓶、标准石英旋光管,分析天平和自动旋光仪开机预热 30 分钟等。

2.样品溶液配制

计算配制 100mL 0.1g/mL 的维生素 C 原料药溶液,需要多少克维生素 C 原料药。精密称定所需克数,至于小烧杯中,用少量蒸馏水溶解,转移至 100mL 容量瓶中,再用蒸馏水洗涤小烧杯 3 次,分别把洗涤液转移至容量瓶中,定容。

3.空白校正

测定前用溶剂做空白校正。配制溶液所用的溶剂是蒸馏水,将蒸馏水缓缓注入洁净的旋光管中,注意勿使管内发生气泡,如有气泡产生,注意气泡赶至凸处,不要挡住光路即可。用擦镜纸将旋光管外壁和两头的溶剂擦拭干净。置于旋光计中检测读数,待读数稳定后,按下 zero 键即可。空白校正再重复一次。如第二次校正时发现旋光度差值超过 ±0.01 表明零点有变动,应重新校正。

4.样品测定

用配制好的维生素 C 原料药溶液润洗旋光管 3 次,然后再缓缓注入样品溶液,注意勿使管内发生气泡,如有气泡产生,注意气泡赶至凸处,不要挡住光路即可。用擦镜纸将旋光管外壁和两头的溶剂擦拭干净。置于旋光计中检测读数,待读数稳定后,记下读数。

5.计算及填写检验报告单

计算比旋度,并将结果与药典对照,完成检验报告单维生素 C 原料药性状栏检验结果的填写。

6.清场

操作完成后,清理实验台,并将相关物品归位。

7.注意事项

(1)配制溶液及测定时,均应调节温度至(20±0.5)℃(或各品种项下规定的温度)。

(2)供试的液体或固体物质的溶液应充分溶解,供试液应澄清。

(3)物质的旋光度与测定光源、测定波长、溶剂、浓度和温度等因素有关。因此,表示物质的旋光度时应注明测定条件。

（4）已知供试品具有外消旋作用或旋光转化现象，则应相应地采取措施，对样品制备的时间以及将溶液装入旋光管的间隔测定时间进行规定。

三、实施条件

实施条件见表2-1-31至表2-1-34。

表2-1-31 维生素C原料药的性状检查实施条件

项目	基本实施条件
场地	药物检验实训室
设备	无
物料	维生素C原料药等

表2-1-32 维生素C原料药的溶解度试验实施条件

项目	基本实施条件
场地	药物检验实训室
设备	分析天平（千分之一）
物料	维生素C原料药、蒸馏水、乙醇、三氯甲烷、乙醚溶剂、量筒（5mL、20mL、100mL）、胶头滴管、烧杯7个、玻璃棒等

表2-1-33 维生素C原料药的熔点试验实施条件

项目	基本实施条件
场地	药物检验实训室
设备	熔点仪
物料	维生素C原料药、毛细管、表面皿、研钵等

表2-1-34 维生素C原料药的旋光度试验实施条件

项目	基本实施条件
场地	药物检验实训室
设备	自动旋光仪、分析天平
物料	维生素C原料药、100mL容量瓶、胶头滴管、标准石英旋光管、擦镜纸、滤纸、洗瓶、蒸馏水等

四、评价标准

评价标准见表2-1-35。

表 2-1-35　维生素 C 原料药的性状检查评价标准

评价内容	分值	评分细则
职业素养与操作规范 20分	5	工作服穿着规范,双手洁净,不染指甲,不留长指甲,不披发得5分
	5	爱护仪器,不浪费药品、试剂,及时记录实验数据得5分
	5	操作完毕后将仪器、药品、试剂等清理复位得5分
	5	清场得5分
技能 80分	性状检查操作 10	准备检查所需仪器得3分
		规范取药得2分
		描述药品颜色、气味、状态正确得5分
	溶解度操作 8	清点实验器材无误得2分
		溶解度试验操作规范、有条理得4分
		记录溶解度试验结果得2分
	熔点操作 12	清点实验器材无误得2分
		样品填装正确得3分
		测定粗熔点得3分
		测定初熔、全熔温度,并记下数据得4分
	旋光度操作 15	分析天平和自动旋光仪开机预热,实验器材清点无误得3分
		样品溶液配制得3分
		空白校正得3分
		样品测定得3分
		正确计算结果得3分
	检查结果 25	检测结果与药典标准比较得10分
		完成药品原始记录得10分
		在规定时间内完成任务得5分

五、原始记录

原始记录见表 2-1-36。

表 2-1-36　维生素 C 原料药的性状检查原始记录

编码：

物料名称		物料编码		检验单号	
批/编号		规　格		检验目的	
来　源		数　量		检验日期	

物料名称		物料编码		检验单号	
检验依据		取样量		报告日期	

【性状】

结论	

复核人：　　　　　　　　　　　检验人：

任务二　维生素 C 原料药的鉴别

【知识目标】

掌握维生素 C 的化学性质；掌握维生素 C 的化学结构；了解红外仪器的原理。

【技能目标】

能熟练地查阅《中国药典》关于维生素 C 原料药的化学鉴别方法与相关试剂溶液的配制方法；能独立、规范、熟练地配制有关试剂溶液；能正确记录化学反应现象与结果，并将其结果与《中国药典》比较，得出客观的结论；掌握溴化钾压片法制备固体样品的方法；掌握红外光谱仪的使用方法；初步学会对红外吸收光谱图的解析，并将其结果与《药品红外光谱集》比较，得出客观的结论。

维生素 C 原料药的鉴别主要包括化学鉴别和红外鉴别。

维生素 C 是含六个碳原子的多羟基化合物；分子结构中含两个手性碳，共有 4 个光学异构体，其中 L-（＋）抗坏血酸的活性最高，D-（—）-异抗坏血酸的活性仅为 1/20，D-（—）-抗坏血酸和 L-（＋）-异抗坏血酸几乎无效。

维生素 C 的化学性质如下：

（1）稳定性：本品干燥固体较稳定，但遇光及湿气，色渐变黄，故应避光、密闭保存。

（2）互变异构：在水溶液中可发生互变异构，主要以烯醇式存在：两种酮式异构体中，2 -氧代物较 3 -氧代物稳定，能分离出来，3 -氧代物极不稳定，易变成烯醇式结构。

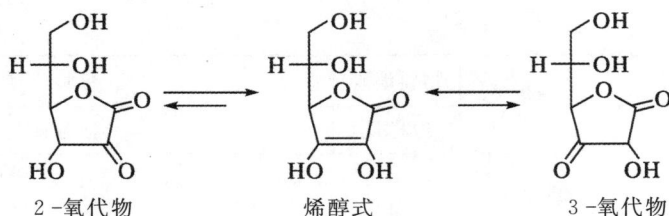

2-氧代物　　　　　　烯醇式　　　　　　3-氧代物

（3）酸性：有联二烯醇的结构，由于两个烯醇羟基极易游离，释放出 H^+，水溶液显酸性。但是，C-2 上的羟基酸性较C-3 上的羟基弱，因为C-2 可与C-1 的羰基形成分子内氢键，C-3 上的羟基可与碳酸氢钠或稀氢氧化钠溶液反应，生成C-3 烯醇钠盐。

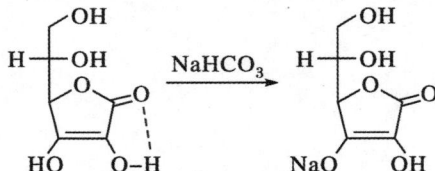

（4）水解性：在浓氢氧化钠溶液中，内酯环被水解，生成酮酸钠盐。

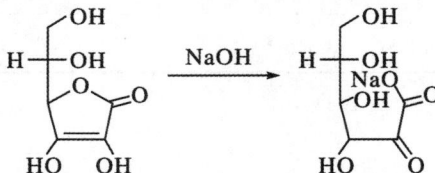

（5）还原性：由于烯醇结构，维生素 C 还易释放出 H 而呈现强还原性，水溶液中易被空气中的氧所氧化，生成去氢抗坏血酸；硝酸银、氯化铁、碱性酒石酸铜、碘、碘酸盐及 2,6-二氯靛酚能氧化维生素 C 成为去氢抗坏血酸；在氢碘酸、硫化氢等还原剂的作用下，又可逆转为维生素 C，二者可以相互转化。二者有同等的生物学活性。

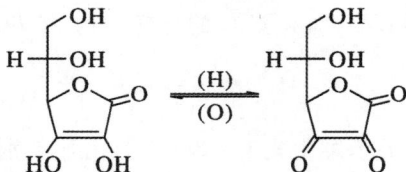

（6）贮藏变色：维生素 C 被氧化为去氢抗坏血酸后，分子中的共轭体系被破坏，在无氧条件下就容易发生脱水和水解反应，在酸性介质中受质子催化反应速度比在碱性介质中快，进而脱羧生成呋喃甲醛。

一、任务描述

按《中国药典》（2015 年版）规定，操作规范、独立完成维生素 C 原料药的鉴别。

化学鉴别的任务：取本品 0.2g，加水 10mL 溶解后，分成二等份，在一份中加硝酸银试液 0.5mL，即生成银的黑色沉淀；在另一份中，加二氯靛酚钠试液 1~2 滴，试液的颜色即消失。

红外鉴别任务：本品的红外光吸收图谱应与对照的图谱一致。

二、操作步骤

(一)化学鉴别

要求在 45 分钟内完成如下操作步骤。

1.操作前准备

准备好称量相关物品、配制试液所需实验试剂品、酒精灯、火柴、洁净的试管、试管夹等,天平开机预热。

2.配制试液

根据《中国药典》(2015 年版),配制硝酸银试液和二氯靛酚钠试液,装入试剂瓶,并贴上标签。

3.称量药品

计算称量范围,规范、正确地使用天平称量药品,并装入试管中。

4.鉴别

按要求完成维生素 C 原料药原料药的化学鉴别反应,并能显示出正确的实验现象。完成检验报告书的相关内容。

5.清场

操作完成后,将相关物品归位。

6.操作注意事项

硝酸银试剂昂贵,由教师统一配制与保管。

(二)红外鉴别

要求在 90 分钟内完成如下操作步骤。

1.操作前准备

红外仪器开机预热,将研磨装置、压片装置及相关物品准备好。

2.KBr 空白样的压片

取 0.2～0.4g KBr,在玛瑙研钵中充分研细。

在底座上先放一个样品底座(硅碳钢圆柱,光滑干净面向上),再将压片框架平稳地套在样品底座露出部分上。

将充分研磨的空白样粉末倒入样品框架中(注意尽量不要散落到侧壁上),用药匙柄将粉末铺平后放上第二个样品底座,此时光滑面向下。套上保护外套,放上弹簧,最后插入模压杆。

用手掌按紧模压杆,放在手动液压机上,打开液压机油阀,关闭气阀(顺时针到转不动),用压杆增压,直到表头示数达 80KN,稳定 5 分钟左右。

打开气阀,从液压机上取下制片模具,将样品底座和样品框架一同取出,放在模压底座上,套上保护外套,插入模压冲杆,整个装置再放到液压机上轻压,听到"铛"的响声即停。此时空白样完成压片。

3.维生素 C 原料药样品的压片

取 0.2～0.4g KBr,在玛瑙研钵中充分研细,然后取 2～4 mg 维生素 C 原料药,即样品的量约为 KBr 的 1‰,充分研磨细,混合均匀。余下步骤同上。

4.红外扫描

分别将制的空白片和样品片,用镊子轻轻夹起放入样品架的样品腔中,用磁片固定好,插入到仪器的样品槽中。

先检测空白片,除去空白干扰;再测样品片,得到维生素 C 原料药的红外谱图,保存并标峰,打印出红外谱图。

5.谱图对照

将所得到的红外谱图与对照的图谱(参见上篇项目二任务二中阿司匹林红外光谱图)进行对照。

6.填写检验报告书

给出化学鉴别和红外鉴别结论,完成检验报告书的相关内容。

7.清场

操作完成后,洗净所有玻璃仪器设备,并将相关物品归位。

8.操作注意事项

KBr 不纯时,则要做空白样,如 KBr 为高纯时,用空气做空白样即可。

三、实施条件

实施条件见表 2-1-37,表 2-1-38。

表 2-1-37 维生素 C 原料药的化学鉴别实施条件

项目	基本实施条件
场地	药物检验实训室
设备	分析天平(千分之一)
物料	维生素 C 原料药、药匙、10mL 量筒、试剂瓶、硝酸银、二氯靛酚钠、烧杯、漏斗、玻璃棒、蒸馏水、试管、胶头滴管等

表 2-1-38 维生素 C 原料药的红外鉴别实施条件

项目	基本实施条件
场地	药物检验实训室
设备	红外光谱仪
物料	维生素 C 原料药、高纯 KBr、玛瑙研钵、制片装置等

四、评价标准

评价标准见表 2-1-39。

表 2-1-39 维生素 C 原料药的鉴别评价标准

评价内容	分值	评分细则
职业素养与操作规范 20 分	5	工作服穿着规范,双手洁净,不染指甲,不留长指甲,不披发得 5 分
	5	爱护仪器,不浪费药品、试剂,及时记录实验数据得 5 分
	5	操作完毕后将仪器、药品、试剂等清理复位得 5 分
	5	清场得 5 分

评价内容		分值	评分细则
技能 80分	化学鉴别 操作	20	仪器、试剂准备得3分
			试液的配制得9分
			药品的称量得3分
			记录药品鉴别结果得5分
	红外鉴别 操作	35	红外开机预热,玛瑙研钵、压片装置准备得5分
			KBr压片操作正确得5分
			KBr压片符合要求得5分
			样品压片操作正确得5分
			样品压片符合要求得5分
			电脑扫描操作正确得5分
			正确记录红外光谱图得5分
	鉴别 结果	25	检测结果与药典标准比较得10分
			完成药品原始记录得10分
			在规定时间内完成任务得5分

五、原始记录

原始记录见表2-1-40。

表2-1-40 维生素C原料药的鉴别原始记录

编码:

物料名称		物料编码		检验单号	
批/编号		规　格		检验目的	
来　源		数　量		检验日期	
检验依据		取样量		报告日期	
【鉴　别】					
结论					

复核人: 　　　　　　　　　　检验人:

任务三　维生素 C 原料药的检查

【知识目标】

掌握维生素 C 的化学结构与化学性质,及澄清度检查原理;了解紫外-可见分光光度计的原理;掌握维生素 C 原料药的特殊杂质来源;掌握对照法检查杂质的原理;掌握炽灼残渣的定义;掌握铁盐检查法的原理;了解原子吸收分光光度法的原理;掌握铜盐检查法的原理;了解原子吸收分光光度法的原理;掌握重金属的定义及检查原理;掌握细菌内毒素的定义与分类;掌握内毒素限值计算。

【技能目标】

能熟练地按《中国药典》要求配制溶液及处理溶液;掌握紫外-可见分光光度计的操作;能熟练地按《中国药典》要求配制所需试剂、供试品溶液、对照溶液;能熟练地用对照法对杂质的进行检查;掌握炽灼残渣的操作和计算;能熟练地按《中国药典》要求配制供试品溶液、对照品溶液、标准铁溶液;能熟练操作原子吸收分光光度计;能熟练处理实验数据;能熟练地按《中国药典》要求配制供试品溶液、对照品溶液、标准铜溶液;能熟练操作原子吸收分光光度计;能熟练处理实验数据;掌握重金属检查方法及标准铅溶液的浓度计算;掌握细菌内毒素的检查方法。

维生素 C 在空气中极易被氧化变色,尤其是在碱性条件下更快,而在酸性介质中,它受空气氧化的速度稍慢,较为稳定,所以在维生素 C 中加入草酸是为了减慢它的氧化速度。

《中国药典》(2015 年版)规定检查维生素 C 原料药溶液的澄清度与颜色、草酸、炽灼残渣、铁、铜、重金属、细菌内毒素。

溶液的澄清度与颜色检查:澄清度是检查药品溶液的浑浊程度,即浊度。药品溶液中如存在细微颗粒,当直射光通过溶液时,可出现光散射和光吸收的现象,致使溶液微显浑浊;所以澄清度可在一定程度上反映药品的质量和生产工艺水平。澄清度检查的方法有比色法、灯检法、紫外-可见分光光度法。药物溶液的颜色及其与规定颜色的差异也能在一定程度上反映药物的纯度。本法系将药物溶液的颜色与规定的标准比色液相比较,以检查其颜色。品种项下规定的“无色或几乎无色”,其“无色”系指供试品溶液的颜色相同于所用溶剂,“几乎无色”系指浅于用水稀释 1 倍后的相应色调 1 号标准比色液。

草酸检查:维生素 C 易被氧化,为防止氧化会加入草酸作为稳定剂,这是因为草酸的还原性比维生素 C 强,能替代维生素 C 被氧化。所以在此要检查草酸这个特殊杂质的含量。本实验用到方法的是比色法。

炽灼残渣检查:有机药物经炭化或无机药物加热分解后,加硫酸湿润,先低温再高温(700～800℃)炽灼,使完全灰化,有机物分解挥发,残留的非挥发性无机杂质(多为金属的氧化物或无机盐类)成为硫酸盐,称为炽灼残渣(BP 称硫酸灰分),称重,判断是否符合限量规定。炽灼残渣的计算见如下。

$$炽灼残渣=(残渣及坩埚重-空坩埚重)/(供试品重)×100\%$$

铁盐检查:铁盐存在会加速维生素 C 氧化分解,采用原子吸收分光光度法检查。标准加入法:取样品两份,一份作为供试品溶液 B,另一份加入标准铁溶液作为对照溶液 A。在 248.3nm

分别测定供试品读数 b 和对照品读数 a,b 应小于(a−b)。限量为百万分之二。

铜盐检查:铜盐存在会加速维生素 C 氧化分解,采用原子吸收分光光度法检查。标准加入法:取样品两份,一份作为供试品溶液 B,另一份加入标准铜溶液作为对照溶液 A。在 324.8nm 分别测定供试品读数 b 和对照品读数 a,b 应小于(a−b)。限量为百万分之五。

重金属检查:重金属系指在实验条件下能与硫代乙酰胺或硫化钠作用显色的金属杂质。因其能使蛋白质变性而危害人体健康,所以检测就显得很有必要。维生素 C 原料药重金属检查用的是第一法。

细菌内毒素检查:热原是指能使哺乳类动物产生热原反应的物质。细菌内毒素(endotoxin)是革兰阴性菌细胞壁的构成成分,它的化学结构是脂多糖(LPS),它由三个截然不同的部分脂质 A、核心寡聚糖和 O−特异性多糖链组成。多糖链有亲水性,脂肪链有疏水性,在水中呈不均匀分布,所以需要旋涡混合器混合。内毒素是主要的热原物质。可引起发热,微循环障碍,内毒素休克及播散性血管内凝血等。

鲎试剂中的鲎是四亿年前就存在的古老海洋生物,是无脊椎动物,具有蓝色的血液。生长慢,捕杀多,资源濒临灭绝,采鲎血后要及时放归大海。鲎试剂是鲎的血液变形细胞溶解物制成的无菌冷冻干燥品。鲎试剂含有 C、B 因子、凝固酶原、凝固蛋白原、二价钙/镁离子,此外普通鲎试剂还含有 G 因子。鲎试剂灵敏度用符号 λ 表示,其单位用(EU/mL)表示。

本试验系利用鲎试剂与细菌内毒素产生凝集反应的机理,以判断供试品中细菌内毒素的限量是否符合规定的一种方法,内毒素的量用内毒素单位(EU)表示。细菌内毒素国家标准品系自大肠杆菌提取精制得到的内毒素。以细菌内毒素国际标准品为基准,经过协作标定,使其与国际标准品单位含义一致。细菌内毒素国家标准品用于标定细菌内毒素工作标准品和标定、仲裁鲎试剂灵敏度。细菌内毒素工作标准品系以细菌内毒素国家标准品为基准进行标定,确定其重量的相当效价。每纳克工作标准品效价应不小于 2EU,不大于 50EU,并具备均一性和稳定性的实验数据。细菌内毒素工作标准品用于鲎试剂灵敏度测定及试验中的阳性对照。

一、任务描述

1. 溶液的澄清度与颜色检查
取本品 3.0g,加水 15mL,振摇使溶解,溶液应澄清无色;如显色,将溶液经 4 号垂熔玻璃漏斗滤过,取滤液,照紫外-可见分光光度法(通则 0401),在 420nm 的波长处测定吸光度,不得过 0.03。

2. 草酸检查
取本品 0.25g,加水 4.5mL,振摇使维生素 C 溶解,加氢氧化钠试液 0.5mL、稀醋酸 1mL 与氯化钙试液 0.5mL,摇匀,放置 1 小时,作为供试品溶液;另精密称取草酸 75mg,置 500mL 量瓶中,加水溶解并稀释至刻度,摇匀,精密量取 5mL,加稀醋酸 1mL 与氯化钙试液 0.5mL,摇匀,放置 1 小时,作为对照溶液。供试品溶液产生的浑浊不得浓于对照溶液(0.3‰)。

3. 炽灼残渣检查
不得过 0.1%(通则 0841)。

4. 铁盐检查
取本品 5.0g 两份,分别置 25mL 量瓶中,一份中加 0.1mol/L 硝酸溶液溶解并稀释至刻度,摇匀,作为供试品溶液(B);另一份中加标准铁溶液(精密称取硫酸铁铵 863mg,置 1000mL

量瓶中,加 1mol/L 硫酸溶液 25mL,用水稀释至刻度,摇匀,精密量取 10mL,置 100mL 量瓶中,用水稀释至刻度,摇匀)1.0mL,加 0.1mol/L 硝酸溶液溶解并稀释至刻度,摇匀,作为对照溶液(A)。照原子吸收分光光度法(通则 0406),在 248.3nm 的波长处分别测定,应符合规定。

5. 铜盐检查

取本品 2.0g 两份,分别置 25mL 量瓶中,一份中加 0.1mol/L 硝酸溶液溶解并稀释至刻度,摇匀,作为供试品溶液(B);另一份中加标准铜溶液(精密称取硫酸铜 393mg,置 1000mL 量瓶中,加水溶解并稀释至刻度,摇匀,精密量取 10mL,置 100mL 量瓶中,用水稀释至刻度,摇匀)1.0mL,加 0.1mol/L 硝酸溶液溶解并稀释至刻度,摇匀,作为对照溶液(A)。照原子吸收分光光度法(通则 0406),在 324.8nm 的波长处分别测定,应符合规定。

6. 重金属检查

取本品 1.0g,加水溶解成 25mL,依法检查(通则 0821 第一法),含重金属不得过百万分之十。

7. 细菌内毒素检查

取本品,加碳酸钠(170℃加热 4 小时以上)适量,使混合,依法检查(通则 1143),每毫克维生素 C 中含内毒素的量应小于 0.020EU(供注射用)。

二、操作步骤

(一)溶液的澄清度与颜色检查

要求在 60 分钟内完成如下操作步骤。

1. 操作前准备

准备好称量相关物品、烧杯、洗瓶、蒸馏水、玻璃棒等,紫外-可见分光光度计和天平开机预热。

2. 溶液澄清度

根据《中国药典》(2015 年版),取维生素 C 原料药 3.0g,加水 15mL,振摇使溶解,溶液应澄清无色。如若显色,再做下面步骤。

3. 垂熔过滤

将显色的样品溶液经 4 号垂熔玻璃漏斗滤过,取滤液。

4. 吸光度测定

将过滤好的样品溶液按照通则 0401,在 420nm 的波长处测定吸光度,记下读数。

5. 结果判定

实验结果与药典对比,并完成药品检验报告书的相关内容。

6. 清场

操作完成后,将相关物品归位。

7. 注意事项

(1)比色皿使用时注意不要沾污或将比色皿的透光面磨损,应手持比色皿的毛面。

(2)开关试样室盖时动作要轻缓。

(3)不要在仪器上方倾倒测试样品,以免样品污染仪器表面,损坏仪器。

(4)比色皿在盛装样品前,应用所盛装样品冲洗两次,测量结束后比色皿应用蒸馏水清洗干净后倒置晾干。若比色皿内有颜色挂壁,可用无水乙醇浸泡清洗。

（二）草酸检查

要求在 90 分钟内完成如下操作步骤。

1. 操作前准备

准备好称量相关物品、配制相关试剂溶液、烧杯、容量瓶、洗瓶、蒸馏水、玻璃棒等，天平开机预热。

2. 配制供试品溶液

根据《中国药典》（2015 年版），取维生素 C 原料药 0.25g，加水 45mL，振摇使维生素 C 溶解，加氢氧化钠试液 0.5mL、稀醋酸 1mL 与氯化钙试液 0.5mL，摇匀，放置 1 小时。

3. 配制对照溶液

精密称取草酸 75mg，置 500mL 量瓶中，加水溶解并稀释至刻度，摇匀，精密量取 5mL，加稀醋酸 1mL 与氯化钙试液 0.5mL，摇匀，放置 1 小时。

4. 比色

将放置 1 小时后的供试品和对照溶液进行对比。

5. 结果判定

实验结果与药典对比，并完成药品检验报告书的相关内容。

6. 清场

操作完成后，将相关物品归位。

7. 注意事项

(1) 比色管不能加热，且比色管管壁较薄，要轻拿轻放。

(2) 同一比色实验中要使用同样规格的比色管。

(3) 清洗比色管时不能用硬毛刷刷洗，以免磨伤管壁影响透光度。

(4) 比色时一次只拿两支比色管进行比较且光照条件要相同。

（三）炽灼残渣检查

要求在 180 分钟内完成如下操作步骤。

1. 操作前准备

准备称量相关物品、坩埚及盖高温至恒重、马弗炉、电炉、天平预热等。

2. 空坩埚恒重

取洁净坩埚置于高温炉内，将坩埚盖斜盖于坩埚上，经加热至 700～800℃炽灼 30～60 分钟，停止加热，待高温炉温度冷却至约 300℃，取出坩埚，置适宜的干燥器内，盖好坩埚上盖，放冷至室温（一般约需 60 分钟），精密称定坩埚重量（准确至 0.1mg），记下 m_0。再以同样条件重复操作，直至恒重，备用。

3. 称取供试品

取供试品 1.0～2.0g 或各品种项下规定的重量，置已炽灼至恒重的坩埚内，精密称定，记下 m_1。

4. 炭化

将盛有供试品的坩埚斜置电炉上缓缓灼烧（应避免供试品受热骤然膨胀或燃烧而逸出），炽灼至供试品全部炭化呈黑色，并不冒浓烟，放冷至室温（以上操作应在通风柜内进行）。

5. 灰化

除另有规定外，滴加硫酸 0.5～1mL，使炭化物全部湿润，继续在电炉上加热至硫酸蒸气除尽,白烟完全消失(以上操作应在通风柜内进行)。将坩埚置高温炉内,坩埚盖斜盖于坩埚上,在 700~800℃炽灼约 60 分钟,使供试品完全灰化恒重后,精密称量残渣及坩埚重量 m_2。

6.计算结果与判定

计算结果按"有效数字和数值的修约及其运算"修约,使其与标准中规定限度的有效数位一致。其数值小于或等于限度时,判为符合规定(当限度规定为 ≤0.1%,而实验结果符合规定时,报告数据应为"小于 0.1%"或"为 0.1%");其数值大于限度时,则判为不符合规定。

$$炽灼残渣\% = \frac{残渣及坩埚重量 - 空坩埚重量}{供试品重量} \times 100\%$$

即:

$$炽灼残渣\% = \frac{m_2 - m_0}{m_1} \times 100\%$$

7.清场

操作完成后,将相关物品归位。

8.操作注意事项

(1)炭化与灰化的前一段操作应在通风柜内进行。供试品放入高温炉前,务必完成炭化并除尽硫酸蒸汽。必要时,高温炉应加装排气管道。

(2)供试品的取用量,除另有规定外,一般 1.0~2.0g(炽灼残渣限度为 0.1%~0.2%)。如有限度较高的品种,可调整供试品的取用量,使炽灼残渣的量为 1~2mg。

(3)坩埚应编码标记,盖子与坩埚应编码一致。从高温炉中取出时的温度、先后次序、在干燥器内的放冷时间以及称量顺序,均应前后一致;同一干燥器内同时放置的坩埚最好不超过 4 个,否则不易达到恒重。

(4)坩埚放冷后干燥器内易形成负压,应小心开启干燥器,以免吹散坩埚内的轻质残渣。

(5)炽灼残渣如需留作重金属检查,炽灼温度必须控制在 500~600℃。

(6)如供试品中含有碱金属或氟元素时,可腐蚀坩埚,应使用铂坩埚。在高温条件下夹取热铂坩埚时,宜用钳头包有铂层的坩埚钳。

(7)开关炉门时,应注意勿损坏高质耐火绝缘层。

(四)铁盐检查

要求在 150 分钟内完成如下操作步骤。

1.操作前准备

准备好称量相关物品、配制相关试剂溶液、烧杯、容量瓶、洗瓶、蒸馏水、玻璃棒等,天平和原子吸收分光光度仪开机预热。

2.配制供试品溶液

根据《中国药典》(2015 年版),取维生素 C 原料药 5.0g 两份,分别置 25mL 量瓶中,一份中加 0.1mol/L 硝酸溶液溶解并稀释至刻度,振摇,使维生素 C 溶解,作为供试品溶液(B)。

3.配制标准铁溶液

精密称取硫酸铁铵 863mg,置 1000mL 量瓶中,加 1mol/L 硫酸溶液 25mL,用水稀释至刻度,摇匀,精密量取 10mL,置 100mL 量瓶中,用水稀释至刻度,摇匀,即为标准铁溶液。

4.配制对照溶液

在另一份 5.0g 维生素 C 原料药量瓶中,加标准铁溶液 1.0mL,再加 0.1mol/L 硝酸溶液溶解并稀释至刻度,摇匀,作为对照溶液(A)。

5.原子吸收测定

按照原子吸收分光光度法(通则0406),在248.3nm处分别测定A和B溶液。记下结果。

6.结果判定

实验结果与药典对比,并完成药品检验报告书的相关内容。

7.清场

操作完成后,将相关物品归位。

8.注意事项

(1)每次做样品前,都要将样品充分摇匀再进样。

(2)每次做实验前和做完实验后,都需要用纯净水清洗进样管10分钟左右。

(3)清洗完进样管后,实验结束,第一时间关闭乙炔气,直接关气,可使残余气体燃烧尽,关气后可以按排气键,使多余气体都排除。

(4)实验结束后,关闭空压机工作按键,空压机放气,冷却一段时间后再关闭冷却按键。

(5)实验结束后的玻璃仪器清洗干净后,都要用酸浸泡,避免下次使用时的交叉污染,测定金属的玻璃仪器专用,不能与其他混合一起使用,减少污染。

(五)铜盐检查

要求在150分钟内完成如下操作步骤。

1.操作前准备

准备好称量相关物品、配制相关试剂溶液、烧杯、容量瓶、洗瓶、蒸馏水、玻璃棒等,天平和原子吸收分光光度仪开机预热。

2.配制供试品溶液

根据《中国药典》(2015年版),取维生素C原料药2.0g两份,分别置25mL量瓶中,一份中加0.1mol/L硝酸溶液溶解并稀释至刻度,振摇,使维生素C溶解,作为供试品溶液(B)。

3.配制标准铜溶液

精密称取硫酸铜393mg,置1000mL量瓶中,加水溶解并稀释至刻度,摇匀,精密量取10mL,置100mL量瓶中,用水稀释至刻度,摇匀,即为标准铁铜溶液。

4.配制对照溶液

在另一份2.0g维生素C原料药量瓶中,加标准铜溶液1.0mL,再加0.1mol/L硝酸溶液溶解并稀释至刻度,摇匀,作为对照溶液(A)。

5.原子吸收测定

按照原子吸收分光光度法(通则0406),在324.8nm处分别测定A和B溶液。记下结果。

6.结果判定

实验结果与药典对比,并完成药品检验报告书的相关内容。

7.清场

操作完成后,将相关物品归位。

8.注意事项

(1)每次做样品前,都要将样品充分摇匀再进样。

(2)每次做实验前和做完实验后,都需要用纯净水清洗进样管10分钟左右。

(3)清洗完进样管后,实验结束,第一时间关闭乙炔气,直接关气,可使残余气体燃烧尽,关气后可以按排气键,使多余气体都排除。

(4)实验结束后,关闭空压机工作按键,空压机放气,冷却一段时间后再关闭冷却按键。

(5)实验结束后的玻璃仪器清洗干净后,都要用酸浸泡,避免下次使用时的交叉污染,测定金属的玻璃仪器专用,不能与其他混合一起使用,减少污染。

(六)重金属检查

要求在 90 分钟内完成如下操作步骤。

1.操作前准备

准备称量相关物品、清点配制标准溶液所需实验试剂品、烧杯、洗瓶、容量瓶、蒸馏水、玻璃棒等,天平开机预热。

2.配制溶液

根据《中国药典》(2015 年版),配制相关溶液。

标准铅溶液:精密称取硝酸铅 0.1599g,置 1000mL 量瓶中,加硝酸 5mL 与水 50mL 溶解后,用水稀释至刻度,摇匀,作为贮备液。临用前,精密量取贮备液 10mL,置 100mL 量瓶中,加水稀释至刻度,摇匀,即得(每毫升相当于 $10\mu g$ 的 Pb)。本液仅供当日使用。

硫代乙酰胺试液:取硫代乙酰胺 4g,加水使溶解成 100mL,置冰箱中保存。临用前取混合液(由 1mol/L 氢氧化钠溶液 15mL、水 5.0mL 及甘油 20mL 组成)5.0mL,加上述硫代乙酰胺溶液 1.0mL,置水浴上加热 20 秒,冷却,立即使用。

硫化钠试液:取硫化钠 1g,加水使溶解成 10mL,即得。本液应临用新制。

醋酸盐缓冲液(pH 3.5):取醋酸铵 25g,加水 25mL 溶解后,加 7mol/L 盐酸溶液 38mL,用 2mol/L 盐酸溶液或 5mol/L 氨溶液准确调节 pH 值至 3.5(电位法指示),用水稀释至 100mL,即得。

稀焦糖溶液:取蔗糖或葡萄糖约 5g,置磁坩埚中,在玻璃棒不断搅拌下,加热至呈棕色糊状,放冷,用水溶解成约 25mL,滤过,贮于滴瓶中备用,临用时,根据供试液色泽深浅,取适当量调节使用。

3.重金属检查第一法

(1)取 25mL 纳氏比色管三支,编号为甲、乙、丙。

(2)甲管中加标准铅溶液一定量与醋酸盐缓冲液(pH 3.5)2mL,加水或各品种项下规定的溶剂稀释成 25mL。

(3)乙管中加入按各品种项下规定的方法制成的供试液 25mL。

(4)丙管中加入与乙管相同量的供试品,加配制供试品溶液的溶剂适量使溶解,再加与甲管相同量的标准铅溶液与醋酸盐缓冲液(pH 3.5)2mL 后,用溶剂稀释成 25mL;若供试品溶液带颜色,可在甲管中滴加少量稀焦糖溶液或其他无干扰的有色溶液,使之与乙管、丙管一致。

(5)在甲、乙、丙三管中分别加硫代乙酰胺试液各 2.0mL,摇匀,放置 2 分钟,同置白色衬板上,自上向下透视,当丙管中显出的颜色不浅于甲管时,乙管中显示的颜色与甲管比较,不得更深。如丙管中显示的颜色浅于甲管,应取样按第二法重新检查。

4.结果判定

将甲、乙、丙同置白色衬板上,自上向下透视,当丙管中显出的颜色不浅于甲管时,乙管中显示的颜色与甲管比较,不得更深。完成药品检验报告书的相关内容。

5.清场

操作完成后,将相关物品归位。

6.操作注意事项

(1)标准铅溶液应在临用前精密量取标准铅贮备液新鲜配制,以防止硝酸铅水解而造成误差;配制与贮存标准铅溶液使用的玻璃容器,均不得含有铅。

(2)硫代乙酰胺试液与重金属反应的最佳 pH 值是 3.5,故配制醋酸盐缓冲液(pH 3.5)时,要用 pH 计调节,硫代乙酰胺试液加入量以 2.0mL 时呈色最深。

(3)供试品如含高铁盐而影响重金属检查时,可在甲、乙、丙三管中分别加入相同量的维生素 C 0.5～1.0g,再照上述方法检查。

(4)配制供试品溶液时,如使用的盐酸超过 1mL,氨试液超过 2mL,或加入其他试剂进行处理者,除另有规定外,甲管溶液应取同样同量的试剂置瓷皿中蒸干后,加醋酸盐缓冲液(pH 3.5)2.0mL 与水 15mL 微热溶解后,移置钠氏比色管中,加标准铅溶液一定量,再用水或各品种项下规定的溶剂稀释成 25mL。

(七)细菌内毒素检查

要求在 360 分钟内完成如下操作步骤。

1.操作前准备

所有器具需做去内毒素处理:玻璃器皿、注射器、针头、直镊、剪刀等置电热干燥箱中经 180℃干烤至少 2 小时、250℃干烤至少 30 分钟;塑料器皿置 30％双氧水中浸泡 4 小时,再用细菌内毒素检查用水充分冲洗后置 60℃烘干;去除内毒素后未开启的密封容器内的用具,可供一周内使用。或使用标明无内毒素并且对试验无干扰的器械。

2.配制供试液

根据《中国药典》(2015 年版),取本品,加碳酸钠(170℃加热 4 小时以上)适量,使混合。

3.确定最大有效稀释倍数(MVD)

最大有效稀释倍数是指在试验中供试品溶液被允许达到稀释的最大倍数(1－MVD),在不超过此稀释倍数的浓度下进行内毒素限值的检测。用以下公式来确定 MVD:

$$MVD = CL/A$$

L:为供试品的细菌内毒素限值;

C:为供试品溶液的浓度,当 L 以 EU/mg 或 EU/U 表示时,C 的单位需为 mg/mL 或 U/mL,当 L 以 EU/mL 表示时,则 C 等于 1.0mL/mL。如需计算在 MVD 时的供试品浓度,即最小有效稀释浓度,可使用公式 $C = A/L$;

A:为在凝胶法中鲎试剂的标示灵敏度(EU/mL),或是在光度测定法中所使用的标准曲线上最低的内毒素浓度。

4.内毒素标准溶液的制备

根据鲎试剂灵敏度的标示值(A),将细菌内毒素国家标准品或细菌内毒素工作标准品用细菌内毒素检查用水溶解,在旋涡混合器上混匀 15 分钟,然后制成 2A、A、0.5A 和 0.25A 四个浓度的内毒素标准溶液,每稀释一步均应在旋涡混合器上混匀 30 秒。

5.灵敏度试验

取分装有 0.1mL 鲎试剂溶液的 10mm×75mm 试管或复溶后的 0.1mL/支规格的鲎试剂原安瓿 18 支,其中 16 管分别加入 0.1mL 不同浓度的内毒素标准溶液,每一个内毒素浓度平行做 4 管;另外 2 管加入 0.1mL 细菌内毒素检查用水作为阴性对照。将试管中溶液轻轻混匀后,封闭管口,垂直放入的恒温器中,保温(60±2)分钟。记录试验结果(表 2-1-41)。

表 2 - 1 - 41　内毒素试验记录

内毒素浓度	1	2	3	4
2A				
A				
0.5A				
0.25A				
阴性对照			/	/

6. 结果判定

阳性——倒转180°,管内形成凝胶且凝胶不变形、不从管壁滑脱。

阴性——未形成凝胶或形成的凝胶不坚实、变形并从管壁滑落。

实验结果与药典对比,并完成药品检验报告书的相关内容。

7. 清场

操作完成后,将相关物品归位。

8. 注意事项

灵敏度试验中,将试管中溶液轻轻混匀后,用封口膜封闭管口,垂直放入(37±1)℃水浴或适宜恒温器中,试管保持水平状态保温(60±2)分钟。保温和拿取试管过程应避免震动,造成假阴性结果。

三、实施条件

实施条件见表 2 - 1 - 42 至表 2 - 1 - 48。

表 2 - 1 - 42　维生素 C 原料药溶液的澄清度与颜色检查实施条件

项目	基本实施条件
场地	药物检验实训室
设备	分析天平(千分之一)、紫外-可见分光光度计
物料	维生素 C 原料药、药匙、20mL 量筒、烧杯、玻璃棒、4 号垂熔玻璃漏斗等

表 2 - 1 - 43　维生素 C 原料药的草酸检查实施条件

项目	基本实施条件
场地	药物检验实训室
设备	分析天平(万分之一)
物料	维生素 C 原料药、药匙、10mL 量瓶、氢氧化钠、冰醋酸、氯化钙、草酸、500mL 容量瓶、移液管(5mL、1mL、0.5mL)、胶头滴管、蒸馏水、洗瓶等

表 2 - 1 - 44　维生素 C 原料药的炽灼残渣检查实施条件

项目	基本实施条件
场地	药物检验实训室
设备	分析天平(万分之一)、马弗炉、电炉、通风柜
物料	维生素 C 原料药、药匙、坩埚、坩埚钳、浓硫酸等

表 2 - 1 - 45　维生素 C 原料药的铁盐检查实施条件

项目	基本实施条件
场地	药物检验实训室
设备	分析天平(万分之一)、原子吸收分光光度仪
物料	维生素 C 原料药、药匙、25mL 量瓶、1000mL 量瓶、100mL 量瓶、10mL 移液管、硝酸、硫酸铁铵、硫酸、硝酸、胶头滴管、蒸馏水、洗瓶等

表 2 - 1 - 46　维生素 C 原料药的铜检查实施条件

项目	基本实施条件
场地	药物检验实训室
设备	分析天平(万分之一)、原子吸收分光光度仪
物料	维生素 C 原料药、药匙、25mL 量瓶、1000mL 量瓶、100mL 量瓶、1.0mL 移液管、硝酸、硫酸铜、硝酸、胶头滴管、蒸馏水、洗瓶等

表 2 - 1 - 47　维生素 C 原料药的重金属检查实施条件

项目	基本实施条件
场地	药物检验实训室
设备	分析天平(万分之一)、水浴锅、pH 计
物料	维生素 C 原料药、药匙、硝酸铅、硫代乙酰胺、氢氧化钠、甘油、醋酸铵、盐酸、氨水、移液管 10mL、容量瓶(10mL、100mL、1000mL)、硝酸、量筒(10mL、100mL)等

表 2 - 1 - 48　维生素 C 原料药的细菌内毒素检查实施条件

项目	基本实施条件
场地	药物检验实训室
设备	超净工作台、天平、电热干燥箱、漩涡混合器、恒温水浴箱或适宜的恒温器
物料	维生素 C 原料药、药匙、鲎试剂、细菌内毒素工作标准品(WSE)、细菌内毒素检查用水(BET 水)、加样器、吸头、三角瓶、玻璃试管(16mm×100mm)、试管架、封口膜、时钟、吸水纸、剪刀、砂轮

四、评价标准

实施条件见表 2-1-49。

表 2-1-49　维生素 C 原料药的检查评价标准

评价内容		分值	评分细则
职业素养与 操作规范 20 分		5	工作服穿着规范,双手洁净,不染指甲,不留长指甲,不披发得 5 分
		5	爱护仪器,不浪费药品、试剂,及时记录实验数据得 5 分
		5	操作完毕后将仪器、药品、试剂等清理复位得 5 分
		5	清场得 5 分
技能 80 分	溶液的澄 清度与颜 色检查	5	分析天平和紫外-可见分光光度计开机预热、实验器材清点无误得 1 分
			溶液澄清度检查,若无色得 4 分;若有色得 1 分,继续操作
			垂熔过滤得 1 分
			吸光度测定得 1 分
			记录结果得 1 分
	草酸 检查	5	分析天平开机预热、实验器材清点无误得 1 分
			配制供试品溶液得 1 分
			配制对照品溶液得 1 分
			比色得 1 分
			记录结果得 1 分
	炽灼残 渣检查	5	分析天平预热,实验器材清点无误得 1 分
			空坩埚恒重,称取供试品得 1 分
			炭化与灰化得 2 分
			数据处理得 1 分
	铁盐 检查	12	分析天平和原子吸收分光光度仪开机预热、实验器材清点无误得 2 分
			配制供试品溶液得 2 分
			配制标准铁溶液得 2 分
			配制对照溶液得 2 分
			原子吸收分光光度仪操作正确得 2 分
			记录结果得 2 分

评价内容		分值	评分细则
技能 80分	铜盐检查	12	分析天平和原子吸收分光光度仪开机预热、实验器材清点无误得 2 分
			配制供试品溶液得 2 分
			配制标准铜溶液得 2 分
			配制对照溶液得 2 分
			原子吸收分光光度仪操作正确得 2 分
			记录结果得 2 分
	重金属检查	10	分析天平预热,比色管配对,实验器材清点无误得 2 分
			配制溶液得 3 分
			按重金属检查第一法操作得 3 分
			记录结果得 2 分
	细菌内毒素检查	11	所有器具需做去内毒素处理得 2 分
			配制供试品溶液得 2 分
			确定最大有效稀释倍数得 2 分
			内毒素标准溶液的制备得 2 分
			灵敏度试验与记录得 2 分
			记录结果得 1 分
	检查结果	20	检测结果与药典标准比较得 5 分
			完成药品原始记录得 10 分
			在规定时间内完成任务得 5 分

五、原始记录

原始记录见表 2 - 1 - 50。

表 2 - 1 - 50 维生素 C 原料药的检查原始记录

编码:

物料名称		物料编码		检验单号	
批/编号		规 格		检验目的	
来 源		数 量		检验日期	
检验依据		取样量		报告日期	

物料名称		物料编码		检验单号	
【检查】					
结论					

复核人：　　　　　　　　检验人：

任务四　维生素 C 原料药的含量测定

【知识目标】

掌握维生素 C 的化学结构；掌握维生素 C 的化学性质；掌握碘量滴定原理；掌握滴定度的概念；掌握滴定的计算方法。

【技能目标】

能熟练地查阅《中国药典》关于维生素 C 原料药的含量测定方法与相关试剂溶液的配制方法；能独立、规范、熟练地配制和标定 I_2 滴定液；掌握碱式滴定管的使用；掌握碘量滴定的操作方法；掌握滴定的数据处理。

维生素 C(VC)又称抗坏血酸，分子式 $C_6H_8O_6$，分子量 176.1232/(g・mol)。VC 具有还原性，可被 I_2 定量氧化，因而可用 I_2 标准溶液直接滴定。其滴定反应式为：

$$C_6H_8O_6 + I_2 \Longrightarrow C_6H_6O_6 + 2HI$$

由于 VC 的还原性很强，较易被溶液和空气中的氧氧化，在碱性介质中这种氧化作用更强，因此滴定宜在酸性介质中进行，以减少副反应的发生。考虑到 I^- 在强酸性溶液中也易被氧化，故一般选在 pH＝3～4 的弱酸性溶液中进行滴定。

一、任务描述

按《中国药典》(2015 年版)规定，操作规范、独立完成维生素 C 原料药的含量测定的任务：取本品约 0.2g，精密称定，加新沸过的冷水 100mL 与稀醋酸 10mL 使溶解，加淀粉指示液 1mL，立即用碘滴定液(0.05mol/L)滴定，至溶液显蓝色并在 30 秒内不褪。每毫升碘滴定液 (0.05mol/L)相当于 8.806mg 的 $C_6H_8O_6$。

二、操作步骤

要求在 240 分钟内完成如下操作步骤。

1.操作前准备

准备好维生素 C 原料药、配制淀粉指示液、碱式滴定管检漏与清洗、分析天平开机预热等。

2.配制与标定碘滴定液

根据《中国药典》(2015 年版)配制碘滴定液(0.05mol/L)：取碘 13.0g，加碘化钾 36g 与水 50mL 溶解后，加盐酸 3 滴与水适量使成 1000mL，摇匀，用垂熔玻璃滤器滤过。

标定碘滴定液(0.05mol/L)：精密量取本液 25mL，置碘瓶中，加水 100mL 与盐酸溶液 (9→100)1mL，轻摇混匀，用硫代硫酸钠滴定液(0.1mol/L)滴定至近终点时，加淀粉指示液 2mL，继续滴定至蓝色消失。根据硫代硫酸钠滴定液(0.1mol/L)的消耗量，算出本液的浓度，即得(表 2-1-51)。

表 2-1-51　碘滴定液的标定

	1	2	3
$V_{硫代硫酸钠}$/mL			
$C_{碘}$/mol/L			
平均 $C_{碘}$/mol/L			

3.配制样品溶液

取维生素 C 原料药约 0.2g，精密称定，记下 $M_{维生素C}$，加新沸过的冷水 100mL 与稀醋酸 10mL 使溶解，加淀粉指示液 1mL，立即滴定。依此操作，共准备三份样品溶液。

4.滴定操作

先用碘滴定液润洗滴定管，然后滴定样品溶液蓝色消失，并保持 30 秒不褪色即为终点，记下消耗碘滴定液体积。平行标定三次，再根据消耗量算出维生素 C 原料药的含量(表 2-1-52)。

表 2-1-52　维生素 C 原料药的含量测定

	1	2	3
$M_{维生素C}$			
$V_{碘}$/mL			
维生素 C 含量%			
平均含量			

5.清场

操作完成后，清理实验台，并将相关物品归位。

6.操作注意事项

(1)I_2-KI 溶液呈深棕色，在滴定管中较难分辨凹液面，但液面最高点较清楚，所以常读取液面最高点，读时应调节眼睛的位置，使之与液面最高点前后在同一水平位置上。

(2)使用碘量法时，应该用碘量瓶，防止 I_2、$Na_2S_2O_3$、VC 被氧化，影响实验的准确性。

（3）由于实验中不能避免地摇动锥形瓶，因此空气中的氧会将 VC 氧化，使结果偏低。

三、实施条件

实施条件见表 2-1-53。

表 2-1-53　维生素 C 原料药的含量测定实施条件

项目	基本实施条件
场地	药物检验实训室
设备	分析天平(千分之一)
物料	维生素 C 原料药、稀醋酸、碱式滴定管(50mL)、碘量瓶、淀粉指示液、碘、碘化钾、蒸馏水、盐酸、垂熔玻璃漏斗、25mL 移液管、容量瓶 100mL、硫代硫酸钠滴定液(0.1mol/L)、铬酸洗液等

四、评价标准

评价标准见表 2-1-54。

表 2-1-54　维生素 C 原料药的含量测定评价标准

评价内容		分值	评分细则
职业素养与操作规范20分		5	工作服穿着规范，双手洁净，不染指甲，不留长指甲，不披发得 5 分
		5	爱护仪器，不浪费药品、试剂，及时记录实验数据得 5 分
		5	操作完毕后将仪器、药品、试剂等清理复位得 5 分
		5	清场得 5 分
技能80分	含量测定操作	50	碱式滴定管检漏与清洗、分析天平开机预热得 4 分
			指示剂的配制得 4 分
			滴定液的配制得 4 分
			滴定液的标定得 8 分
			样品溶液的配制得 3 分
			平行滴定三次，操作规范得 12 分
			含量计算得 10 分
			滴定结果重复性好得 5 分
	鉴别结果	30	检测结果与药典标准比较得 15 分
			完成药品原始记录得 10 分
			在规定时间内完成任务得 5 分

五、原始记录

原始记录见表 2-1-55。

表 2-1-55 维生素 C 原料药的含量测定原始记录

编码：

物料名称		物料编码		检验单号	
批/编号		规　格		检验目的	
来　源		数　量		检验日期	
检验依据		取样量		报告日期	
【含量测定】					
结论					

复核人：　　　　　　　　　检验人：

任务五　维生素 C 原料药的检验报告书

【知识目标】

掌握药品检验报告书的内容；掌握药品检验报告书的书写格式和要求。

【技能目标】

能正确阅读药品检验原始记录与报告书；能规范熟练地根据药品检验原始记录填写药品检验报告书；能解释表中各栏内容的含义。

一、任务描述

根据维生素 C 原料药分项检验的原始记录填写检验报告书（表 2-1-56）。

表 2-1-56　维生素 C 原料药的检验报告书

编码:

物料名称		物料编码		检验单号	
批/编号		规　格		检验目的	
来　源		数　量		检验日期	
检验依据		取样量		报告日期	

检验任务	标准规定	检验结果
【性　状】		
【化学鉴别】		
【红外鉴别】		
【溶液的澄清度与颜色】		
【草酸】		
【炽灼残渣】		
【铁】		
【铜】		
【重金属】		
【细菌内毒素】		
【含量测定】		
结论		

负责人:　　　　　　复核人:　　　　　　检验人:

三、评价标准

评价标准见表 2-1-57。

表 2-1-57　维生素 C 原料药的检验报告书评价标准

评价内容	分值	评分细则
职业素养与 操作规范 20 分	5	工作服穿着规范,双手洁净,不染指甲,不留长指甲,不披发得 5 分
	5	爱护仪器,不浪费药品、试剂,及时记录实验数据得 5 分
	5	操作完毕后将仪器、药品、试剂等清理复位得 5 分
	5	清场得 5 分

评价内容		分值	评分细则
技能 80 分	表头	15	表头填写正确得 15 分
	性状	5	性状填写正确得 5 分
	鉴别	10	化学鉴别填写正确得 5 分
			红外鉴别填写正确得 5 分
	检查	35	溶液的澄清度与颜色检查填写正确得 5 分
			草酸检查填写正确得 5 分
			炽灼残渣检查填写正确得 5 分
			铁盐检查填写正确得 5 分
			铜盐检查填写正确得 5 分
			重金属检查填写正确得 5 分
			细菌内毒素检查填写正确得 5 分
	含量测定	5	含量测定填写正确得 5 分
	结论	10	结论正确得 10 分

模块二　制剂综合检验训练

药检工作极为重要,为了确保药品质量,防止不合格药品用于患者,保证用药安全、合理、有效。不仅对原料药进行质量控制,更要对制剂严格把关,而且要从配制、保管、验收、发放、清领、使用等各个环节,实施全面质量管理,层层把关。此外,对购进药品质量可疑者也应进行检验、检查,保证以优质的药物供给临床和患者。本模块主要包括磺胺嘧啶片的综合检验训练和盐酸普鲁卡因注射剂的综合检验训练两个项目。

项目一　磺胺嘧啶片的综合检验训练

磺胺嘧啶片属磺胺类抗菌药。磺胺类药物是指具有对氨基苯磺酰胺结构的一类药物的总称,是一类用于预防和治疗细菌感染性疾病的化学治疗药物,其抗菌谱较广,对大多数革兰氏阳性菌以及革兰阴性菌有抑制作用。

磺胺嘧啶片的综合检验训练是指依据相关检验标准和规定,采用各种有效的检验技术或方法对磺胺嘧啶片的质量进行检验,并将检查结果与质量标准规定相比较,最终判断被检验的磺胺嘧啶片是否符合质量标准的一系列质量控制活动。

此项目下主要包括磺胺嘧啶片的性状检查、鉴别、杂质检查、含量测定、检验报告书五个任务。

磺胺嘧啶片的质量标准〔《中国药典》(2015 年版)〕

磺胺嘧啶片

Huang'anmiding Pian

Sulfadiazine Tables

本品含磺胺嘧啶($C_{10}H_{10}N_4O_2S$)应为标示量的 95.0%～105.0%。

【性状】本品为白色至微黄色片;遇光色渐变深。

【鉴别】

(1)取本品的细粉适量(约相当于磺胺嘧啶 0.1g),加水与 0.4%氢氧化钠溶液各 3mL,振摇使磺胺嘧啶溶解,滤过,取滤液,加硫酸铜试液 1 滴,即生成黄绿色沉淀,放置后变为紫色。

(2)在含量测定项下记录的色谱图中,供试品溶液主峰的保留时间应与对照品溶液主峰的保留时间一致。

(3)取本品的细粉适量(约相当于磺胺嘧啶 0.1g),加稀盐酸 5mL,振摇使磺胺嘧啶溶解,滤过,滤液显芳香第一胺类的鉴别反应(通则 0310)。

【检查】

溶出度　取本品,照溶出度与释放度测定法(通则 0931 第二法),以盐酸溶液(9→1000) 1000mL 为溶出介质,转速为每分钟 75 转,依法操作,经 60 分钟时,取溶液 5mL 滤过,精密量取续滤液 1mL,置 50mL 量瓶中,加 0.01mol/L 氢氧化钠溶液稀释至刻度,摇匀,照紫外-可见分光光度法（通则 0401），在 254nm 的波长处测定吸光度，按 $C_{10}H_{10}N_4O_2S$ 的吸光系数（$E_{1cm}^{1\%}$）为 866 计算每片的溶出量。限度为标示量的 70％，应符合规定。

其他 应符合片剂下有关的各项规定（通则 0101）。

【含量测定】照高效液相色谱法（通则 0512）测定。

色谱条件与系统适用性实验 用十八烷基硅烷键合硅胶为填充剂；以乙腈-0.3％醋酸铵溶液（20：80）为流动相；检测波长为 260nm。理论板数按磺胺嘧啶峰计算不低于 3000。

测定法 取本品 20 片，精密称定，研细，精密称取适量（约相当于磺胺嘧啶 0.1g），置 100mL 量瓶中，加 0.1mol/L 氢氧化钠溶液 10mL，振摇使磺胺嘧啶溶解，用流动相稀释至刻度，摇匀，滤过，精密量取续滤液 5mL，置 50mL 量瓶中，用流动相稀释至刻度，摇匀，作为供试品溶液，精密量取 10μL，注入液相色谱仪，记录色谱图；另取磺胺嘧啶对照品约 25mg，精密称定，置 50mL 量瓶中，加 0.1mol/L 氢氧化钠溶液 2.5mL 溶解后，用流动相稀释至刻度，摇匀，精密量取 10mL，置 50mL 量瓶中，用流动相稀释至刻度，摇匀，同法测定。按外标法以峰面积计算，即得。

【类别】同磺胺嘧啶。

【规格】(1)0.2g；(2)0.5g。

【贮藏】遮光，密封保存。

任务一　磺胺嘧啶片的性状检查

【知识目标】

掌握片剂的类型和特征。

【技能目标】

能熟练地观察药物的颜色、气、味、状态、稳定性；能正确记录观察结果；能将结果与《中国药典》比较，得出客观的结论。

片剂系指原料药或与适宜的辅料制成的圆形或异形的片状固体制剂。片剂外观应完整光洁，色泽均匀，有适宜的硬度和耐磨性。片剂以口服普通片为主，另有含片、舌下片、口腔贴片、咀嚼片、分散片、可溶片、泡腾片、阴道片、阴道泡腾片、缓释片、控释片、肠溶片与口崩片等。磺胺嘧啶片为口服普通素片。

一、任务描述

按《中国药典》(2015 年版)规定，操作规范、独立完成磺胺嘧啶片的性质检查任务：本品为白色至微黄色片；遇光色渐变深。

二、操作步骤

要求在 5 分钟内完成如下操作步骤。

1.操作前准备
准备磺胺嘧啶片、镊子、表面皿等。

2.性状观察

根据《中国药典》(2015年版),对照准备好的磺胺嘧啶片,准确客观描述磺胺嘧啶片的颜色、状态、稳定性等物理性质。

3.填写检验报告单

完成检验报告单关于磺胺嘧啶片性状栏的标准规定与检验结果的填写。

4.清场

操作完成后,清理实验台,并将相关物品归位。

5.操作注意事项

取样时,不能直接用手触碰药品。

三、实施条件

实施条件见表2-2-1。

表2-2-1　磺胺嘧啶片的性状检查实施条件

项目	基本实施条件
场地	药物检验实训室
设备	无
物料	磺胺嘧啶片、镊子、表面皿等

四、评价标准

评价标准见表2-2-2。

表2-2-2　磺胺嘧啶片的性状检查评价标准

评价内容		分值	评分细则
职业素养与操作规范 20分		5	工作服穿着规范,双手洁净,不染指甲,不留长指甲,不披发得5分
		5	爱护仪器,不浪费药品、试剂,及时记录实验数据得5分
		5	操作完毕后将仪器、药品、试剂等清理复位得5分
		5	清场得5分
技能 80分	性状检查操作	50	准备检查所需仪器得5分
			规范取药得10分
			口述药品颜色得5分
			口述药品气味得10分
			口述药品状态和剂型得10分
			口述药品稳定性得10分
	性状检查结果	30	检测结果与药典标准比较得10分
			完成药品原始记录得10分
			在规定时间内完成任务得10分

五、原始记录

原始记录见表 2－2－3。

表 2－2－3　磺胺嘧啶片的性状检查原始记录

编码：

物料名称		物料编码		检验单号	
批/编号		规　格		检验目的	
来　源		数　量		检验日期	
检验依据		取样量		报告日期	
【性状】					
结论					

复核人：　　　　　　　　　　　检验人：

任务二　磺胺嘧啶片的鉴别

【知识目标】

掌握磺胺嘧啶的化学结构；掌握磺胺嘧啶的化学性质；了解高效液相色谱仪的原理。

【技能目标】

能熟练地查阅《中国药典》关于磺胺嘧啶片的化学鉴别方法与相关试剂溶液的配制方法；能独立、规范、熟练地配制有关试剂溶液；能正确记录化学反应现象与结果，并将其结果与《中国药典》比较，得出客观的结论；能熟练地使用高效液相色谱仪对药物进行鉴别；能根据《中国药典》(2015 年版)有关规定对所得药物的液相图谱做出正确判断。

磺胺嘧啶片的鉴别包括专属化学鉴别、一般化学鉴别和高效液相色谱鉴别。

磺胺嘧啶结构中含有对氨基苯磺酰胺和芳香第一胺的结构。对氨基苯磺酰胺上的氢原子可被金属离子取代，生成不同颜色的难溶性的金属盐沉淀，例如金属铜离子；芳香第一胺结构的专属反应为重氮化偶合反应，生成粉红到猩红色沉淀。

1.与铜离子的反应

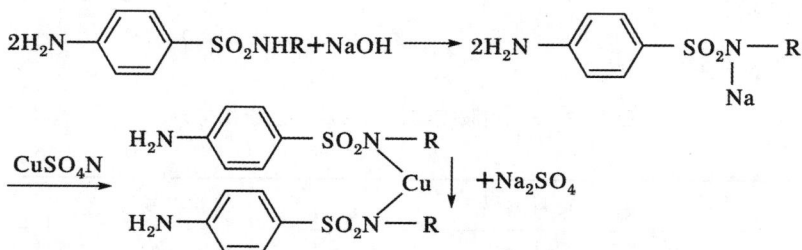

$$2H_2N-\!\!\!\left\langle\bigcirc\right\rangle\!\!\!-SO_2NHR+NaOH \longrightarrow 2H_2N-\!\!\!\left\langle\bigcirc\right\rangle\!\!\!-SO_2N\!\!-\!\!R$$
$$\underset{Na}{|}$$

2.重氮化偶合反应

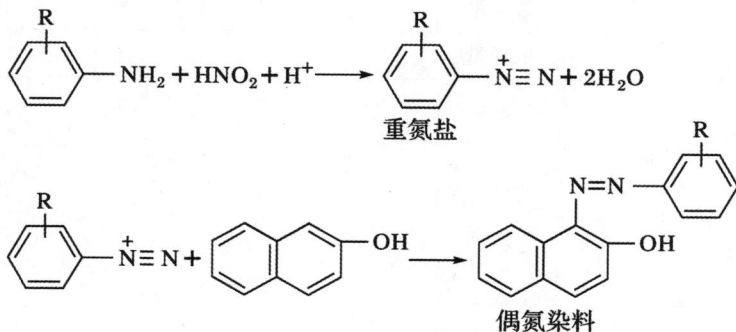

重氮盐

偶氮染料

一、任务描述

按《中国药典》(2015 年版)规定,操作规范、独立完成磺胺嘧啶片的鉴别。

1.专属化学鉴别的任务

取本品的细粉适量(约相当于磺胺嘧啶 0.1g),加水与 0.4‰氢氧化钠溶液各 3mL,振摇使磺胺嘧啶溶解,滤过,取滤液,加硫酸铜试液 1 滴,即生成黄绿色沉淀,放置后变为紫色。

2.一般化学鉴别任务

取本品的细粉适量(约相当于磺胺嘧啶 0.1g),加稀盐酸 5mL,振摇使磺胺嘧啶溶解,滤过,滤液显芳香第一胺类的鉴别反应(通则 0310)。

3.高效液相色谱鉴别任务

在含量测定项下记录的色谱图中,供试品溶液主峰的保留时间应与对照品溶液主峰的保留时间一致。

二、操作步骤

(一)专属化学鉴别

要求在 30 分钟内完成如下操作步骤。

1.操作前准备

准备好称量相关物品、配制试液所需实验试剂品、研钵、药匙、铁架台、漏斗、玻璃棒、烧杯、洁净的试管、称量纸、滤纸、洗瓶、量筒、胶头滴管等,天平开机预热。

2.配制试液

根据《中国药典》(2015 年版),配制 0.4‰氢氧化钠溶液、硫酸铜试液,装入试剂瓶,并贴上标签。

3.称量药品

计算称量范围,规范、正确地使用天平称量药品,并装入烧杯中。

4.鉴别

按要求完成磺胺嘧啶片的专属化学鉴别反应,并能显示出正确的实验现象。完成检验报告书的相关内容。

5.清场

操作完成后,将相关物品归位。

6.操作注意事项

药品的取用量要根据标示量的大小来确定实际的称量质量。

(二)一般化学鉴别

要求在 30 分钟内完成如下操作步骤。

1.操作前准备

准备好称量相关物品、配制试液所需实验试剂品、研钵、药匙、铁架台、漏斗、玻璃棒、烧杯、洁净的试管、称量纸、滤纸、洗瓶、量筒、胶头滴管等,天平开机预热。

2.配制试液

根据《中国药典》(2015 年版),配制稀盐酸、0.1mol/L 亚硝酸钠溶液、1mol/L 脲、碱性 β-萘酚试液,装入试剂瓶,并贴上标签。

3.称量药品

计算称量范围,规范、正确地使用天平称量药品,并装入烧杯中。

4.鉴别

按要求完成磺胺嘧啶片的一般化学鉴别反应,并能显示出正确的实验现象。完成检验报告书的相关内容。

5.清场

操作完成后,将相关物品归位。

6.操作注意事项

参见"本项目专属化学鉴别"。

(三)高效液相色谱的鉴别

预计完成时间为 90 分钟(液相色谱开机稳定时间和关机冲洗色谱柱时间)+40 分钟(溶液配制、液相操作、计算时间)。

1.仪器、试剂的准备

高效液相色谱仪、分析天平、微量注射器、称量纸、药匙、研钵、洗瓶、胶头滴管、滤纸、容量瓶、移液管、洗耳球、漏斗、铁架台、铁圈、烧杯、玻璃棒、磺胺嘧啶片、磺胺嘧啶对照品、色谱纯乙腈、醋酸铵、氢氧化钠饱和溶液等。

2.流动相和 0.1mol/L 氢氧化钠溶液的配制

配制流动相乙腈-0.3%醋酸铵溶液(20:80),并过滤除杂、超声除气。

根据《中国药典》(2015 年版),配制 0.1mol/L 氢氧化钠溶液装入试剂瓶,并贴上标签。

3.供试品溶液配制

取磺胺嘧啶片 20 片,精密称定,研细,精密称取细粉适量(约相当于甲硝唑 0.1g),置 100mL量瓶中,加 0.1mol/L 氢氧化钠溶液 10mL,振摇使磺胺嘧啶溶解,用流动相稀释至刻度,摇匀,滤过,精密量取续滤液 5mL,置 50mL 量瓶中,用流动相稀释至刻度,摇匀,作为供试品溶液。

4.对照品溶液配制

取磺胺嘧啶对照品25mg,精密称定,置50mL量瓶中,加0.1mol/L氢氧化钠溶液2.5mL溶解后,用流动相稀释至刻度,摇匀,精密量取10mL,置50mL量瓶中,用流动相稀释至刻度,摇匀,作为对照品溶液。

5.高效液相色谱仪的调试

确认高效液相色谱仪的色谱柱为ODS柱,把乙腈-0.3%醋酸铵溶液(20∶80)流动相接入色谱仪,打开高效液相色谱仪电源和连接的计算机,启动计算机中的液相色谱仪控制软件,排除高压输液泵中的气体,设定流动相流速为1mL/min、检测波长为260nm。

6.色谱条件与系统适用性试验

取磺胺嘧啶对照品溶液10μL注入液相色谱仪,记录色谱图,理论塔板数按磺胺嘧啶计算不低于3000。

7.药品检测

精密量供试品溶液10μL注入气相色谱仪中,得供试品溶液色谱图。

8.结果判断

所得色谱图中,供试品溶液主峰的保留时间应与对照品溶液主峰的保留时间一致。

9.清场

操作完成后,关闭高效液相色谱仪和计算机,将所配试液倒掉,并清洗干净,将所有仪器、试剂归位。

10.操作注意事项

参见"模块二 项目三 任务三 高效液相色谱鉴别试验"。

三、实施条件

实施条件见表2-2-4至2-2-6。

表2-2-4 磺胺嘧啶片的专属化学鉴别实施条件

项目	基本实施条件
场地	药物检验实训室
设备	分析天平(千分之一)
物料	磺胺嘧啶片、药匙、研钵、铁架台、漏斗、玻璃棒、烧杯、试管、称量纸、滤纸、洗瓶、5mL量筒、胶头滴管、试剂瓶、量瓶、氢氧化钠、硫酸铜等

表2-2-5 磺胺嘧啶片的一般化学鉴别实施条件

项目	基本实施条件
场地	药物检验实训室
设备	分析天平(千分之一)
物料	磺胺嘧啶片、药匙、研钵、铁架台、漏斗、玻璃棒、烧杯、试管、称量纸、滤纸、洗瓶、5mL量筒、胶头滴管、试剂瓶、量瓶、氢氧化钠、亚硝酸钠、盐酸、脲、β-萘酚等

表 2 - 2 - 6　磺胺嘧啶片的高效液相色谱鉴别实施条件

项目	基本实施条件
场地	药物分析实训室
设备	高效液相色谱仪、分析天平
物料	微量注射器、称量纸、药匙、研钵、洗瓶、胶头滴管、滤纸、容量瓶、移液管、洗耳球、漏斗、铁架台、铁圈、烧杯、玻璃棒、磺胺嘧啶片、磺胺嘧啶对照品、色谱纯乙腈、醋酸铵、氢氧化钠饱和溶液等

四、评价标准

实施条件见表 2 - 2 - 7。

表 2 - 2 - 7　磺胺嘧啶片的鉴别评价标准

评价内容		分值	评分细则
职业素养与操作规范 20分		5	工作服穿着规范,双手洁净,不染指甲,不留长指甲,不披发得 5 分
		5	爱护仪器,不浪费药品、试剂,及时记录实验数据得 5 分
		5	操作完毕后将仪器、药品、试剂等清理复位得 5 分
		5	清场得 5 分
技能 80分	专属化学鉴别操作	14	仪器、试剂准备得 3 分
			试液的配制得 3 分
			药品的称量得 3 分
			正确得出药品鉴别的结果得 5 分
	一般化学鉴别操作	14	仪器、试剂准备得 3 分
			试液的配制得 3 分
			药品的称量得 3 分
			正确得出药品鉴别结果得 5 分
	高效液相色谱鉴别操作	27	仪器、试剂准备得 3 分
			流动相和 0.1mol/L 氢氧化钠溶液的配制得 3 分
			供试品溶液配制得 2 分
			对照品溶液配制得 2 分
			高效液相色谱仪的调试得 4 分
			色谱条件与系统适用性试验得 4 分
			药品检测得 4 分
			正确计算结果得 5 分
	鉴别结果	25	检测结果与药典标准比较得 10 分
			完成药品原始记录得 10 分
			在规定时间内完成任务得 5 分

五、原始记录

原始记录见表 2-2-8。

表 2-2-8 磺胺嘧啶片的鉴别原始记录

编码：

物料名称		物料编码		检验单号	
批/编号		规　格		检验目的	
来　源		数　量		检验日期	
检验依据		取样量		报告日期	
【鉴　别】					
结论					

复核人：　　　　　　　　　　　　　　检验人：

任务三　磺胺嘧啶片的检查

【知识目标】

掌握片剂常规的检查项目；掌握溶出度的定义及检查原理；掌握重量差异的定义及检查原理。

【技能目标】

掌握溶出度的检查方法和计算；掌握重量差异的检查方法；能熟练地使用分析天平、溶出度仪、紫外-可见分光光度计；能熟练地按《中国药典》要求配制溶液。

磺胺嘧啶片是以磺胺嘧啶原料药与适宜的辅料混匀压制而成的圆片。通常原料药中的杂质检查项目在成药中不需重复检查，成药的检查主要为剂型检查。《中国药典》(2015 年版)制剂通则中规定片剂要进行重量差异检查和崩解时限检查。此外，阴道泡腾片还需检查发泡量；分散片还需检查分散均匀性；以动物、植物、矿物来源的非单体成分制成的片剂，以及黏膜或皮肤炎症或腔道等局部用片剂还需检查微生物限度；除另有规定外，非包衣片还需进行片剂脆碎度检查。需要注意的是，凡检查含量均匀度的制剂，不再检查重量差异；凡检查溶变时限、溶出度、释放度的制剂，不再检查崩解时限。

根据《中国药典》(2015 年版)磺胺嘧啶片项下规定,其检查项目为溶出度检查和重量差异检查。

一、任务描述

(1)溶出度检查:取本品,照溶出度与释放度测定法(通则 0931 第二法),以盐酸溶液(9→1000)1000mL 为溶出介质,转速为每分钟 75 转,依法操作,经 60 分钟时,取溶液 5mL 滤过,精密量取续滤液 1mL,置 50mL 量瓶中,加 0.01mol/L 氢氧化钠溶液稀释至刻度,摇匀,照紫外-可见分光光度法(通则 0401),在 254nm 的波长处测定吸光度,按 $C_{10}H_{10}N_4O_2S$ 的吸光系数($E_{1cm}^{1\%}$)为 866 计算每片的溶出量。限度为标示量的 70%,应符合规定。

(2)重量差异检查:取供试品 20 片,按《中国药典》(2015 年版)四部片剂制剂通则项下重量差异检查方法测定。

二、操作步骤

(一)溶出度检查

要求在 4 小时内完成如下操作步骤。

1. 操作前准备

准备溶出度仪,该装置主要由电动机、恒温水浴、搅拌桨、溶出杯及杯盖(6 套)等组成。

准备称量相关物品、镊子、烧杯、洗瓶、量瓶、移液管、洗耳球、蒸馏水、玻璃棒、滤纸、擦镜纸、注射器、微孔滤膜、氢氧化钠、盐酸等,紫外-可见分光光度计开机预热。

2. 溶出介质和 0.01mol/L 氢氧化钠溶液的配制

根据《中国药典》(2015 年版),配制溶出介质盐酸溶液(9→1000)和 0.1mol/L 氢氧化钠溶液装入试剂瓶,并贴上标签。

3. 溶出度仪调试

测定前,应对仪器装置进行必要的调试,使桨叶底部距溶出杯的内底部(25±2)mm。分别量取经脱气处理的溶出介质置各溶出杯内,实际量取的体积与规定体积的偏差应在±1%范围之内,溶出介质温度设定为(37±0.5)℃。

4. 检查

待溶出介质温度恒定在(37±0.5)℃后,取供试品 6 片(粒、袋),分别投入 6 个溶出杯内,注意避免供试品表面产生气泡,转速设定为每分钟 75 转,启动仪器,计时;60 分钟时取样(实际取样时间与规定时间的差异不得过±2%),吸取溶出液适量〔取样位置应在桨叶顶端至液面的中点,距溶出杯内壁 10mm 处;需多次取样时,所量取溶出介质的体积之和应在溶出介质的 1%之内,如超过总体积的 1%时,应及时补充相同体积的温度为(37±0.5)℃的溶出介质,或在计算时加以校正〕,立即用适当的微孔滤膜滤过,自取样至滤过应在 30 秒内完成。

5. 紫外可见光光度计检测

取溶液 5mL 滤过,精密量取续滤液 1mL,置 50mL 量瓶中,加 0.01mol/L 氢氧化钠溶液稀释至刻度,摇匀,照紫外-可见分光光度法(通则 0401),在 254nm 的波长处测定吸光度。

6. 计算

溶出量以相当于标示量的百分数表示(%):

$$标示量溶出量(\%)=\frac{A \times V \times n}{100 \times E_{1cm}^{1\%} \times 标示量} \times 100\%$$

7. 结果判断

除另有规定外,应符合《中国药典》(2015 年版)四部溶出度与释放度测定法项下的规定。对于普通制剂,符合下列条件之一者,可判为符合规定。

(1)6 片中,每片的溶出量按标示量计算,均不低于规定限度(Q)。

(2)6 片中,如有 1～2 片低于但不低于 Q−10%,且其平均溶出量不低于 Q。

(3)6 片中,有 1～2 片低于 Q,其中仅有 1 片(粒、袋)低于 Q−10%,但不低于 Q−20%,且其平均溶出量不低于 Q 时,应另取 6 片复试;初、复试的 12 片中有 1～3 片低于 Q,其中仅有 1 片低于 Q−10%,但不低于 Q−20%,且其平均溶出量不低于 Q。

以上结果判断中所示的 10%、20% 是指相对于标示量的百分率(%)。

8. 清场

操作完成后,将烧杯中液体倒掉,并和金属架、透明套筒一起清洗干净,将所有仪器配件归位。

9. 注意事项

(1)在达到该品种规定的溶出时间时,应在仪器开动的情况下取样。自 6 杯中完成取样的时间应在 1 分钟内。

(2)试验结束后,应清洗桨叶等,必要时可用水或其他溶剂超声处理、洗净。

(二)重量差异检查

预计完成时间为 20 分钟。

1. 操作前准备

准备称量相关物品、镊子、称量瓶、滤纸等,分析天平开机预热。

准备好分析天平。

2. 检查

取供试品 20 片,精密称定总重量,求得平均片重后,再分别精密称定每片的重量。

3. 记录和计算

(1)根据总重量求出平均片重 $\bar{m}$。

(2)记录每次称量数据。

(3)根据规定的片剂重量差异限度(见表 2−2−9),求算出允许片重范围($\bar{m} \pm \bar{m} \times$ 重量差异限度)。

表 2−2−9　片剂重量差异限度表

平均片重或标示片重	重量差异限度
0.30g 以下	±7.5%
0.30g 及 0.30g 以上	±5%

4. 结果判断

(1)每片重量与平均片重比较(凡无含量测定的片剂或有标示片重的中药片剂,每片重量应与标示片重比较),按上表中的规定,超出重量差异限度的不得多于 2 片,并不得有 1 片超出限度 1 倍,则判为符合规定。

(2)每片重量与平均片重相比较,超出重量差异限度的药片多于 2 片,或超出重量差异限度的药片虽不多于 2 片,但其中 1 片超出限度的 1 倍,则判为不符合规定。

5.清场

操作完成后,将所有仪器配件归位,清场。

6.注意事项

(1)称量前后,均应仔细核查对药片数。称量过程中,应避免用手直接接触供试品。已取出的药片,不得再放回供试品原包装容器中。

(2)遇到超出重量差异限度的药片,宜另器保存,供必要时的复核用。

三、实施条件

实施条件见表 2-2-10,表 2-2-11。

表 2-2-10　磺胺嘧啶片的溶出度检查实施条件

项目	基本实施条件
场地	药物分析实训室
设备	溶出度仪、紫外-可见分光光度计
物料	磺胺嘧啶片、镊子、药匙、烧杯、洗瓶、量瓶、移液管、洗耳球、蒸馏水、玻璃棒、滤纸、擦镜纸、注射器、微孔滤膜、氢氧化钠、盐酸等

表 2-2-11　磺胺嘧啶片的重量差异检查实施条件

项目	基本实施条件
场地	药物分析实训室
设备	分析天平(万分之一)
物料	磺胺嘧啶片、镊子、称量瓶、滤纸等

四、评价标准

评价标准见表 2-2-12。

表 2-2-12　磺胺嘧啶片的检查评价标准

评价内容	分值	评分细则
职业素养与操作规范 20 分	5	工作服穿着规范,双手洁净,不染指甲,不留长指甲,不披发得 5 分
	5	爱护仪器,不浪费药品、试剂,及时记录实验数据得 5 分
	5	操作完毕后将仪器、药品、试剂等清理复位得 5 分
	5	清场得 5 分

评价内容		分值	评分细则
技能 80 分	溶出度 检查	30	仪器、试剂准备得 5 分
			溶出介质和 0.01mol/L 氢氧化钠溶液的配制得 5 分
			溶出度仪调试得 5 分
			检查得 5 分
			紫外可见分光光度计检测得 5 分
			计算得 5 分
	重量差 异检查	20	仪器准备得 5 分
			检查得 5 分
			记录和计算得 10 分
	检查 结果	30	检测结果与药典标准比较得 10 分
			完成药品原始记录得 10 分
			在规定时间内完成任务得 10 分

五、原始记录

原始记录见表 2 - 2 - 13。

表 2 - 2 - 13 磺胺嘧啶片的检查原始记录

编码：

物料名称		物料编码		检验单号	
批/编号		规　格		检验目的	
来　源		数　量		检验日期	
检验依据		取样量		报告日期	

【检　查】

结论	

复核人： 　　　　　　　　　　检验人：

任务四 磺胺嘧啶片的含量测定

【知识目标】

掌握高效液相色谱仪结构特点、基本原理、方法及其在药物含量测定中的应用；掌握外标法计算成药含量。

【技能目标】

能规范熟练使用高效液相色谱仪；能正确进行样品前处理；能根据药品质量标准的规定独立完成药品的含量测定，准确记录、处理分析数据，评价药物质量。

由于片剂的质量包含主药和辅料，故每片的实际质量超过标示量，且在制剂过程中，每片质量也不完全一致，所以每片的片重就有差异。为了保证取样有代表性，在含量测定时，一般取片剂 10 片或 20 片，精密称定总质量后，计算出平均片重，再将此药研细，精密称取适量（约相当于规定的主药量），然后按规定方法测定含量，计算。

片剂的含量按标示百分含量标示：

$$标示量(\%) = \frac{含量(\%) \times 平均片重}{标示量} \times 100\%$$

一、任务描述

照高效液相色谱法（通则 0512）测定。

色谱条件与系统适用性实验：用十八烷基硅烷键合硅胶为填充剂；以乙腈-0.3％醋酸铵溶液（20∶80）为流动相；检测波长为 260nm。理论板数按磺胺嘧啶峰计算不低于 3000。

测定法：取本品 20 片，精密称定，研细，精密称取适量（约相当于磺胺嘧啶 0.1g），置 100mL 量瓶中，加 0.1mol/L 氢氧化钠溶液 10mL，振摇使磺胺嘧啶溶解，用流动相稀释至刻度，摇匀，滤过，精密量取续滤液 5mL，置 50mL 量瓶中，用流动相稀释至刻度，摇匀，作为供试品溶液，精密量取 10μL，注入液相色谱仪，记录色谱图；另取磺胺嘧啶对照品约 25mg，精密称定，置 50mL 量瓶中，加 0.1mol/L 氢氧化钠溶液 2.5mL 溶解后，用流动相稀释至刻度，摇匀，精密量取 10mL，置 50mL 量瓶中，用流动相稀释至刻度，摇匀，同法测定。按外标法以峰面积计算，即得。

二、操作步骤

要求在 40 分钟内完成如下操作步骤。

1 至 7 步操作同"本项目任务四高效液相色谱鉴别法 1 至 7 步操作"。

1.含量计算

照高效液相色谱法［《中国药典》(2015 年版)二部中附录 Ⅴ_D］

$$标示量（\%）=\frac{C_R\times\dfrac{A_X}{A_R}\times\bar{W}}{C_X\times标示量}\times100\%$$

式中：C_X 为供试品溶液的浓度，C_R 为对照品溶液的浓度，A_X 为供试品的峰面积，A_R 为对照品的峰面积，$\bar{W}$ 为平均片重。

2.结果判断

计算所得的标示量（%）应在 95.0%～105.0% 范围内。

3.清场

操作完成后，关闭高效液相色谱仪和计算机，将所配试液倒掉，并清洗干净，将所有仪器、试剂归位。

4.操作注意事项

参见"模块二　项目三　任务三　高效液相色谱鉴别试验"。

三、实施条件

实施条件见表 2-2-14。

表 2-2-14　磺胺嘧啶片的含量测定实施条件

项目	基本实施条件
场地	药物分析实训室
设备	高效液相色谱仪、分析天平
物料	微量注射器、称量纸、药匙、研钵、洗瓶、胶头滴管、滤纸、容量瓶、移液管、洗耳球、漏斗、铁架台、铁圈、烧杯、玻璃棒、磺胺嘧啶片、磺胺嘧啶对照品、色谱纯乙腈、醋酸铵、氢氧化钠饱和溶液等

四、评价标准

评价标准见表 2-2-15。

表 2-2-15　磺胺嘧啶片的含量测定评价标准

评价内容	分值	评分细则
职业素养与操作规范 20分	5	工作服穿着规范，双手洁净，不染指甲，不留长指甲，不披发得 5 分
	5	爱护仪器，不浪费药品、试剂，及时记录实验数据得 5 分
	5	操作完毕后将仪器、药品、试剂等清理复位得 5 分
	5	清场得 5 分

评价内容		分值	评分细则
技能 80分	含量 测定 操作	50	仪器、试剂准备得 5 分
			流动相和 0.1mol/L 氢氧化钠溶液的配制得 5 分
			供试品溶液配制得 5 分
			对照品溶液配制得 5 分
			高效液相色谱仪的调试得 8 分
			色谱条件与系统适用性试验得 7 分
			药品检测得 5 分
			含量计算得 10 分
	鉴别 结果	30	检测结果与药典标准比较得 10 分
			完成药品原始记录得 10 分
			在规定时间内完成任务得 10 分

五、原始记录

原始记录见表 2 - 2 - 16。

表 2 - 2 - 16 磺胺嘧啶片的含量测定原始记录

编码：

物料名称		物料编码		检验单号	
批/编号		规 格		检验目的	
来 源		数 量		检验日期	
检验依据		取样量		报告日期	

【含量测定】

结论	

复核人：　　　　　　　　　　　检验人：

任务五　磺胺嘧啶片的检验报告书

【知识目标】

掌握药品检验报告书的内容;掌握药品检验报告书的书写格式和要求。

【技能目标】

能正确阅读药品检验原始记录与报告书;能规范熟练地根据药品检验原始记录填写药品检验报告书;能解释表中各栏内容的含义。

一、任务描述

根据磺胺嘧啶片分项检验的原始记录填写检验报告书。

二、药品检验报告书

药品检验报告书见表 2-2-17。

表 2-2-17　磺胺嘧啶片的检验报告书

编码:

物料名称		物料编码		检验单号	
批/编号		规　格		检验目的	
来　源		数　量		检验日期	
检验依据		取样量		报告日期	

检验任务	标准规定	检验结果
【性　状】		
【化学鉴别】		
【色谱鉴别】		
【溶出度】		
【重量差异】		
【含量测定】		

结论	

负责人:　　　　　　　复核人:　　　　　　　　检验人:

三、评价标准

评价标准见表 2 - 2 - 18。

表 2 - 2 - 18   磺胺嘧啶片的检验报告书评价标准

评价内容		分值	评分细则
职业素养与操作规范 20 分		5	工作服穿着规范,双手洁净,不染指甲,不留长指甲,不披发得 5 分
		5	爱护仪器,不浪费药品、试剂,及时记录实验数据得 5 分
		5	操作完毕后将仪器、药品、试剂等清理复位得 5 分
		5	清场得 5 分
技能 80 分	表头	25	表头填写正确得 25 分
	性状	5	性状填写正确得 5 分
	鉴别	15	专属化学鉴别填写正确得 5 分
			高效液相色谱鉴别填写正确得 5 分
			一般化学鉴别填写正确得 5 分
	剂型检查	10	溶出度检查填写正确得 5 分
			重量差异检查填写正确得 5 分
	含量测定	10	含量测定填写正确得 10 分
	结论	15	结论正确得 15 分

项目二   盐酸普鲁卡因注射剂的综合检验训练

盐酸普鲁卡因注射剂的综合检验训练是指依据相关检验标准和规定,采用各种有效的检验技术或方法对盐酸普鲁卡因注射剂的质量进行检验,并将检查结果与质量标准规定相比较,最终判断被检验的盐酸普鲁卡因注射剂是否符合质量标准的一系列质量控制活动。

盐酸普鲁卡因注射剂的综合检验训练是一项专业性、技术性、综合性、全面性很强的业务工作,其质量指标包括性状、鉴别、杂质检查与含量测定。此项目下主要包括阿司匹林原料药的性状检查、鉴别、杂质检查、含量测定四个任务。

盐酸普鲁卡因注射液的质量标准〔《中国药典》(2015 年版)〕

盐酸普鲁卡因注射液

Yansuan Pulukayin Zhusheye

Procaine Hydrochloride Injection

本品为盐酸普鲁卡因加氯化钠适量使成等渗的灭菌水溶液。含盐酸普鲁卡因($C_{13}H_{20}N_2$

$O_2 \cdot HCl$)应为标示量的 $95.0\% \sim 105.0\%$。

【性状】本品为无色的澄明液体。

【鉴别】

(1)取本品,照盐酸普鲁卡因项下的鉴别(3)、(4)项试验,显相同的反应。

(2)在含量测定项下记录的色谱图中,供试品溶液主峰的保留时间应与对照品溶液主峰的保留时间一致。

(3)取本品(约相当于盐酸普鲁卡因 80mg),水浴蒸干,残渣经减压干燥,依法测定。本品的红外光吸收图谱应与对照的图谱一致。

【检查】

pH 值　应为 $3.5 \sim 5.0$(通则 0631)。

有关物质　精密量取本品适量,用水定量稀释制成每毫升中约含盐酸普鲁卡因 0.2mg 的溶液,作为供试品溶液;精密量取 1mL,置 100mL 量瓶中,用水稀释至刻度,摇匀,作为对照溶液;取对氨基苯甲酸对照品适量,精密称定,加水溶解并定量稀释制成每毫升中约含 2.4μg 的溶液,作为对照品溶液;取供试品溶液 1mL 与对照品溶液 9mL 混合均匀,作为系统适用性溶液。照盐酸普鲁卡因对氨基苯甲酸项下的方法,精密量取对照品溶液、对照溶液与供试品溶液各 10μL,分别注入液相色谱仪,记录色谱图至主成分峰保留时间的 4 倍。供试品溶液色谱图中如有与对氨基苯甲酸峰保留时间一致的色谱峰,按外标法以峰面积计算,不得过盐酸普鲁卡因标示量的 1.2%,其他杂质峰面积的和不得大于对照溶液的主峰面积(1.0%)。

渗透压摩尔浓度　取本品,依法检查(通则 0632),渗透压摩尔浓度比应为 $0.9 \sim 1.1$。

细菌内毒素　取本品,用 0.06EU/mL 以上高灵敏度的鲎试剂,依法检查(通则 1143),每 1mg 盐酸普鲁卡因中含内毒素的量应小于 0.20EU。

其他　应符合注射剂项下有关的各项规定(通则 0102)。

【含量测定】照高效液相色谱法(通则 0512)测定。

色谱条件与系统适用性试验　用十八烷基硅烷键合硅胶为填充剂;以含 0.1% 庚烷磺酸钠的 0.05mol/L 磷酸二氢钾溶液(用磷酸调节 pH 值至 3.0)-甲醇(68∶32)为流动相;检测波长为 290nm,理论板数按普鲁卡因峰计算不低于 2000。普鲁卡因峰与相邻杂质峰的分离度应符合要求。

测定法　精密量取本品适量,用水定量稀释制成每毫升中含盐酸普鲁卡因 0.02mg 的溶液,作为供试品溶液,精密量取 10μL 注入液相色谱仪,记录色谱图;另取盐酸普鲁卡因对照品,精密称定,加水溶解并定量稀释制成每毫升中含盐酸普鲁卡因 0.02mg 的溶液,同法测定。按外标法以峰面积计算,即得。

【类别】同盐酸普鲁卡因。

【规格】(1)2mL:40mg;(2)10mL:100mg;(3)20mL:50mg;(4)20mL:100mg。

【贮藏】遮光,密闭保存。

任务一 盐酸普鲁卡因注射剂的性状检查

【知识目标】

掌握注射剂的类型和特征。

【技能目标】

能熟练地观察药物的颜色、气、味、状态、稳定性；能正确记录观察结果；能将结果与《中国药典》比较，得出客观的结论。

注射剂（injection）系指药物制成的供注入体内的无菌溶液（包括乳浊液和混悬液）以及供临用前配成溶液或混悬液的无菌粉末或浓溶液。按分散系统不同可分为四类：溶液型注射剂、混悬型注射剂、乳剂型注射剂以及注射用无菌粉末。

盐酸普鲁卡因注射剂属于溶液型注射剂，可用于局部麻醉。溶液型注射剂内不得含有可见的异物或混悬物，应符合卫生部关于澄明度检查的有关规定；且必须具有必要的物理稳定性和化学稳定性，以确保产品在贮存期安全、有效。

一、任务描述

按《中国药典》（2015年版）规定，操作规范、独立完成盐酸普鲁卡因注射剂的性状检查的任务：本品为本品为无色的澄明液体。

二、操作步骤

要求在5分钟内完成如下操作步骤。

1. 操作前准备

准备盐酸普鲁卡因注射剂等。

2. 性状观察

根据《中国药典》（2015年版），对照准备好的盐酸普鲁卡因注射剂，准确客观描述盐酸普鲁卡因注射剂的颜色、状态、稳定性等物理性质。

3. 填写检验报告单

完成检验报告单关于盐酸普鲁卡因注射剂性状栏的标准规定与检验结果的填写。

4. 清场

操作完成后，清理实验台，并将相关物品归位。

5. 操作注意事项

取样时，不能直接用手触碰药品。

三、实施条件

实施条件见表2-2-19。

表 2-2-19　盐酸普鲁卡因注射剂的性状检查实施条件

项目	基本实施条件
场地	药物检验实训室
设备	无
物料	盐酸普鲁卡因注射剂等

四、评价标准

评价标准见表 2-2-20。

表 2-2-20　盐酸普鲁卡因注射剂的性状检查评价标准

评价内容		分值	评分细则
职业素养与操作规范 20分		5	工作服穿着规范,双手洁净,不染指甲,不留长指甲,不披发得5分
		5	爱护仪器,不浪费药品、试剂,及时记录实验数据得5分
		5	操作完毕后将仪器、药品、试剂等清理复位得5分
		5	清场得5分
技能 80分	性状检查操作	55	准备检查所需仪器得5分
			规范取药得10分
			口述药品颜色得10分
			口述药品气味得10分
			口述药品状态和剂型得10分
			口述药品稳定性得10分
	性状检查结果	25	检测结果与药典标准比较得10分
			完成药品原始记录得10分
			在规定时间内完成任务得5分

五、原始记录

原始记录见表 2-2-21。

表 2-2-21 盐酸普鲁卡因注射剂的性状检查原始记录

编码：

物料名称		物料编码		检验单号	
批/编号		规　格		检验目的	
来　源		数　量		检验日期	
检验依据		取样量		报告日期	
【性状】					
结论					

复核人：　　　　　　　　　　　检验人：

任务二　盐酸普鲁卡因注射剂的鉴别

【知识目标】

掌握盐酸普鲁卡因的化学结构；掌握盐酸普鲁卡因的化学性质；了解红外仪器的原理。

【技能目标】

能熟练地查阅《中国药典》关于盐酸普鲁卡因注射剂的化学鉴别方法与相关试剂溶液的配制方法；能独立、规范、熟练地配制有关试剂溶液；能正确记录化学反应现象与结果，并将其结果与《中国药典》比较，得出客观的结论；掌握高效液相色谱仪的使用方法，能正确记录色谱条件和结果，并将其结果与《中国药典》比较，得出客观的结论；掌握溴化钾压片法制备固体样品的方法；掌握红外光谱仪的使用方法；初步学会对红外吸收光谱图的解析，并将其结果与《药品红外光谱集》比较，得出客观的结论。

盐酸普鲁卡因注射剂的鉴别主要包括化学鉴别、色谱鉴别和红外鉴别。

盐酸普鲁卡因化学名为 4-氨基苯甲酸 2-(二乙氨基)乙酯。临床常用其盐酸盐。盐酸普鲁卡因含苯甲酸酯、芳伯胺基、叔胺结构。其酯键易水解；芳伯胺基易氧化变色，制备注射剂时应调 pH 3.5～5.0，控制灭菌温度和时间，以 100℃流通蒸汽灭菌 30 分钟为宜，安瓿通入惰性气体，加抗氧化剂，除金属离子或加入金属离子掩蔽剂，避光、密闭、放置阴凉处；芳伯氨基可发生重氮化-耦合反应,即在稀盐酸中与亚硝酸钠反应后,加碱性β-萘酚试液易生成橙(猩)红色偶氮化化合物沉淀。

盐酸普鲁卡因注射剂的色谱鉴别,质量标准规定在含量测定项下记录的色谱图中,供试品溶液主峰的保留时间应与对照品溶液主峰的保留时间一致。

盐酸普鲁卡因注射剂的红外光吸收图谱应与对照的图谱一致。盐酸普鲁卡因的红外吸收光谱图见图2-2-1。

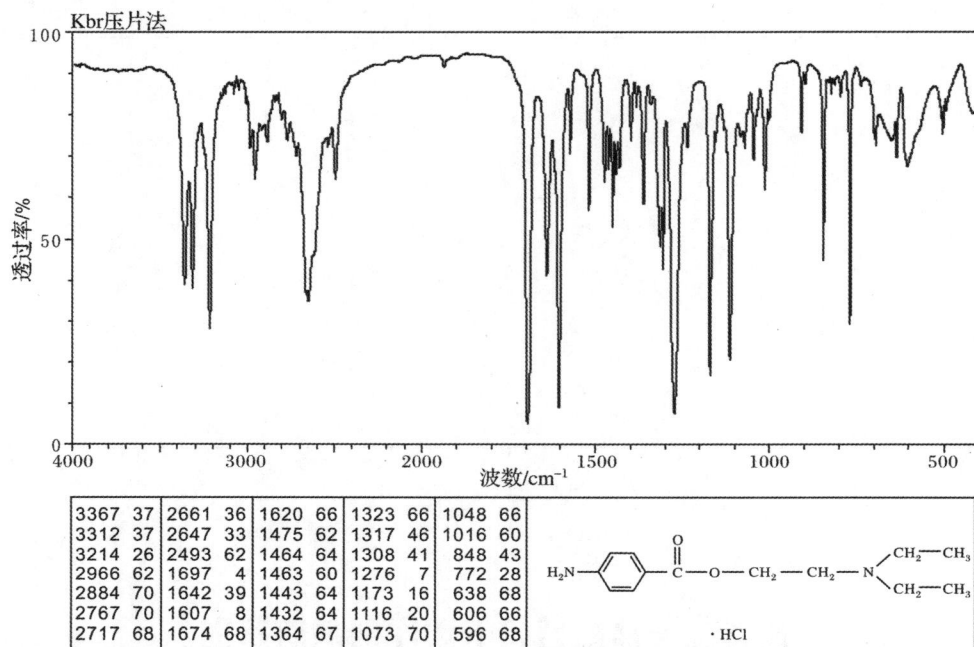

3367	37	2661	36	1620	66	1323	66	1048	66
3312	37	2647	33	1475	62	1317	46	1016	60
3214	26	2493	62	1464	64	1308	41	848	43
2966	62	1697	4	1463	60	1276	7	772	28
2884	70	1642	39	1443	64	1173	16	638	68
2767	70	1607	8	1432	64	1116	20	606	66
2717	68	1674	68	1364	67	1073	70	596	68

图2-2-1 盐酸普鲁卡因的红外吸收光谱图

一、任务描述

按《中国药典》(2015年版)规定,操作规范、独立完成盐酸普鲁卡因注射剂的鉴别。

(一)化学鉴别的任务

(1)氯化物的鉴别反应:取供试品溶液,加稀硝酸使成酸性后,滴加硝酸银试液,即生成白色凝乳状沉淀;分离,沉淀加氨试液即溶解,再加稀硝酸酸化后,沉淀复生成。

(2)芳香第一胺的鉴别反应:取供试品约50mg,加稀盐酸1mL,必要时缓缓煮沸使溶解,加0.1mol/L亚硝酸钠溶液数滴,加与0.1mol/L亚硝酸钠溶液等体积的1mol/L脲溶液,振摇1分钟,滴加碱性β-萘酚试液数滴,生成猩红色沉淀。

(二)高效液相色谱鉴别任务

按照含量测定项下色谱条件操作,记录的色谱图中,供试品溶液主峰的保留时间应与对照品溶液主峰的保留时间一致。

(三)红外光谱鉴别任务

本品的红外光吸收图谱应与对照的图谱一致,见图2-2-1。

二、操作步骤

(一)化学鉴别

要求在 60 分钟内完成如下操作步骤。

1.操作前准备

准备好称量相关物品、配制试液所需实验试剂品、酒精灯、火柴、洁净的试管、试管夹、离心机等,天平开机预热。

2.配制试液

根据《中国药典》(2015 年版),配制硝酸银试液、氨试液、稀硝酸、稀盐酸、亚硝酸钠溶液、脲溶液和碱性 β-萘酚试液,分别装入试剂瓶,并贴上标签。

3.称量药品

计算称量范围,规范、正确地使用天平称量药品,并装入试管中。

4.鉴别

按要求完成盐酸普鲁卡因注射剂的化学鉴别反应,并能显示出正确的实验现象。完成检验报告书的相关内容。

5.清场

操作完成后,将相关物品归位。

6.操作注意事项

在使用酒精灯时,试管口不要朝向有人的地方,且边加热边摇晃试管,以免受热不均匀试管破裂。

(二)高效液相色谱鉴别

预计完成时间为 90 分钟(液相色谱开机稳定时间和关机冲洗色谱柱时间)＋40 分钟(溶液配制、液相操作、计算时间)。

1.仪器、试剂的准备

高效液相色谱仪、分析天平、微量注射器、称量纸、药匙、研钵、洗瓶、胶头滴管、滤纸、容量瓶、移液管、洗耳球、漏斗、铁架台、铁圈、烧杯、玻璃棒、盐酸普鲁卡因注射剂、盐酸普鲁卡因对照品、色谱纯甲醇、庚烷磺酸钠、磷酸二氢钾、磷酸等。

2.流动相的配制

配制含 0.1％庚烷磺酸钠的 0.05mol/L 磷酸二氢钾溶液(用磷酸调节 pH 值至 3.0)-甲醇(68∶32)作为流动相,并过滤除杂、超声除气。

3.供试品溶液配制

精密量取盐酸普鲁卡因注射剂适量,用水定量稀释制成每毫升中含盐酸普鲁卡因0.02mg的溶液,作为供试品溶液。

4.对照品溶液配制

取盐酸普鲁卡因对照品,精密称定,加水溶解并定量稀释制成每毫升中含盐酸普鲁卡因0.02mg 的溶液,作为对照品溶液。

5.高效液相色谱仪的调试

确认高效液相色谱仪的色谱柱为 ODS 柱,把含 0.1％庚烷磺酸钠的 0.05mol/L 磷酸二氢钾溶液(用磷酸调节 pH 值至 3.0)-甲醇(68：32)流动相接入色谱仪,打开高效液相色谱仪电源和连接的计算机,启动计算机中的液相色谱仪控制软件,排除高压输液泵中的气体,设定流动相流速为 1mL/分钟、检测波长为 290nm。

6. 色谱条件与系统适用性试验

精密量取取盐酸普鲁卡对照品溶液 10μL 注入液相色谱仪,记录色谱图,普鲁卡因峰计算不低于 2000。

7. 药品检测

精密量取供试品溶液 10μL 注入液相色谱仪中,得供试品溶液色谱图。

8. 结果判断

所得色谱图中,供试品溶液主峰的保留时间应与对照品溶液主峰的保留时间一致。

9. 清场

操作完成后,关闭高效液相色谱仪和计算机,将所配试液倒掉,并清洗干净,将所有仪器、试剂归位。

10. 操作注意事项

参见"模块二 项目三 任务三 高效液相色谱鉴别试验"。

(三)红外光谱鉴别

要求在 90 分钟内完成如下操作步骤。

1. 操作前准备

红外仪器开机预热,将研磨装置、压片装置及相关物品准备好。

2. KBr 空白样的压片

取 0.2～0.4g KBr,在玛瑙研钵中充分研细。

在底座上先放一个样品底座(硅碳钢圆柱,光滑干净面向上),再将压片框架平稳地套在样品底座露出部分上。

将充分研磨的空白样粉末倒入样品框架中(注意尽量不要散落到侧壁上),用药匙柄将粉末铺平后放上第二个样品底座,此时光滑面向下。套上保护外套,放上弹簧,最后插入模压杆。

用手掌按紧模压杆,放在手动液压机上,打开液压机油阀,关闭气阀(顺时针到转不动),用压杆增压,直到表头示数达 80KN,稳定 5 分钟左右。

打开气阀,从液压机上取下制片模具,将样品底座和样品框架一同取出,放在模压底座上,套上保护外套,插入模压冲杆,整个装置再放到液压机上轻压,听到"铠"的响声即停。此时空白样完成压片。

3. 盐酸普鲁卡因注射剂样品的压片

取盐酸普鲁卡因注射剂(约相当于盐酸普鲁卡因 80mg),水浴蒸干,残渣经减压干燥。取 0.2～0.4g KBr,在玛瑙研钵中充分研细,然后将干燥好的样品与 KBr 充分研磨细,混合均匀。余下步骤同上。

4. 红外扫描

分别将制的空白片和样品片,用镊子轻轻夹起放入样品架的样品腔中,用磁片固定好,插入到仪器的样品槽中。

先检测空白片,除去空白干扰;再测样品片,得到阿司匹林原料药的红外谱图,保存并标峰,打印出红外谱图。

5.谱图对照

将所得到的红外谱图与对照的图谱进行对照。

6.填写检验报告书

给出化学鉴别和红外鉴别结论,完成检验报告书的相关内容。

7.清场

操作完成后,洗净所有玻璃仪器设备,并将相关物品归位。

8.操作注意事项

KBr 不纯时,则要做空白样,如 KBr 为高纯时,用空气做空白样即可。

三、实施条件

实施条件见表 2-2-22 至表 2-2-24。

表 2-2-22　盐酸普鲁卡因注射剂的化学鉴别实施条件

项目	基本实施条件
场地	药物检验实训室
设备	分析天平(千分之一)、离心机
物料	盐酸普鲁卡因注射剂、药匙、10mL 量筒、酒精灯、火柴、试剂瓶、硝酸银试液、氨试液、稀硝酸、稀盐酸、亚硝酸钠溶液、脲溶液、碱性 β-萘酚试液、容量瓶、试管、胶头滴管等

表 2-2-23　盐酸普鲁卡因注射剂的色谱鉴别实施条件

项目	基本实施条件
场地	药物检验实训室
设备	高效液相色谱仪、分析天平
物料	微量注射器、称量纸、药匙、研钵、洗瓶、胶头滴管、滤纸、容量瓶、移液管、洗耳球、漏斗、铁架台、铁圈、烧杯、玻璃棒、盐酸普鲁卡因注射剂、盐酸普鲁卡因对照品、色谱纯甲醇、庚烷磺酸钠、磷酸二氢钾、磷酸

表 2-2-24　盐酸普鲁卡因注射剂的红外鉴别实施条件

项目	基本实施条件
场地	药物检验实训室
设备	红外光谱仪、水浴锅、减压干燥箱
物料	盐酸普鲁卡因注射剂、蒸发皿、高纯 KBr、玛瑙研钵、制片装置等

四、评价标准

评价标准见表 2-2-25。

表 2 - 2 - 25 　盐酸普鲁卡因注射剂的鉴别评价标准

评价内容		分值	评分细则
职业素养与 操作规范 20 分		5	工作服穿着规范,双手洁净,不染指甲,不留长指甲,不披发得 5 分
		5	爱护仪器,不浪费药品、试剂,及时记录实验数据得 5 分
		5	操作完毕后将仪器、药品、试剂等清理复位得 5 分
		5	清场得 5 分
技能 80 分	化学 鉴别 操作	14	仪器、试剂准备得 3 分
			试液的配制得 3 分
			药品的称量得 3 分
			正确得出药品鉴别的结果得 5 分
	高效液 相色谱 鉴别 操作	27	仪器、试剂准备得 3 分
			流动相的配制得 3 分
			供试品溶液配制得 2 分
			对照品溶液配制得 2 分
			高效液相色谱仪的调试得 4 分
			色谱条件与系统适用性试验得 4 分
			药品检测得 4 分
			正确计算结果得 5 分
	红外光 谱鉴别 操作	14	仪器、试剂准备得 3 分
			空白片的压制得 4 分
			样品片的压制得 4 分
			扫描后得出谱图得 3 分
	鉴别 结果	25	检测结果与药典标准比较得 10 分
			完成药品原始记录得 10 分
			在规定时间内完成任务得 5 分

五、原始记录

原始记录见表 2 - 2 - 26。

表 2-2-26 盐酸普鲁卡因注射剂的鉴别原始记录

编码：

物料名称		物料编码		检验单号	
批/编号		规　格		检验目的	
来　源		数　量		检验日期	
检验依据		取样量		报告日期	
【鉴别】					
结论					

复核人：　　　　　　　　　　检验人：

任务三　盐酸普鲁卡因注射剂的检查

【知识目标】

掌握注射剂常规的检查项目；掌握注射剂常规的检查项目的检查方法；掌握盐酸普鲁卡因注射剂中的特殊杂质来源及检查方法；掌握渗透压摩尔浓度、细菌内毒素、无菌的检查方法。

【技能目标】

能熟练地按《中国药典》要求配制溶液及处理溶液；能熟练地按《中国药典》要求对有关杂质进行检查；掌握炽灼残渣的操作和计算；能熟练地按《中国药典》要求能熟练处理实验数据；能熟练地按《中国药典》要求对注射剂的常规检查项目进行检查；能熟练地按《中国药典》要求进行渗透压摩尔浓度、细菌内毒素、无菌的检查方法。

盐酸普鲁卡因注射剂属于溶液型注射剂。《中国药典》(2015 年版)制剂通则中规定注射剂要进行装量、渗透压摩尔浓度、可见异物、不溶性颗粒、无菌、细菌内毒素等的检查。

一、任务描述

1.装量

取供试品 5 支，开启时注意避免损失，将内容物分别用相应体积的干燥注射器及注射针头抽尽，然后缓慢连续地注入 5mL 经标化的量入式量筒内，在室温下检视。每支的装量均不得少于其标示量 2mL。

2. 可见异物

取供试品 20 支,除去容器标签,擦净容器外壁,将供试品置遮光板边缘处,在明视距离(指供试品至人眼的清晰观测距离,通常为 25cm),每次 2 支手持容器颈部,轻轻旋转和翻转容器(但应避免产生气泡),使药液中可能存在的可见异物悬浮,分别在黑色和白色背景下目视检查,重复观察,总检查时限为 20 秒,检查时被观察供试品所在处的光照度应为 1000~1500lx(通则 0904)。

3. pH 值

应为 3.5~5.0(通则 0631)。

4. 有关物质

精密量取本品适量,用水定量稀释制成每毫升中约含盐酸普鲁卡因 0.2mg 的溶液,作为供试品溶液;精密量取 1mL,置 100mL 量瓶中,用水稀释至刻度,摇匀,作为对照溶液;取对氨基苯甲酸对照品适量,精密称定,加水溶解并定量稀释制成每毫升中约含 2.4μg 的溶液,作为对照品溶液;取供试品溶液 1mL 与对照品溶液 9mL 混合均匀,作为系统适用性溶液。照盐酸普鲁卡因对氨基苯甲酸项下的方法,精密量取对照品溶液、对照溶液与供试品溶液各 10μL,分别注入液相色谱仪,记录色谱图至主成分峰保留时间的 4 倍。供试品溶液色谱图中如有与对氨基苯甲酸峰保留时间一致的色谱峰,按外标法以峰面积计算,不得过盐酸普鲁卡因标示量的 1.2%,其他杂质峰面积的和不得大于对照溶液的主峰面积(1.0%)。

5. 渗透压摩尔浓度

取本品,依法检查(通则 0632),渗透压摩尔浓度比应为 0.9~1.1。

6. 细菌内毒素

取本品,可用 0.06EU/mL 以上高灵敏度的鲎试剂,依法检查(通则 1143),每毫克盐酸普鲁卡因中含内毒素的量应小于 0.20EU。

7. 无菌

照无菌检查法(通则 1101)检查,应符合规定。

二、操作步骤

(一)装量检查

预计完成时间为 20 分钟。

1. 操作前准备

准备干燥注射器及注射针头、5mL 经标化的量入式量筒等玻璃仪器。

2. 检查

取盐酸普鲁卡因注射剂 5 支,开启时注意避免损失,将内容物转移至预经标化干燥的 5mL 量入式量筒中,尽量倾净。读出每支容器内容物的装量。

3. 记录

记录室温,标示量,仪器及其规格,每个容器内容物读数(mL),将实验数据记录于表 2-2-27。

表 2-2-27 盐酸普鲁卡因注射剂装量检查结果

样品			标示量		
室温			标化的量入式 量筒规格		
样品号	1	2	3	4	5
每支的装量(mL)					

4.结果判断

每支的装量均不得少于其标示量 2mL，判为符合规定。如有 1 个容器装量不符合规定，则另取 5 个复试，应全部符合规定。

5.清场

操作完成后，将所有仪器配件归位，清场。

6.操作注意事项

(1)开启瓶盖时，应注意避免损失。

(2)所有注射器及量筒必须洁净、干燥并定期检定。

（二）可见异物检查

预计完成时间为 20 分钟。

1.操作前准备

准备可见异物检查装置，此外灯检操作应在暗室中进行。

2.检查

取盐酸普鲁卡因注射剂 20 支，除去容器标签，擦净容器外壁，必要时将药液转移至洁净透明的适宜容器内，将供试品置遮光板边缘处，在明视距离(指供试品至人眼的清晰观测距离，通常为 25cm)，手持容器颈部，轻轻旋转和翻转容器(但应避免产生气泡)，使药液中可能存在的可见异悬浮，分别在黑色和白色背景下目视检查，重复观察，总检查时限为 20 秒，每次检查手持 2 支。

3.记录

记录光照度、检查支数和含有异物支数，将结果填于表 2-2-28。

表 2-2-28 盐酸普鲁卡因注射剂可见异物检查结果

样品			
标示量		室温	
检查支数		含有异物支数	

4.结果判断

(1)供试品中不得检出金属屑、玻璃屑、长度超过 2mm 的纤维、最大粒径超过 2mm 的块状物以及静置一定时间后轻轻旋转时肉眼可见的烟雾状微粒沉积物、无法计数的微粒群或摇不散的沉淀，以及在规定时间内较难计数的蛋白质絮状物等明显可见异物。

(2)供试品中如1支(检出点状物、2mm以下的短纤维和块状物等微细可见异物,另取20支复试,如2支或以上检出,不符合规定。初试和复试40支中如超过1支(瓶)检出,不符合规定。

5.清场

操作完成后,将所有仪器配件归位,清场。

6.操作注意事项

(1)光源:用无色透明容器包装的无色供试品溶液,检查时被观察供试品所在处的光照度应为1000~1500lx;用透明塑料容器包装、棕色透明容器包装的供试品或有色供试品溶液,光照度应为2000~3000lx;混悬型供试品或乳状液,光照度应增加至约4000lx。

(2)背景:不反光的黑色面作为检查无色或白色异物的背景;不反光的白色面作为检查有色异物的背景。

(3)检查人员条件:远距离和近距离视力测验,均应为4.9及以上(矫正后视力应为5.0及以上);应无色盲。

(4)用目检视均不得少于5秒。

(5)采用灯检法应注意避免人为因素的影响,难以判断的情况宜采用光散射法辅助判定。

(三)pH 值检查

预计完成时间为20分钟。

1.操作前准备

准备pH计,邻苯二甲酸盐标准缓冲液、磷酸盐标准缓冲液等。

2.校准

将pH电极用纯化水充分洗涤,然后将水吸尽,浸入与盐酸普鲁卡因注射剂pH值较接近的邻苯二甲酸盐标准缓冲液(pH 4.01)对pH计进行校正(定位),使仪器示值稳定。再用纯化水充分洗涤电极,然后将水吸尽,用磷酸盐标准缓冲液(pH 6.86)核对仪器示值。

3.检查

将干净的pH电极浸入盐酸普鲁卡因注射剂中,pH计即会显示测定的pH值。重复三次,取平均值。

4.记录

记录室温,样品的pH值,将结果填于表2-2-29。

表 2-2-29 盐酸普鲁卡因注射剂 pH 值检查结果

样品		室温	
测定次数	1	2	3
样品 pH 值			
pH 值平均值			

5.结果判断

盐酸普鲁卡因注射剂的pH值应为3.5~5.0。

6.清场

操作完成后,将所有仪器配件归位,清场。

7.操作注意事项

（1）每次更换标准缓冲液或供试品溶液前，应也用纯化水充分洗涤电极，然后将水吸尽，可用所换的标准缓冲液或供试品溶液洗涤。

（2）在测定高 pH 值的供试品和标准缓冲液时，应注意碱误差的问题，必要时选用适当的玻璃电极测定。

（3）对弱缓冲液或无缓冲作用溶液的 pH 值测定，除另有规定外，先用苯二甲酸盐标准缓冲液校正仪器后测定供试品溶液，并重取供试品溶液再测，直至 pH 值的读数在 1 分钟内改变不超过±0.05 止；然后再用硼砂标准缓冲液校正仪器，再如上法测定；两次 pH 值的读数相差应不超过 0.1，取两次读数的平均值为其 pH 值。

（4）配制标准缓冲液与溶解供试品的水，应是新沸过并放冷的纯化水，其 pH 值应为5.5～7.0。

（5）标准缓冲液一般可保存 2～3 个月，但发现有浑浊、发霉或沉淀等现象时，不能继续使用。

（四）有关物质检查

预计完成时间为 90 分钟（液相色谱开机稳定时间和关机冲洗色谱柱时间）＋40 分钟（溶液配制、液相操作、计算时间）。

1.仪器、试剂的准备

高效液相色谱仪、分析天平、微量注射器、称量纸、药匙、研钵、洗瓶、胶头滴管、滤纸、容量瓶、移液管、洗耳球、漏斗、铁架台、铁圈、烧杯、玻璃棒、盐酸普鲁卡因注射剂、对氨基苯甲酸对照品、色谱纯甲醇、庚烷磺酸钠、磷酸二氢钾、磷酸等。

2.流动相的配制

配制含 0.1％庚烷磺酸钠的 0.05mol/L 磷酸二氢钾溶液（用磷酸调节 pH 值至 3.0）-甲醇（68：32）作为流动相，并过滤除杂、超声除气。

3.供试品溶液和对照溶液配制

精密量取盐酸普鲁卡因注射剂适量，用水定量稀释制成每毫升中约含盐酸普鲁卡因0.2mg 的溶液，作为供试品溶液；精密量取 1mL，置 100mL 量瓶中，用水稀释至刻度，摇匀，作为对照溶液。

4.对照品溶液配制

取对氨基苯甲酸对照品适量，精密称定，加水溶解并定量稀释制成每毫升中约含 2.4μg的溶液，作为对照品溶液。

5.系统适用性溶液配置

取供试品溶液 1mL 与对照品溶液 9mL 混合均匀，作为系统适用性溶液。

6.高效液相色谱仪的调试

确认高效液相色谱仪的色谱柱为 ODS 柱，把含 0.1％庚烷磺酸钠的 0.05mol/L 磷酸二氢钾溶液（用磷酸调节 pH 值至 3.0）-甲醇（68：32）流动相接入色谱仪，打开高效液相色谱仪电源和连接的计算机，启动计算机中的液相色谱仪控制软件，排除高压输液泵中的气体，设定流动相流速为 1mL/min、检测波长为 279nm。

7.检测

照盐酸普鲁卡因对氨基苯甲酸项下的方法，精密量取对照品溶液、对照溶液与供试品溶液各 10μL，分别注入液相色谱仪，记录色谱图至主成分峰保留时间的 4 倍。

8.记录

所得色谱图中,供试品溶液色谱图中如有与对氨基苯甲酸峰保留时间一致的色谱峰。

9.计算与判断

照高效液相色谱法[《中国药典》(2015年版)二部中附录Ⅴ_D],按外标法以峰面积计算,不得过盐酸普鲁卡因标示量的1.2%,其他杂质峰面积的和不得大于对照溶液的主峰面积(1.0%)。

$$标示量(\%) = \frac{C_R \times \dfrac{A_X}{A_R}}{C_{标示}} \times 100\%$$

式中:$C_{标示}$为注射剂的标示量,C_R为对照品溶液的浓度,A_X为供试品的峰面积,A_R为对照品的峰面积。

10.清场

操作完成后,关闭高效液相色谱仪和计算机,将所配试液倒掉,并清洗干净,将所有仪器、试剂归位。

11.操作注意事项

参见"模块二 项目三 任务三 高效液相色谱鉴别试验"。

(五)渗透压摩尔浓度

预计完成时间为40分钟(包括仪器校准的时间)。

1.仪器、试剂的准备

渗透压摩尔浓度测定仪、分析天平、称量纸、药匙、洗瓶、胶头滴管、滤纸、容量瓶、移液管、洗耳球、烧杯、玻璃棒、盐酸普鲁卡因注射剂、基准氯化钠等。

2.供试品溶液配制

盐酸普鲁卡因注射剂因属于液体,可以直接测定。

3.标准溶液配制

精密称取经500~600℃干燥40~50分钟并置干燥器(硅胶)中放冷的基准氯化钠0.900g,加水使溶解并稀释至100mL,摇匀,作为标准溶液。

4.测定

将校准之后的仪器测定探头分别浸入供试品溶液中心,并降至仪器的冷却槽中,启动制冷系统,当供试品溶液的温度降至凝固点以下时,仪器采用振荡器诱导溶液结冰,自动记录冰点下降的温度,并显示渗透压摩尔浓度Q_T。同法测定标准溶液的渗透压摩尔浓度Q_S。

5.计算

渗透压摩尔浓度比的计算:

$$渗透压摩尔浓度比 = \frac{Q_T}{Q_S}$$

6.判断

照《中国药典》(2015年版)四部通则0632方法测定,盐酸普鲁卡因注射剂渗透压摩尔浓度比应为0.9~1.1。

7.操作注意事项

(1)一般供试品为液体时,通常可以直接测定。

(2)如其渗透压摩尔浓度大于700mOsmol/kg或为浓溶液,可的用适宜的溶剂(通常为注射用水)稀释至药典规定的测定范围内再测定。

（3）如为固体（如注射用无菌粉末），可采用药品标签或说明书中的规定溶剂溶解并稀释至药典规定的测定范围内再测定。

（六）细菌内毒素

要求在360分钟内完成如下操作步骤。

1. 操作前准备

所有器具需做去内毒素处理：玻璃器皿、注射器、针头、直镊、剪刀等置电热干燥箱中经180℃干烤至少2小时、250℃干烤至少30分钟；塑料器皿置30%双氧水中浸泡4小时，再用细菌内毒素检查用水充分冲洗后置60℃烘干；去除内毒素后未开启的密封容器内的用具，可供一周内使用。或使用标明无内毒素并且对试验无干扰的器械。

2. 配制供试液

根据《中国药典》（2015年版），取本品，加碳酸钠（170℃加热4小时以上）适量，使混合。

3. 确定最大有效稀释倍数（MVD）

最大有效稀释倍数是指在试验中供试品溶液被允许达到稀释的最大倍数（1—MVD），在不超过此稀释倍数的浓度下进行内毒素限值的检测。用以下公式来确定MVD：

$$MVD = CL/A$$

L：为供试品的细菌内毒素限值；

C：为供试品溶液的浓度，当L以EU/mg或EU/U表示时，C的单位需为mg/mL或U/mL，当L以EU/mL表示时，则C等于1.0mL/mL。如需计算在MVD时的供试品浓度，即最小有效稀释浓度，可使用公式$C = A/L$；

A：为在凝胶法中鲎试剂的标示灵敏度（EU/mL），或是在光度测定法中所使用的标准曲线上最低的内毒素浓度。

4. 内毒素标准溶液的制备

根据鲎试剂灵敏度的标示值（A），将细菌内毒素国家标准品或细菌内毒素工作标准品用细菌内毒素检查用水溶解，在旋涡混合器上混匀15分钟，然后制成2A、A、0.5A和0.25A四个浓度的内毒素标准溶液，每稀释一步均应在旋涡混合器上混匀30秒。

5. 灵敏度试验

取分装有0.1mL鲎试剂溶液的10mm×75mm试管或复溶后的0.1mL/支规格的鲎试剂原安瓿18支，其中16管分别加入0.1mL不同浓度的内毒素标准溶液，每一个内毒素浓度平行做4管；另外2管加入0.1mL细菌内毒素检查用水作为阴性对照。将试管中溶液轻轻混匀后，封闭管口，垂直放入的恒温器中，保温（60±2）分钟。记录试验结果（表2-2-30）。

表 2-2-30　内毒素试验记录

内毒素浓度	1	2	3	4
2A				
A				
0.5A				
0.25A				
阴性对照			/	/

6．结果判定

阳性——倒转180°，管内形成凝胶且凝胶不变形、不从管壁滑脱。

阴性——未形成凝胶或形成的凝胶不坚实、变形并从管壁滑落。

实验结果与药典对比，每毫克盐酸普鲁卡因中含内毒素的量应小于0.20EU，并完成药品检验报告书的相关内容。

7．清场

操作完成后，将相关物品归位。

8．注意事项

灵敏度试验中，将试管中溶液轻轻混匀后，用封口膜封闭管口，垂直放入(37±1)℃水浴或适宜恒温器中，试管保持水平状态保温(60±2)分钟。保温和拿取试管过程应避免震动，造成假阴性结果。

（七）无菌

无菌检查，如无特殊要求，需要14天才能完成如下操作步骤。

1．操作前准备

所有器具均需无菌，检查应在无菌条件下进行，试验环境必须达到无菌检查的要求，检验全过程应严格遵守无菌操作，防止微生物污染，防止污染的措施不得影响供试品中微生物的检出。

2．培养基的制备

(1)硫乙醇酸盐流体培养基。

胰酪胨 15.0g	氯化钠 2.5g
酵母浸出粉 5.0g	新配制的0.1％刃天青溶液 1.0mL
无水葡萄糖 5.0g	琼脂 0.75g
L-胱氨酸 0.5g	水 1000mL
硫乙醇酸钠 0.5g(或硫乙醇酸)(0.3mL)	

除葡萄糖和刃天青溶液外，取上述成分混合，微温溶解，调节pH为弱碱性，煮沸，滤清，加入葡萄糖和刃天青溶液，摇匀，调节pH，使灭菌后在25℃的pH值为(7.1±0.2)。分装至适宜的容器中，其装量与容器高度的比例应符合培养结束后培养基氧化层(粉红色)不超过培养基深度的1/2。灭菌。在供试品接种前，培养基氧化层的高度不得超过培养基深度的1/5，否则，须经100℃水浴加热至粉红色消失(不超过20分钟)，迅速冷却，只限加热一次，并防止被污染。除另有规定外，硫乙醇酸盐流体培养基置30～35℃培养。

(2)胰酪大豆胨液体培养基。

胰酪胨 17.0g	氯化钠 5.0g
大豆木瓜蛋白酶水解物 3.0g	磷酸氢二钾 2.5g
葡萄糖/无水葡萄糖 2.5g/2.3g	水 1000mL

除葡萄糖外，取上述成分，混合，微温溶解，滤过，调节pH使灭菌后在25℃的pH值为(7.3±0.2)，加入葡萄糖，分装，灭菌。胰酪大豆胨液体培养基置20～25℃培养。

3.培养基的适用性检查

无菌检查用的硫乙醇酸盐流体培养基和胰酪大豆胨液体培养基等应符合培养基的无菌性检查及灵敏度检查的要求。本检查可在供试品的无菌检查前或与供试品的无菌检查同时进行。

(1)无菌性检查:每批培养基随机取不少于 5 支(瓶),置各培养基规定的温度培养 14 天,应无菌生长。

(2)灵敏度检查:培养基接种:取每管装量为 12mL 的硫乙醇酸盐流体培养基 7 支,分别接种小于 100cfu 的金黄色葡萄球菌、铜绿假单胞菌、生孢梭菌各 2 支,另 1 支不接种作为空白对照,培养 3 天;取每管装量为 9mL 的胰酪大豆胨液体培养基 7 支,分别接种小于 100cfu 的枯草芽孢杆菌、白色念珠菌、黑曲霉各 2 支,另 1 支不接种作为空白对照,培养 5 天。逐日观察结果。结果判定空白对照管应无菌生长,若加菌的培养基管均生长良好,判该培养基的灵敏度检查符合规定。

4.方法适用性试验

取每种培养基规定接种的供试品总量按薄膜过滤法过滤,冲洗,在最后一次的冲洗液中加入小于 100cfu 的试验菌,过滤。加硫乙醇酸盐流体培养基或胰酪大豆胨液体培养基至滤筒内。另取一装有同体积培养基的容器,加入等量试验菌,作为对照。置规定温度培养,培养时间不得超过 5 天,各试验菌同法操作。

结果判断:与对照管比较,如含供试品各容器中的试验菌均生长良好,则说明供试品的该检验量在该检验条件下无抑菌作用或其抑菌作用可以忽略不计,照此检查方法和检查条件进行供试品的无菌检查。

5.供试品的无菌检查

(1)阳性对照:应根据供试品特性选择阳性对照菌:无抑菌作用及抗革兰阳性菌为主的供试品,以金黄色葡萄球菌为对照菌;抗革兰阴性菌为主的供试品以大肠埃希菌为对照菌;抗厌氧菌的供试品,以生孢梭菌为对照菌;抗真菌的供试品,以白色念珠菌为对照菌。阳性对照试验的菌液制备同方法适用性试验,加菌量小于 100cfu,供试品用量同供试品无菌检查时每份培养基接种的样品量。阳性对照管培养 72 小时内应生长良好。

(2)阴性对照:供试品无菌检查时,应取相应溶剂和稀释液、冲洗液同法操作,作为阴性对照。阴性对照不得有菌生长。

(3)供试品处理:操作时,用适宜的消毒液对供试品容器表面进行彻底消毒,如果供试品容器内有一定的真空度,可用适宜的无菌器材(如带有除菌过滤器的针头)向容器内导入无菌空气,再按无菌操作启开容器取出内容物。

(4)供试品处理及接种培养基:盐酸普鲁卡因注射剂为水溶性供试液,过滤前应先将少量的冲洗液过滤,以润湿滤膜。冲洗后,1 份滤器中加入 100mL 硫乙醇酸盐流体培养基,1 份滤器中加入 100mL 胰酪大豆胨液体培养基。分别取盐酸普鲁卡因注射剂 1mL,直接过滤,或混合至含不少于 100mL 适宜稀释液的无菌容器中,混匀,立即过滤。

(5)培养及观察:将上述接种供试品后的培养基容器分别按各培养基规定的温度培养 14 天。培养期间应逐日观察并记录是否有菌生长。如在加入供试品后或在培养过程中,培养基出现浑浊,培养 14 天后,不能从外观上判断有无微生物生长,可取该培养液适量转种至同种新鲜培养基中,培养 3 天,观察接种的同种新鲜培养基是否再出现浑浊;或取培养液涂片,染色,镜检,判断是否有菌。

6.结果判断

阳性对照管应生长良好,阴性对照管不得有菌生长。否则,试验无效。

若供试品管均澄清,或虽显浑浊但经确证无菌生长,判供试品符合规定;若供试品管中任何一管显浑浊并确证有菌生长,判供试品不符合规定,除非能充分证明试验结果无效,即生长的微生物非供试品所含。当符合下列至少一个条件时方可判试验结果无效。

(1)无菌检查试验所用的设备及环境的微生物监控结果不符合无菌检查法的要求。

(2)回顾无菌试验过程,发现有可能引起微生物污染的因素。

(3)供试品管中生长的微生物经鉴定后,确证是因无菌试验中所使用的物品和(或)无菌操作技术不当引起的。

试验若经确认无效,应重试。重试时,重新取同量供试品,依法检查,若无菌生长,判供试品符合规定;若有菌生长,判供试品不符合规定。

7.注意事项

(1)所有器具均需无菌,检查应在无菌条件下进行,试验环境必须达到无菌检查的要求,检验全过程应严格遵守无菌操作,防止微生物污染,防止污染的措施不得影响供试品中微生物的检出。单向流空气区、工作台面及环境应定期按医药工业洁净室(区)悬浮粒子、浮游菌和沉降菌的测试方法的现行国家标准进行洁净度确认。

(2)方法适用性检查结果判断,如含供试品的任一容器中的试验菌生长微弱、缓慢或不生长,则说明供试品的该检验量在该检验条件下有抑菌作用,应采用增加冲洗量、增加培养基的用量、使用中和剂或灭活剂、更换滤膜品种等方法,消除供试品的抑菌作用,并重新进行方法适用性试验。

(3)薄膜过滤法一般应采用封闭式薄膜过滤器。无菌检查用的滤膜孔径应不大于 $0.45\mu m$,直径约为 50mm。根据供试品及其溶剂的特性选择滤膜材质。使用时,应保证滤膜在过滤前后的完整性。

(4)供试液经薄膜过滤后,若需要用冲洗液冲洗滤膜,每张滤膜每次冲洗量一般为 100mL,且总冲洗量不得超过 1000mL,以避免滤膜上的微生物受损伤。

三、实施条件

实施条件见表 2-2-31 至表 2-2-37。

表 2-2-31 盐酸普鲁卡因注射剂装量的检查实施条件

项目	基本实施条件
场地	药物检验实训室
设备	温湿度表
物料	待检药物、注射器、量筒、镊子、抹布、刷子、拖把等

表 2 - 2 - 32　盐酸普鲁卡因注射剂可见异物的检查实施条件

项目	基本实施条件
场地	药物检验实训室
设备	可见异物检查装置，温湿度表
物料	待检药物、镊子、抹布、刷子、拖把等

表 2 - 2 - 33　盐酸普鲁卡因注射剂 pH 值的检查实施条件

项目	基本实施条件
场地	药物检验实训室
设备	pH 计
物料	微量注射器、洗瓶、胶头滴管、滤纸、烧杯、玻璃棒、邻苯二甲酸盐标准缓冲液、磷酸盐标准缓冲液

表 2 - 2 - 34　盐酸普鲁卡因注射剂有关物质的检查实施条件

项目	基本实施条件
场地	药物检验实训室
设备	高效液相色谱仪、分析天平
物料	微量注射器、称量纸、药匙、研钵、洗瓶、胶头滴管、滤纸、容量瓶、移液管、洗耳球、漏斗、铁架台、铁圈、烧杯、玻璃棒、盐酸普鲁卡因注射剂、盐酸普鲁卡因对照品、色谱纯甲醇、庚烷磺酸钠、磷酸二氢钾、磷酸

表 2 - 2 - 35　盐酸普鲁卡因注射剂渗透压摩尔浓度的检查实施条件

项目	基本实施条件
场地	药物检验实训室
设备	渗透压摩尔浓度测定仪、分析天平
物料	称量纸、药匙、洗瓶、胶头滴管、滤纸、容量瓶、移液管、洗耳球、烧杯、玻璃棒、盐酸普鲁卡因注射剂、基准氯化钠等

表 2 - 2 - 36　盐酸普鲁卡因注射剂细菌内毒素的检查实施条件

项目	基本实施条件
场地	药物检验实训室
设备	超净工作台、天平、电热干燥箱、漩涡混合器、恒温水浴箱或适宜的恒温器
物料	药匙、鲎试剂、细菌内毒素工作标准品（WSE）、细菌内毒素检查用水（BET 水）、加样器、吸头、三角瓶、玻璃试管（16mm×100mm）、试管架、封口膜、时钟、吸水纸、剪刀、砂轮、盐酸普鲁卡因注射剂等

表 2 - 2 - 37　盐酸普鲁卡因注射剂无菌的检查实施条件

项目	基本实施条件
场地	药物检验实训室
设备	pH 计、分析天平、薄膜过滤器
物料	培养皿、pH 试纸、水浴锅、接种菌、除菌过滤器(带针头)、胰酪胨、氯化钠、酵母浸出粉、新配制的 0.1% 刃天青溶液、葡萄糖/无水葡萄糖、琼脂、L-胱氨酸、硫乙醇酸钠(或硫乙醇酸)、大豆木瓜蛋白酶水解物、磷酸氢二钾

四、评价标准

评价标准见表 2 - 2 - 38。

表 2 - 2 - 38　盐酸普鲁卡因注射剂的检查评价标准

评价内容		分值	评分细则
职业素养与操作规范 20分		5	工作服穿着规范,双手洁净,不染指甲,不留长指甲,不披发得 5 分
		5	爱护仪器,不浪费药品、试剂,及时记录实验数据得 5 分
		5	操作完毕后将仪器、药品、试剂等清理复位得 5 分
		5	清场得 5 分
技能 80分	装量检查	5	实验器材清点无误并清洗干净得 1 分
			取样得 1 分
			转移至预经标化干燥的 5mL 量入式量筒中得 1 分
			读出每支容器内容物的装量得 1 分
			记录检查结果得 1 分
	可见异物检查	5	实验器材清点无误得 1 分
			取样得 1 分
			除去瓶身遮挡物得 1 分
			检查可见异物得 1 分
			记录检查结果得 1 分
	pH 值检查	6	pH 计预热,实验器材清点无误得 1 分
			校准 pH 计得 2 分
			检查并记录供试品 pH 值得 3 分

评价内容		分值	评分细则
技能 80 分	有关物质检查	10	分析天平开机预热、实验器材清点无误得 1 分
			配制流动相得 1 分
			配制供试品溶液和对照溶液得 2 分
			配制对照品溶液得 1 分
			高效液相色谱仪操作正确得 2 分
			分别取样检测并记录色谱峰得 1 分
			计算结果得 2 分
	渗透压摩尔浓度检查	8	分析天平开机预热、实验器材清点无误得 1 分
			渗透压摩尔浓度测定仪开机校准得 2 分
			配制标准品溶液得 1 分
			测定供试品和标准品溶液渗透压摩尔浓度得 2 分
			计算渗透压摩尔浓度比得 2 分
	细菌内毒素检查	11	所有器具需做去内毒素处理得 2 分
			配制供试品溶液得 2 分
			确定最大有效稀释倍数得 2 分
			内毒素标准溶液的制备得 2 分
			灵敏度试验与记录得 2 分
			记录结果得 1 分
	无菌检查	15	培养基的制备得 2 分
			培养基的适用性检查得 2 分
			方法适用性试验得 2 分
			阳性对照得 1 分
			阴性对照得 1 分
			供试品的处理得 2 分
			供试品的培养与观察得 4 分
			记录结果得 1 分
	检查结果	20	检测结果与药典标准比较得 5 分
			完成药品原始记录得 10 分
			在规定时间内完成任务得 5 分

五、原始记录

原始记录见表 2-2-39。

表 2-2-39 盐酸普鲁卡因注射剂的检查原始记录

编码：

物料名称		物料编码		检验单号	
批/编号		规　格		检验目的	
来　源		数　量		检验日期	
检验依据		取样量		报告日期	

【检　查】

结论	

复核人：　　　　　　　　　　检验人：

任务四　盐酸普鲁卡因注射剂的含量测定

【知识目标】

掌握高效液相色谱仪结构特点、基本原理、方法及其在药物含量测定中的应用；掌握外标法计算成药含量。

【技能目标】

能规范熟练使用高效液相色谱仪；能正确进行样品前处理；能根据药品质量标准的规定独立完成药品的含量测定，准确记录、处理分析数据，评价药物质量。

注射剂一般是将原料药溶解于注射用水中，配成一定浓度，经过滤、灌封、灭菌而制成。为了保证药液稳定，减少对人体组织刺激等原因，往往需加入一些附加成分，如有时需要用适当的酸碱来调节注射剂的酸度;用适当的盐来调节渗透压;有时加入一些助溶剂防止药物成结晶析出;必要时加入抗氧剂、抑菌剂及止痛剂等。这些附加成分的加入对含量测定有不同程度的影响。但并非对所有测定方法都有干扰。且注射剂的处方通常是较简单的。故各国药典对大多数注射剂均根据以下原则选择测定方法。

(1)注射剂含主药量大,附加成分不干扰测定者,可直接蒸干后,用重量法或与原料药相同的方法测定。如用酸碱滴定法测定碳酸氢钠注射液。

(2)注射剂含主药量较小,若采用测定原料药的方法,所消耗的供试品量太多时,可选用微量、灵敏的方法。如马来酸氯苯那敏、盐酸利多卡因的原料药采用非水溶液滴定法测定,而马来酸氯苯那敏注射液、盐酸利多卡因注射液则分别采用紫外分光光度法和高效液相色谱法测定。

(3)若附加成分对主药的含量测定有干扰时,应排除干扰后再进行测定。

注射剂的含量测定结果用实际含量占标示量的百分比来表示,计算公式为:

$$标示量(\%)=\frac{含量(\%)}{标示量}\times100\%$$

一、任务描述

照高效液相色谱法(通则0512)测定。

色谱条件与系统适用性试验:用十八烷基硅烷键合硅胶为填充剂;以含0.1%庚烷磺酸钠的0.05mol/L磷酸二氢钾溶液(用磷酸调节pH值至3.0)-甲醇(68:32)为流动相;检测波长为290nm,理论板数按普鲁卡因峰计算不低于2000。普鲁卡因峰与相邻杂质峰的分离度应符合要求。

测定法:精密量取本品适量,用水定量稀释制成每毫升中含盐酸普鲁卡因0.02mg的溶液,作为供试品溶液,精密量取$10\mu L$注入液相色谱仪,记录色谱图;另取盐酸普鲁卡因对照品,精密称定,加水溶解并定量稀释制成每毫升中含盐酸普鲁卡因0.02mg的溶液,同法测定。按外标法以峰面积计算,即得。

二、操作步骤

要求在40分钟内完成如下操作步骤。

1至6步操作同"模块二 项目三 任务三 高效液相色谱鉴别试验1至6步操作"。

7.含量计算

照高效液相色谱法[《中国药典》(2015年版)二部中附录V_D]

$$标示量(\%)=\frac{C_R\times\dfrac{A_X}{A_R}}{C_{标示}}\times100\%$$

式中:$C_{标示}$为注射剂的标示量,C_R为对照品溶液的浓度,A_X为供试品的峰面积,A_R为对照品的峰面积。

8.清场

操作完成后,关闭高效液相色谱仪和计算机,将所配试液倒掉,并清洗干净,将所有仪器、试剂归位。

9.操作注意事项

参见"模块二 项目三 任务三 高效液相色谱鉴别试验"。

三、实施条件

实施条件见表 2-2-40。

表 2-2-40 盐酸普鲁卡因注射剂的含量测定实施条件

项目	基本实施条件
场地	药物检验实训室
设备	高效液相色谱仪、分析天平
物料	微量注射器、称量纸、药匙、研钵、洗瓶、胶头滴管、滤纸、容量瓶、移液管、洗耳球、漏斗、铁架台、铁圈、烧杯、玻璃棒、盐酸普鲁卡因注射剂、盐酸普鲁卡因对照品、色谱纯甲醇、庚烷磺酸钠、磷酸二氢钾、磷酸

四、评价标准

评价标准见表 2-2-41。

表 2-2-41 盐酸普鲁卡因注射剂的含量测定评价标准

评价内容		分值	评分细则
职业素养与操作规范 20分		5	工作服穿着规范,双手洁净,不染指甲,不留长指甲,不披发得 5 分
		5	爱护仪器,不浪费药品、试剂,及时记录实验数据得 5 分
		5	操作完毕后将仪器、药品、试剂等清理复位得 5 分
		5	清场得 5 分
技能 80分	含量测定操作	50	仪器、试剂准备得 5 分
			流动相的配制得 5 分
			供试品溶液配制得 5 分
			对照品溶液配制得 5 分
			高效液相色谱仪的调试得 8 分
			色谱条件与系统适用性试验得 7 分
			药品检测得 5 分
			含量计算得 10 分
	鉴别结果	30	检测结果与药典标准比较得 10 分
			完成药品原始记录得 10 分
			在规定时间内完成任务得 10 分

五、原始记录

原始记录见表 2 - 2 - 42。

表 2 - 2 - 42 盐酸普鲁卡因注射剂含量测定的原始记录

编码：

物料名称		物料编码		检验单号	
批/编号		规　格		检验目的	
来　源		数　量		检验日期	
检验依据		取样量		报告日期	
【含量测定】					
结论					

复核人：　　　　　　　　　　检验人：

任务五　盐酸普鲁卡因注射剂的检验报告书

【知识目标】

掌握药品检验报告书的内容；掌握药品检验报告书的书写格式和要求。

【技能目标】

能正确阅读药品检验原始记录与报告书；能规范熟练地根据药品检验原始记录填写药品检验报告书；能解释表中各栏内容的含义。

一、任务描述

根据盐酸普鲁卡因注射剂分项检验的原始记录填写检验报告书。

二、药品检验报告书

药品检验报告书见表 2 - 2 - 43。

表 2 - 2 - 43　盐酸普鲁卡因注射剂的检验报告书

编码：

物料名称		物料编码		检验单号	
批/编号		规　格		检验目的	
来　源		数　量		检验日期	
检验依据		取样量		报告日期	

检验任务　　　　　　　标准规定　　　　　　检验结果

【性　状】

【化学鉴别】

【色谱鉴别】

【光谱鉴别】

【装量】

【可见异物】

【pH 值】

【有关物质】

【渗透压摩尔浓度】

【细菌内毒素】

【无菌】

【含量测定】

结论

负责人：　　　　　　复核人：　　　　　　　　检验人：

三、评价标准

评价标准见表 2－2－44。

表 2－2－44 盐酸普鲁卡因注射剂的检验报告书评价标准

评价内容		分值	评分细则
职业素养与操作规范 20 分		5	工作服穿着规范,双手洁净,不染指甲,不留长指甲,不披发得 5 分
		5	爱护仪器,不浪费药品、试剂,及时记录实验数据得 5 分
		5	操作完毕后将仪器、药品、试剂等清理复位得 5 分
		5	清场得 5 分
技能 80 分	表头	10	表头填写正确得 10 分
	性状	5	性状填写正确得 5 分
	鉴别	15	化学鉴别填写正确得 5 分
			高效液相色谱鉴别填写正确得 5 分
			红外光谱鉴别填写正确得 5 分
	剂型检查	31	装量检查填写正确得 5 分
			可见异物填写正确得 3 分
			pH 值填写正确得 3 分
			有关物质填写正确得 5 分
			渗透压摩尔浓度填写正确得 5 分
			细菌内毒素填写正确得 5 分
			无菌检查填写正确得 5 分
	含量测定	9	含量测定填写正确得 9 分
	结论	10	结论正确得 10 分

参 考 文 献

[1] 国家药典委员会.中华人民共和国药典[M].北京:中国医药科技出版社,2015.

[2] 涂冰.湖南省高等职业院校学生专业技能抽查标准与题库丛书[M].长沙:湖南大学出版社,2015.

[3] 梁颖.药物检验技术[M].北京:化学工业出版社,2008.

[4] 赵卫峰.药品检验技术[M].郑州:河南科学技术出版社,2012.

[5] 杭太俊.药物分析[M].北京:人民卫生出版社,2016.

[6] 于治国.药物分析[M].北京:人民卫生出版社,2013.

[7] 于治国.药物分析学习指导与习题集[M].北京:人民卫生出版社,2017.

[8] 梁述忠,王炳强.药物分析[M].北京:化学工业出版社,2017.

[9] 梁生旺,贡济宇.中药分析[M].北京:中国中医药出版社,2016.

[10] 王炳强,张正兢.药物分析[M].北京:化学工业出版社,2016.

[11] 张振秋,马宁.药物分析[M].北京:中国医药科技出版社,2016.

[12] 王炳强,曾玉香.全国职业院校技能竞赛"工业分析检验"赛项指导书[M].北京:化学工业出版社,2015.